简明放射治疗物理学手册

主编　王学涛　朱　琳　李　工

科 学 出 版 社

北　京

内容简介

本书阐述了肿瘤放射治疗中的基本物理知识及其在临床实践中的应用。内容涵盖放射物理基础、剂量学的辐射量及单位、电离辐射的测量、X射线和电子束剂量的校准、放射源与放射治疗机、放射生物学、外照射的剂量计算、光子线外照射计划的设计与执行，以及近距离放疗技术、现代放射治疗技术、放射治疗的质量保证和放射治疗的辐射防护与安全等，内容全面且实用性强。

本书适合放疗物理师、技师、医生、工程技术人员、放疗设备研发人员及放疗物理学相关专业的学生等阅读使用。

图书在版编目（CIP）数据

简明放射治疗物理学手册 / 王学涛，朱琳，李工主编. —北京：科学出版社，2022.4

ISBN 978-7-03-071762-7

Ⅰ. ①简… Ⅱ. ①王… ②朱… ③李… Ⅲ. ①肿瘤–放射治疗学–手册 Ⅳ. ①R730.55-62

中国版本图书馆 CIP 数据核字（2022）第 037238 号

责任编辑：戚东桂 崔慧娴 / 责任校对：张小霞

责任印制：赵 博 / 封面设计：龙 岩

科学出版社 出版

北京东黄城根北街 16 号

邮政编码：100717

http：//www.sciencep.com

三河市春园印刷有限公司印刷

科学出版社发行 各地新华书店经销

*

2022 年 4 月第 一 版 开本：787×1092 1/16

2025 年 1 月第二次印刷 印张：14 1/4

字数：316 000

定价：78.00 元

（如有印装质量问题，我社负责调换）

《简明放射治疗物理学手册》

编 写 人 员

主　编 王学涛　朱　琳　李　工

副主编 薛晓光　蔡国鑫　张白霖　靳怀志

编　者 （按姓氏汉语拼音排序）

蔡春雅　陈艳灿　戴振晖　高　蕾

郭伟伟　何　强　简婉薇　阚　君

孔怡琳　李　飞　刘晓臻　孟皓宇

谭　翔　杨　耕　招什武　詹文婷

张胜峰　郑剑霄　朱远湖　周汉芬

序

放射治疗是治疗肿瘤的重要手段之一。近年来，随着计算机技术和影像学日新月异的发展，我国精确放射治疗事业突飞猛进，越来越多的高端放疗设备、先进放疗技术应用于全国各地的综合医院和肿瘤诊疗中心。与此相互辉映，我国放射治疗从业人员（包括放疗医生、放疗物理师及放疗技术人员）的数量、知识层次结构较十年前都有了大幅度增加和提高。

医学物理学是研究物理学的原理和方法并将其应用于诊断、治疗和保健的交叉学科，它属于应用物理学的一个分支。该书立足于国内精确放疗现状，内容全面，重点突出，共分为12章，涵盖放射物理基础、剂量学的辐射量及单位、电离辐射的测量、X射线和电子束剂量的校准、放射源与放射治疗机、放射生物学、外照射的剂量计算、光子线外照射计划的设计与执行，以及近距离放疗技术、现代放射治疗技术、放射治疗的质量保证、放射治疗的辐射防护与安全等。

该书体现了广东省中医院放射治疗物理技术团队先进的理论水平和丰富的临床实践经验，有助于放射治疗从业人员加深对放射治疗原理、技术方法的掌握，从而更好地理解和应用新技术。愿该书的出版有利于精确放疗知识的普及和精确放疗工作精度的提高，以促进我国精确放疗事业的不断发展，更好地造福于众多的肿瘤患者。相信该书能够给广大有志从事放射治疗行业的规培生、实习生和研究生一些有益的启示。

中山大学物理学院
教授、博士生导师
刘小伟
2021年9月于广州

前言

放射治疗是肿瘤的三大治疗手段之一，放射物理学是放射治疗的重要基础，是医学物理学的一个重要分支。最近十余年，放射治疗技术日新月异，调强放疗、立体定向放射治疗、旋转调强和螺旋断层放疗等新技术在临床上得到了广泛应用。

本书阐述了肿瘤放射治疗中的基本物理知识及其在临床实践中的应用。全书共分为12章，第1章至第7章偏重基础理论知识的介绍，内容包括放射物理基础、剂量学的辐射量及单位、电离辐射的测量、X射线和电子束剂量的校准、放射源与放射治疗机以及放射生物学和外照射的剂量计算；第8章至第11章则偏重放射物理学理论在实践中的应用，包括光子线外照射计划的设计与执行、近距离放疗技术、现代放射治疗技术和放射治疗的质量保证；最后一章则是讲述放射治疗的辐射防护与安全。

本书以简单直观的方式对放射治疗物理学作了介绍，希望能给年轻物理师和即将加入医学物理领域的青年学生提供帮助，促进他们尽快熟悉基础的临床物理工作。

本书编者全是临床一线的工作人员，很好地保证了内容的实时性及实用性。因编写时间和编者能力有限，书中难免会有错漏之处，希望读者给予指正。

编　者

2021年8月

目　　录

第 1 章　放射物理基础

1.1　原子和原子核结构

1.1.1　组成和原子特性

原子是组成物质独特物理、化学性质的最小单元。原子中心是带正电的原子核，原子核外由在不同层次轨道上运动的电子构成。原子核直径为 10^{-10}m 量级，由质子和中子构成，其中质子带正电荷，中子不带电，质子和中子质量近似相等，统称为核子。整个原子呈中性状态，不带电。原子核外电子带负电，原子核内的质子数量和核外电子数相等。

原子的基本特征可以用符号 ${}_{Z}^{A}X$ 表示，其中 Z 表示原子序数，A 表示原子质量数，即原子核内的核子数，$A= Z+N$，N 为原子核中子数。质子数、中子数、核外电子数和能量状态完全相同的原子的集合称为核素；质子数和核外电子数相同，但中子数不同的核素，互称为同位素，在化学元素周期表中占据相同位置[1]。

根据玻尔的量子理论和量子力学可知，主量子数 n、轨道角动量量子数 l、轨道方向量子数 m_l 和自旋量子数 m_s 共同决定着核外电子的运动状态。在原子中具有相同 n 量子数的电子构成一个壳层，最靠近原子核的壳层量子数 $n=1$，被称为 K 层，其能级最低，K 层向外能级依次提高，$n=2$、3、4、5、6、7 的各层分别称为 L、M、N、O、P、Q 壳层，每个壳层最多可容纳 $2n^2$ 个电子。在同一壳层内，具有相同 l 量子数的电子构成的次壳层分别用符号 s、p、f、g、h、i 表示，每个次壳层最多可容纳 $2l$（l+1）个电子。通常情况下，电子填充壳层的规律按照从低能级到高能级的顺序排列，以氢原子（$Z=1$）、碳原子（$Z=6$）和氖原子（$Z=10$）为例（图 1.1），氢原子只有一个核外电子，分布在 K 层，碳原子和氖原子的核外电子在填充完 K 层后，进而填充 L 层。更高序数的原子的核外电子将会由低到高依次填充其他能级[2]。

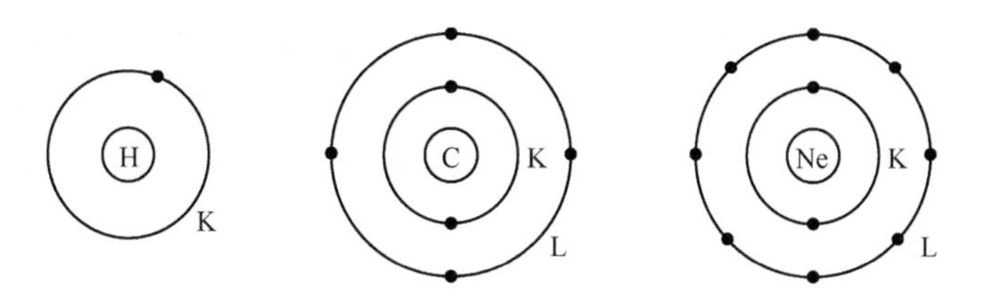

图 1.1　原子壳层结构

原子核内部也存在类似的壳层结构和能级，核子填充壳层的顺序也遵守从低能级到高能级的规律。原子能量处于最低状态时被称为基态或稳定态，当电子获得能量，从低能级跃迁到高能级时，称原子处于激发态。激发态是一个很不稳定的状态，高能级电子会自发跃迁到低能级，从而迫使激发态原子回到基态，当能级间的差级以电磁辐射的形式发出时，称为特征辐射。如果空位出现在K层上，将产生K系特征辐射；如果L层出现空位，将产生L层特征辐射。由于轨道电子的能级不同，不同元素的特征辐射也不相同。应用特征辐射可进行物质元素构成和含量的探测。

原子质量M的单位为u，1u等于^{12}C原子质量的$\frac{1}{12}$。所有元素的原子质量数定义为：A克某元素精确包含N_A个原子，其中$N_A = 6.02\times10^{23}\text{mol}^{-1}$，即阿伏伽德罗常量。由定义可知，^{12}C的原子质量为12.00u。以u为单位，组成原子各个粒子的质量约为：电子0.00055u；质子1.00727u；中子1.00866u。

1.1.2　原子的放射性

自然界中的原子核并非都处于基态，中子数与质子数之间的比例关系、核子数的奇偶性等都将影响核的稳定性。一般来说，原子序数小于82的元素至少存在一种稳定核素，而原子序数大于82的元素都不稳定，不稳定元素将自发地放出射线，变为稳定核素，这种现象称为放射性，这个过程称为放射性衰变，释放的能量称为衰变能。发射出的射线种类可能有α射线、β射线、γ射线，以及正电子、质子、中子等粒子。

放射性核素是通过放射性衰变发射出各种射线的不稳定核素的统称。放射性核素的衰变规律可以用数学方法描述，衰变率（单位时间衰变的原子数）与样本内包含的放射性原子的数目N成正比，即

$$-\mathrm{d}N = \lambda N\mathrm{d}t \tag{1.1}$$

式中，λ为衰变常数，表示单位时间内每个原子核衰变的概率，其值大小只与核素本身的特性有关，具有统计学意义，λ值越大，衰减越快。

放射性活度是指放射性核素在很短时间间隔内衰变的个数与该时间间隔之商。放射性活度的单位为贝可勒尔（Bq），1Bq定义为每秒一个原子的衰变。

$$A = -\frac{\mathrm{d}N}{\mathrm{d}t} = \lambda N = \lambda N_0 \mathrm{e}^{-\lambda t} = A_0 \mathrm{e}^{-\lambda t} \tag{1.2}$$

式中，A_0为初始时刻的放射性活度；A为t时刻的放射性活度。

为更好地描述各种核素的衰变特性，引入了“半衰期”和“平均寿命”的概念。放射性核素的半衰期$T_{1/2}$是指放射性原子核数目衰减到起始时刻一半所需要的时间，它与衰变常数λ成反比。不同核素的半衰期差别非常大，有的半衰期长达几十年甚至几千年的时间，有的半衰期只有几天甚至几小时。例如，^{226}Ra的半衰期是1590年，$^{60}_{27}$Co的半衰期为7.63年，^{131}I的半衰期为8天[3]。

$$T_{1/2} = \ln 2 / \lambda = 0.693 / \lambda \tag{1.3}$$

平均寿命 τ 用以描述放射性原子核的平均存在时间，设 N_0 个放射性核素的平均寿命为 τ，在时间间隔 dt 内有寿命为 t 的 dN 个原子核发生衰变，则

$$t = 1/N_0 \cdot \int_0^{\infty} (-\mathrm{d}N)\,\mathrm{d}t = \int_0^{\infty} \lambda t \mathrm{e}^{-\lambda t} = \frac{1}{N_1}\lambda = 1.44 \cdot T_{1/2} \tag{1.4}$$

由式（1.4）可知，核素的平均寿命 τ 与衰变常数互为倒数。

1.1.3　放射性衰变类型

放射性衰变有 3 种类型，分别是 α 衰变、β 衰变和 γ 衰变。

α 衰变是指原子核自发地放出 α 粒子从而变为另一种原子核的过程。衰变后质量数减 4，电荷数减 2。α 衰变可用下式表示：

$${}_{Z}^{A}\mathrm{X} \longrightarrow {}_{Z-2}^{A-4}\mathrm{Y} + {}_{2}^{4}\mathrm{He} + Q \tag{1.5}$$

式中，X 代表衰变前的母核；Y 代表衰变后的子核；Q 代表衰变能。由质量守恒定律可知，α 衰变发生的前提是衰变前后的母核和子核的静止质量之差大于 α 粒子的静止质量。重核容易发生 α 衰变，如 ^{226}Ra 衰变（图 1.2），母核 ^{226}Ra 有 94%的可能直接通过发射 4.78MeV 的 α 粒子衰变到子核素 ^{226}Rn 最终的能量状态（基态），另有 6%先通过发射 4.59MeV 的 α 粒子衰变到 ^{226}Rn 的较高能态，然后通过异能素的转换衰变到基态。对于每个转换路径，母核素和子核素的基态转换能保持恒定。

$${}_{88}^{226}\mathrm{Ra} \longrightarrow {}_{86}^{222}\mathrm{Rn} + {}_{2}^{4}\mathrm{He} \tag{1.6}$$

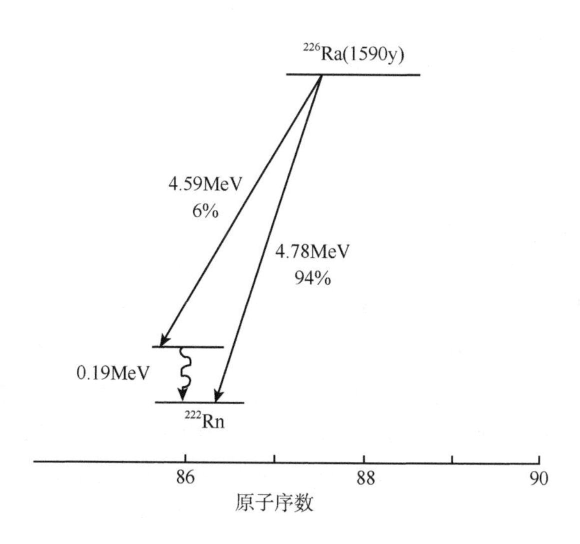

图 1.2　^{226}Ra 的α衰变

β 衰变是指原子核自发地放射出电子 e⁻或正电子 e⁺或俘获一个轨道电子的转变过程。β 衰变可分为β⁻衰变、β⁺衰变及轨道电子俘获，衰变前后母核和子核的电荷数相差为 1，可以

分别表示为

$$\beta^-\text{衰变：}{}_Z^AX \longrightarrow {}_{Z+1}^{A}Y + e^- + \bar{\nu} + Q \tag{1.7}$$

β^-衰变发射出的电子也称为β^-粒子；$\bar{\nu}$ 表示反中微子；Q 表示衰变能。

$$\beta^+\text{衰变：}{}_Z^AX \longrightarrow {}_{Z-1}^{A}Y + e^+ + \nu + Q \tag{1.8}$$

β^+衰变发射出的正电子也称为β^+粒子；ν 表示中微子；Q 表示衰变能。

$$\text{轨道电子俘获：}{}_Z^AX + e^- \longrightarrow {}_{Z-1}^{A}Y + \nu + Q \tag{1.9}$$

若俘获的电子位于 K 层，则称为 K 俘获，同理可有 M 俘获等。

由质量守恒定律可知，发生β^-衰变的前提条件是母核的原子质量大于子核；发生β^+衰变的前提条件是母核的原子质量大于子核的原子质量与两个电子的静止质量之和；发生轨道电子俘获的前提条件是母核和子核的原子质量之差所对应的能量大于轨道电子结合能。

γ 衰变和内转换：α，β 衰变后的子核很可能处于激发态，原子核有两种退激方式：一是以 γ 射线形式释放能量，跃迁到低的能态或者基态，这种跃迁的过程称为 γ 跃迁；二是原子核的激发能转换给轨道电子，使轨道电子脱离原子核束缚，称为内转换。γ衰变的一个例子是由 ^{60}Co 进行β^-衰变产生激发态的 ${}_{28}^{60}Ni^*$ 后，再通过发射能量分别为 1.17MeV 和 1.33MeV 的两种γ射线，跃迁到稳定的 ${}_{28}^{60}Ni$ 。

大部分天然放射性核素都是三种天然放射性衰变系列中的一员。每个系列均由一系列放射性转换组成，它们都由一个长寿命的放射性母核素开始，结束于一种稳定的核素。在诸如地球的封闭环境中，放射性核素和长寿命的母核素之间存在长期平衡，表现出的半衰期和母核素相同。所有天然存在的放射性核素通过发射 α 粒子和 β^-衰变。因此，放射性系列的每次转换均将质量数改变 4 或 0，原子序数改变–2 和+1。

1.2　电离辐射与物质的相互作用

原子的电离是指原子的核外电子在与外界相互作用的过程中获得足够的能量从而挣脱原子核的束缚。当电子、质子、α 粒子等带电粒子具有足够动能，且与原子中的电子发生直接碰撞时，将引起原子电离，这个过程称为直接电离，这些带电粒子称为直接电离粒子。而不带电粒子，如光子、中子等，其本身不能使物质直接电离，但在与原子的壳层电子或原子核作用时，将通过碰撞把动能传递给原子轨道电子，从而产生次级粒子，如电子、反冲核等，随后次级电子再与物质中的原子作用，引起原子的电离，这个过程称为间接电离，这些粒子称为间接电离粒子。直接电离和间接电离统称为电离辐射[4]。

1.3　带电粒子与物质的相互作用

高能电子穿过介质时，原子轨道电子和原子核进行相互作用。通过碰撞，电子可能损失其动能（碰撞损失和辐射损失）或改变其运动方向（散射）。能量损失用阻止本领描述，散射用散射本领描述[5, 6]。

入射电子与原子轨道电子或原子核的碰撞可以是弹性或非弹性。弹性碰撞中，电子改变原来轨迹但不损失能量；非弹性碰撞中，电子改变原来轨迹并将部分能量传递给轨道电子或以韧致辐射方式放射。

具有一定能量的带电粒子入射到靶物质中，与物质原子发生作用，作用的主要方式有四种：①与原子核外电子的非弹性碰撞；②与原子核的非弹性碰撞；③与原子核的弹性碰撞；④与原子核外电子的弹性碰撞。无论哪种作用方式，入射带电粒子都将改变原子状态，发生效应的种类与入射粒子的种类、能量和靶物质的性质、结构相关。

1.3.1　带电粒子与核外电子的非弹性碰撞

当带电粒子经过靶物质原子时，在库仑力的作用下，原子轨道电子将受到吸引或排斥从而获得一部分能量，引起原子“电离”或“激发”。轨道电子获得足够的能量时将会引起原子电离，轨道电子摆脱原子核束缚成为自由电子，当原子内壳电子被击出时，外壳电子向内壳跃迁放出特征 X 射线。当轨道电子获得能量不足以摆脱原子核束缚时，将从低能级跃迁到高能级，此时原子处于激发态。激发态是一个短暂的不稳定态，跃迁到高能级的电子会自发跃迁回低能级，同时释放出特征 X 射线或俄歇电子，高低能级的差值决定了特征 X 射线能量或俄歇电子动能。当电离出来的电子仍具有足够的动能时，将继续与靶物质原子相互作用，这些电子称为次级电子或 δ 电子，由次级电子引起的电离称为次级电离。带电粒子与核外电子的非弹性碰撞导致的电离损失和激发，称为碰撞损失或电离损失。原子激发与电离引起碰撞能量损失，用碰撞（电离）阻止本领描述。

1.3.2　带电粒子与原子核的非弹性碰撞

当高速运动带电粒子从原子核附近掠过时，在原子核库仑力作用下骤然减速，带电粒子的一部分动能除了以热能散失外，还会发出 X 射线辐射，这种辐射称为韧致辐射。由于带电粒子的减速过程是连续的，韧致辐射能谱往往是连续谱。韧致辐射的强度与入射带电粒子的能量、质量及靶物质的核电荷数相关，原子序数高的靶物质中的韧致辐射损失相对较高，重带电粒子产生的韧致辐射远远小于电子。因电子质量小，与原子核碰撞时运动状态改变显著，这种能量损失用辐射阻止本领描述。

1.3.3　带电粒子与原子核的弹性碰撞

带电粒子与靶物质原子核发生库仑场相互作用时，带电粒子与原子核发生弹性碰撞，其运动方向与速度发生改变，碰撞后绝大部分能量由散失粒子带走，原子核不激发也不辐射光子，此过程满足动能和动量守恒定律。

1.3.4　带电粒子与原子核外电子发生弹性碰撞

带电粒子与靶原子核外电子的弹性碰撞过程中能量和动量守恒，只有很小的能量转移，不足以改变核外电子的能量状态。这种相互作用方式在能量极低（100eV）的电子中才会考虑，对粒子的能量损失贡献很小，一般可忽略。

1.3.5　阻止本领

能量损失用阻止本领表述，它包括以下几个方面：①线性碰撞阻止本领：入射带电粒子在靶物质中穿行单位长度路程时电离损失的平均能量（单位：J/m、MeV/cm）；②线性辐射阻止本领：入射带电粒子在靶物质中穿行单位长度路程时辐射损失的平均能量；③质量碰撞阻止本领：等于线性碰撞阻止本领除以靶物质的密度（单位：J·m^2/kg，MeV·cm^2/g）；④质量辐射阻止本领：入射带电粒子在靶物质中穿行单位质量厚度时辐射损失的平均能量；⑤传能线密度：特定能量的带电粒子在靶物质中穿行单位距离时，由能量转移小于某一特定值的历次碰撞所造成的能量损失。

1.3.6　射程

入射带电粒子在与物质的连续作用过程中会不断损失动能，最终停止运动（不包括热运动）。粒子从入射点到终止点沿运动轨迹所经过的路程称为路径长度，粒子从入射点到终止点的连线在其初始入射方向上投影的长度称为射程。由于粒子与物质的相互作用是一个随机过程，路径长度和射程是宏观统计量。

1.4　光子与物质的相互作用

光子辐射包括 X 射线与 γ 射线，与带电粒子不同，光子通过一次碰撞损失大部分或全部能量，光子不能直接引发物质电离或激发，而是通过能量传递引发物质间接电离，光子穿过物质时其强度遵循指数衰减规律。

光子束在吸收材料中的衰减过程主要有五种类型：一种是光子湮灭，只在光子能量非常高时与原子核发生的反应；其他四种是相干散射、光电效应、康普顿效应和电子对效应。

1.4.1　衰减系数

当光子通过一个厚度为 Δx 的无限薄的平板材料后，光子衰减的份额 $\Delta I/I$ 可表示为

$$\Delta I / I = -\mu\Delta x \tag{1.10}$$

其中，μ 为线性衰减系数，可以解释为单位厚度的吸收材料造成的光子减少的份额，它与光子的能量和材料的性质有关。如果厚度的单位用 cm 表示，那么 μ 的单位就是 cm^{-1}。例

如，线性衰减系数为 0.001cm^{-1}，表示每厘米厚的吸收材料使得光子衰减了 0.1%[7]。

就单能窄束射线而言，单能光子束的衰减符合指数吸收规律。当束流强弱衰减到它初始值的一半时所需要介质厚度为半价层，通常用 HVL 表示。HVL 与 μ 的数学关系为

$$\mathrm{HVL} = 0.693 / \mu \tag{1.11}$$

由于物质厚度 X 所引起的衰减取决于该厚度内的电子数，所以 μ 与物质的密度成正比，与入射光子数无关。用物质密度 ρ 可推导出质量衰减系数 μ/ρ，用符号 μ_m 表示，即每单位质量厚度物质发生相互作用的概率，单位为 m^2/kg。质量衰减系数与密度无关，因此比线性衰减系数适用范围更广泛。衰减系数还有其他不同表示，例如原子衰减系数 μ_a，表示面积/原子数，单位为 cm^2 / 原子数；电子衰减系数 μ_e，单位为 cm^2 / 电子数。表 1.1 给出了不同衰减系数之间的关系。

表 1.1　不同衰减系数之间的关系

衰减系数	符号	单位
线性衰减系数	μ	m^{-1}
质量衰减系数	μ_m	m^2 / kg
原子衰减系数	μ_a	m^2 /原子数
电子衰减系数	μ_e	m^2 /电子数

1.4.2　质能转移系数

光子在物质中穿行，由于各种相互作用，单位距离内转移为带点粒子的能量份额可由线性能量转移系数 μ_{tr} 给出，该系数与线性衰减系数 μ 的关系如下：

$$\mu_{tr} = \mu E_{tr} / h\nu \tag{1.12}$$

其中，E_{tr} 是光子每次相互作用中转移给带电粒子动能的平均能量。

质能转移系数 μ_{tr}/ρ 定义为

$$\mu_{tr} / \rho = \frac{1}{\rho} EN \frac{\mathrm{d}E_{tr}}{\mathrm{d}l} \tag{1.13}$$

1.4.3　质能吸收系数

质能吸收系数定义为光子在物质中穿过单位质量厚度时，其能量真正被受照物质吸收部分所占的份额。在光子与物质相互作用过程中，大部分能量转移给次级电子，小部分通过韧致辐射损失掉。韧致辐射能量以 X 射线形式将能量带出，不包括在真正被物质吸收能量之列[8]。

质能吸收系数 μ_{en} 定义为能量转移系数和（1–g）的乘积，其中 g 是材料中次级带电粒子由于韧致辐射而失去的能量份额。

$$\mu_{en} = \mu_{tr}(1 - g) \tag{1.14}$$

能量吸收系数在放疗中是一个重要的物理量。利用该系数可估算组织吸收的能量，它对于预知辐射的生物学效应至关重要。

1.4.4 相干散射

相干散射也叫经典散射或瑞利（Rayleigh）散射。在该过程中低能光子会被偏转或散射，光子把自身全部能量传递给原子，随后原子又将光子能量以不同的角度辐射出去。因此入射光子改变了自身前进方向（如散射），而能量没有发生变化。在高原子序数材料和入射光子能量较低的情况下可能发生相干散射，对放射治疗没有太大意义[9]。

1.4.5 光电效应

光电效应是光子同原子相互作用并从原子内层发射出一个轨道电子的现象，见图 1.3。

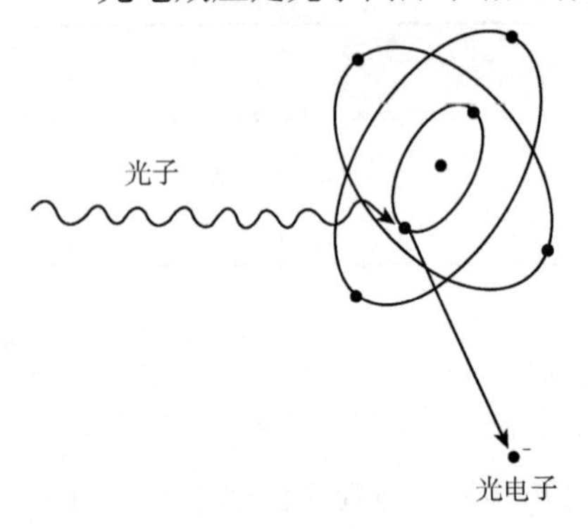

图 1.3 光电效应

在该过程中，光子的全部能量 $h\nu$ 都传递给原子，发射电子的动能等于 $h\nu - E_b$，E_b 为电子的结合能，这种相互作用能够发生在 K、L、M 或 N 层电子。光电相互作用主要发生在 X 射线和 γ 射线光子能量较低时，其发生概率随光子能量升高而减小，随着原子序数的增加而迅速增加。一般来说，光电吸收的质量衰减系数随 $(1/h\nu)^3$ 变化。光电过程中发射的电子的角分布取决于光子能量，就低能光子而言，光电子的发射方向与入射光子方向成 90° 角的可能性最大；当光子能量增大时，光电子的发射更趋向正前方。

1.4.6 康普顿效应

当入射 X（γ）射线光子与原子内一个轨道电子发生作用时，光子损失一部分能量，并改变运动方向，电子获得能量而脱离原子，这个过程称为康普顿效应（图 1.4）。能量介于 30keV 和 30MeV 之间的 X（γ）射线主要通过康普顿散射与软组织相互作用。在这种作用中，光子与核外电子发生非弹性碰撞，光子的一部分能量转移给电子使它反冲出来，而散射光子的能量和运动方向发生变化。光子部分能量传递给介质中结合能较小的电子或者“自由”电子，这些电子又成为康普顿电子，获得与入射光子传递的能量相同的动能。这些能量足以克服微弱的结合能而从原子中射出[10]。

康普顿效应是光子和“自由”电子的相互作用，这意味着入射光子的能量必须比电子结合能大。这与光电效应恰恰相反，当入射光子的能量刚好等于或稍大于电子的结合能时，光电效应发生的可能性强；而当光子能量增大到超过 K 层电子的结合能时，光电效应随能量的增大反而急剧降低。康普顿效应仅与结合能较小的电子作用，反应概率独立于原子序

数 Z，反应概率随着光子能量的增加而缓慢降低。

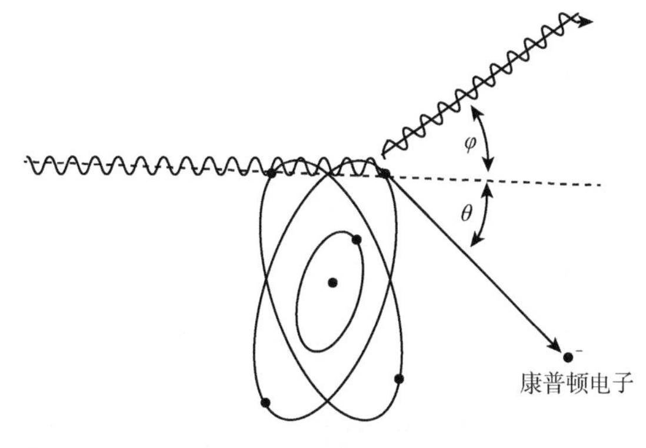

图 1.4　康普顿效应

1.4.7　电子对效应

当光子从原子核旁经过时，在原子核库仑场作用下，光子转化为一个正电子和一个负电子。对于高于 1.02MeV 阈值能量的 X 射线和 γ 射线，会产生电子对效应。这类相互作用发生在吸收介质的原子核附近，导致光子完全消失，在光子消失的地方会出现正负电子对。图 1.5 为电子对效应示意图。电子对效应有阈值，是因为光子必须有足够的能量来创造一对正负电子的能量。高于 1.02MeV 的光子能量会转化为两个粒子的动能。当电子对效应发生在原子核时，虽然原子核会受到轻微的反冲力，但是相互作用时传递给原子核的能量可以忽略。随着正负电子的穿行，它们会将能量沿着运动轨迹释放。当正电子释放完所有的能量后就会与电子结合。此时两个粒子发生湮灭，两个具有 0.511MeV 的 γ 射线间夹角为 180°。

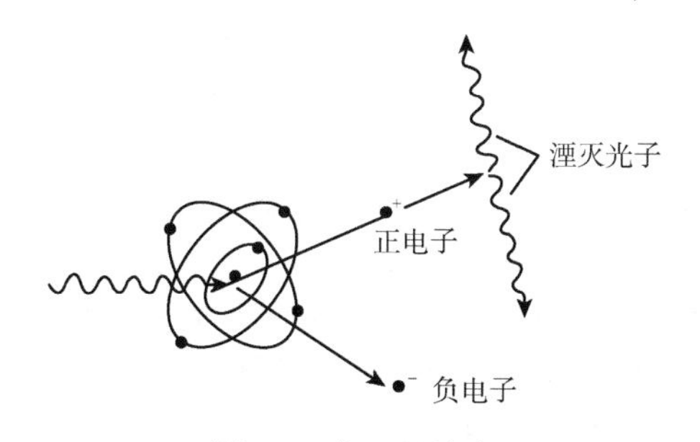

图 1.5　电子对效应

1.4.8　各种效应的发生概率

光子与衰减介质所发生的各种相互作用概率依赖于光子能量 $h\nu$ 和衰减介质间的原子序数 Z。一般而言，光子处于低能（10～30keV）时光电效应占优势，中能（30keV～25MeV）时康普顿效应占优势，高能（25～100MeV）时电子对效应占优势。在生物组织中，康普顿效应占优势。各种效应的发生概率与吸收物质的原子序数及光子能量之间的关系示意图如图 1.6 所示。

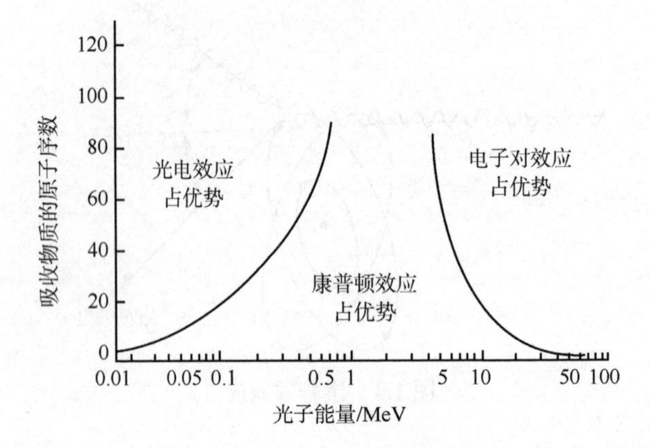

图 1.6 各种效应的发生概率与吸收物质的原子序数及光子能量之间的关系示意图

参考文献

[1] 卢希庭. 原子核物理. 北京：原子能出版社，1981.

[2] 褚圣麟. 原子物理学. 北京：高等教育出版社，1979.

[3] 邢闪. 长寿命放射性核素 ^{239,240}Pu 和 ^{129}I 在环境中的示踪研究. 北京：中国科学院研究生院（地球环境研究所），2015.

[4] Kawamura S. Radiological physics and technology，introduction of the award（Doi Prize）and a new goal of this journal toward next decade. Japanese Journal of Medical Physics：an Official Journal of Japan Society of Medical Physics，2017，37（3）：195-198.

[5] Campione A，Cacciotti G，Roperto R，et al. Introduction：Clinical and Radiological Diagnosis：Improving Results with New Technologies：Advances in Vestibular Schwannoma Microneurosurgery. Berlin：Springer International Publishing，2019：3-11.

[6] Suit H D. Role of therapeutic radiology in cancer of bone. Cancer，2015，35（3）：930-935.

[7] KishenA，Messer H H. Vertical Root Fractures：Radiological Diagnosis. Endodontic Radiology. New Jersey：John Wiley & Sons Ltd，2017：235-501.

[8] Iversen M D. Introduction to Physical Medicine，Physical Therapy，and Rehabilitation. Kelley and Firestein's Textbook of Rheumatology. Amsterdam：Elsevier Ltd，2017：1973-1982.

[9] Molé D M. Introduction to Nuclear and Radiological Disasters. Ciottone's Disaster Medicine. Amsterdam：Elsevier Ltd，2016：615-620.

[10] Odella S. Physical and Radiological Evaluation：Diagnosis and Treatment. Trapeziometacarpal Joint Osteoarthritis. Berlin：Springer，2018：9-12.

第 2 章　剂量学的辐射量及单位

2.1　引　　言

吸收剂量的精确定义对放疗的成功至关重要。肿瘤控制率和正常组织并发症发生率的剂量响应曲线是非常陡峭的 S 形曲线，肿瘤吸收剂量的少许差距就会导致受照剂量不足引起复发或者正常组织受到过量照射引起严重的并发症。

本章主要介绍辐射剂量学中的基本物理量的概念及单位，与使用到的具体电离室的规格型号无关。放射治疗中常用的电离室或剂量仪的特点及它们之间种类繁多的数值、转换关系是后续章节讨论的内容。

从吸收剂量、比释动能的定义来看，辐射剂量学是一门历史悠久、理论扎实的学科。其实不然，它是一个发展颇为曲折的学科。1895 年伦琴发现射线时，最初的辐射剂量单位是根据它的电离能力定义的。1914 年前，辐射剂量被定义为“每单位体积发光”的程度。1928 年国际 X 射线单位委员会将“伦琴”定义为：1 伦琴 X 射线或 γ 射线照射下，在 0.001293g（相当于 0℃和 760mmHg 大气压力下 $1cm^3$ 干燥空气的质量）空气中所产生的次级电子在空气中形成总电荷量为 1 静电单位的正离子或负离子。照射量只对空气而言，仅适用 X 射线或 γ 射线[1-3]。

2.2　剂量学的名词定义

2.2.1　吸收剂量

吸收剂量定义为电离辐射给予有限体积 V 内质量为 m 的物质的平均能量，它等于 $\mathrm{d}\bar{\varepsilon}$ 除以 $\mathrm{d}m$ 所得的商

$$D=\frac{\mathrm{d}\bar{\varepsilon}}{\mathrm{d}m} \tag{2.1}$$

吸收剂量的单位名称是戈瑞（Gray），符号为 Gy，1Gy＝J/kg。曾用单位是拉德（rad），1Gy = 100rad = 100cGy[4]。

吸收剂量是度量单位质量受照物质吸收辐射能量多少的一个量。因为辐射作用于物质引起的效应主要决定于该物质所吸收的辐射能量，所以吸收剂量适用于任何类型和任何能量的电离辐射，并适用于受到照射的任何物质。单位时间内吸收剂量的增量，称为吸收剂量率，单位为 Gy/s。

国际辐射单位与测量委员会（ICRU）对电离辐射授予能的定义为

$$\varepsilon = R_{in} - R_{out} + \sum Q \tag{2.2}$$

式中，R_{in} 是入射的带电粒子和不带电粒子能量总和（除去静止能量）；R_{out} 是所有逃逸出物质的带电和不带电粒子带走的能量总和（不包括静止能量）；Q 是指原子核或基本粒子的原子核转变所产生的能量变化（能量减小，Q 为正值；能量增加，Q 为负值）。图 2.1 阐释了授予能的概念，（a）显示的是在体元 V 内的康普顿作用，此时授予能 ε 可以写为

$$\varepsilon = h\nu_1 - (h\nu_2 + h\nu_3 + T') \tag{2.3}$$

式中，T'为离开该体积带电粒子的比释动能。该反应中没有激发能量 $h\nu_4$，$\sum Q$ 在此不做考虑。

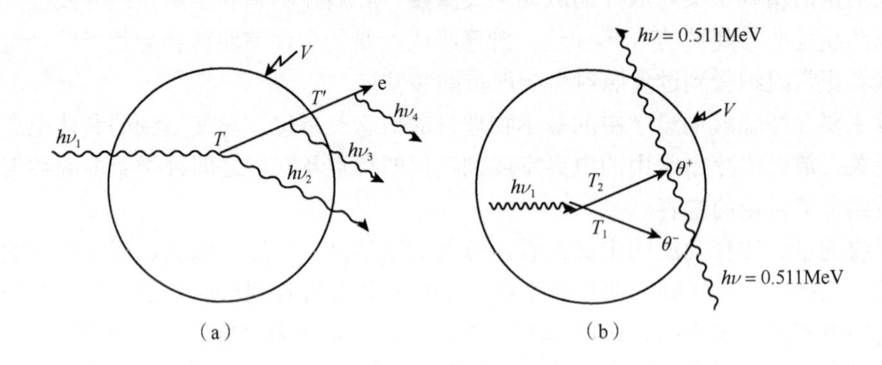

图 2.1　授予能概念示意图

当图 2.1（b）中包括 γ 辐射、电子对湮灭时，授予能的公式则变为

$$\varepsilon = 0 - 1.022\text{MeV} + \sum Q \tag{2.4}$$

其中

$$\sum Q = h\nu_1 - 2m_0c^2 + 2m_0c^2 = h\nu_1 \tag{2.5}$$

式（2.5）中，相对于两湮灭的 γ 射线，0 相当于式（2.2）中的 R_{in}，1.022MeV 相当于式（2.2）中的 R_{out}。γ 射线的能量 $h\nu_1$ 来自原子核的衰减，$-2m_0c^2$ 来源于正负电子对的产生，$+2m_0c^2$ 来源于正负电子对的湮灭。

需要指出的是，授予能 ε 的沉积分布是随机的，但定义中使用的平均授予能 $\overline{\varepsilon}$ 的能量沉积不是随机的。

2.2.2　比释动能和照射量

比释动能是吸收剂量过渡的物理量，从概念上，它与照射量十分接近。比释动能，英文为 kerma，记作 K，是电离辐射在介质中释放的动能。它适用于间接电离辐射，定义为 dE_{tr} 除以 dm 所得的商。它定量描述了间接电离辐射转移到直接电离辐射的平均数量值，适用于任何介质。即不带电的粒子在质量为 dm 的介质中释放的全部带电粒子的初始动能之和[5]：

$$K=\frac{dE_{tr}}{dm} \tag{2.6}$$

其单位为 J/kg，专用名：戈瑞（Gy）。

dE_{tr} 包括带电粒子在韧致辐射中辐射的能量和发生在 dm 介质中次级效应产生的所有带电粒子（如俄歇电子）的能量。比释动能用以衡量不带电粒子与物质相互作用时，在单位质量物质中转移给次级带电粒子初始动能的总和。比释动能虽然只适用于间接致电离辐射，但适用于任何介质[6]。

照射量与物质在空气中的比释动能十分接近。照射量，通常用符号 X 表示，它等于 dQ 与 dm 的商。dQ 是 X（γ）辐射在质量为 dm 的空气中释放的全部次级电子（正负电子）完全被空气阻止时，在空气中形成的同一种符号的离子总电荷的绝对值。直到 1970 年，所有的电离室都是用照射量校准的，随后才逐渐被空气比释动能取代。

照射量 X 等于 dQ 除以 dm 所得的商，即 X（γ）辐射在质量为 dm 的空气中释放的全部次级电子（正负电子）完全被空气阻止时，在空气中形成的同一种符号的离子总电荷的绝对值 dQ 与 dm 的比值，即

$$X=\frac{dQ}{dm} \tag{2.7}$$

它是用以衡量 X（γ）辐射致空气电离程度的一个量，不能用于其他类型辐射（如中子或电子束等）和其他物质（如组织等）。照射量 X 的单位为 C/kg，曾用单位为伦琴（R），$1R = 2.58\times10^{-4}$C/kg。根据照射量的定义，dQ 中不包括次级电子发生韧致辐射被吸收后产生的电离。单位时间内照射量的增量，称为照射（量）率，单位为 C/(kg · s)。

图 2.2 展示了比释动能（照射量）的概念。它包括了所有的初始比释动能。带电粒子的最终状态（它们是否离开辐射介质）并不影响比释动能。在介质 dm 中，初始比释动能分为两类，分别用 e_1、e_2 标识。电子 e_1 既对初始比释动能有贡献，在介质 dm 中也产生了二次电离。如果电子 e_1 最终逃逸出介质 dm，逃逸时产生的比释动能与初级比释动能不相关。逃逸时产生的比释动能不会进入介质 dm，它和在介质外产生的比释动能都不会对初始比释动能造成影响。

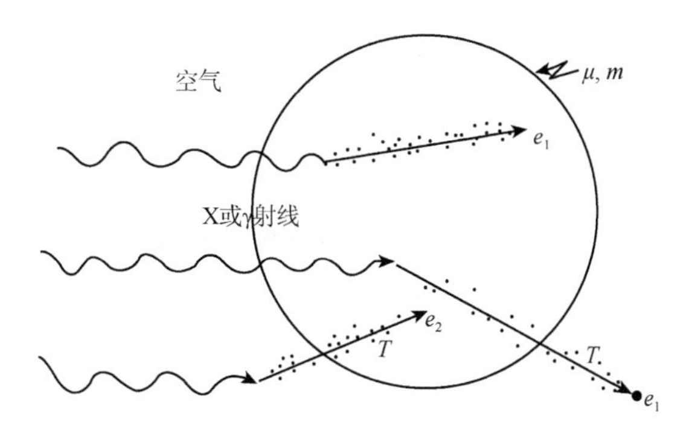

图 2.2　比释动能与照射量示意图

比释动能包括带电粒子以韧致辐射形式二次产生激发的能量，比释动能的公式可以写为

$$K = K_c + K_r \tag{2.8}$$

式中，K_c为碰撞比释动能，是转移给继续产生激发和电离的带电粒子的能量；K_r为辐射比释动能，是转移给停止下来产生辐射的带电粒子的能量[7]。

K_c又可以写为

$$K_c = K(1-g) \tag{2.9}$$

式中，变量 g 表示初始比释动能中带电粒子中产生轫致辐射的粒子数量份额。

照射量和空气比释动能相互关联。在照射量中，dQ 是 X(γ)辐射在质量为 dm 的空气中释放的全部次级电子（正负电子）完全被空气阻止时，在空气中形成的同一种符号的离子总电荷的绝对值。dQ 乘以 W 的平均值就等于干燥空气中初始光子的碰撞比释动能，其中 W 是干燥空气中形成每个离子对所消耗的平均能量，见式（2.10）和式（2.11）[8]。

$$X(W/e) = K_{air}(1-g) \tag{2.10}$$

$$X(W/e) = K_{air,\,c} \tag{2.11}$$

2.2.3 粒子注量

粒子注量是非常重要的一个物理量，它表示单位面积内的粒子数量。图 2.3 为粒子注量示意图。

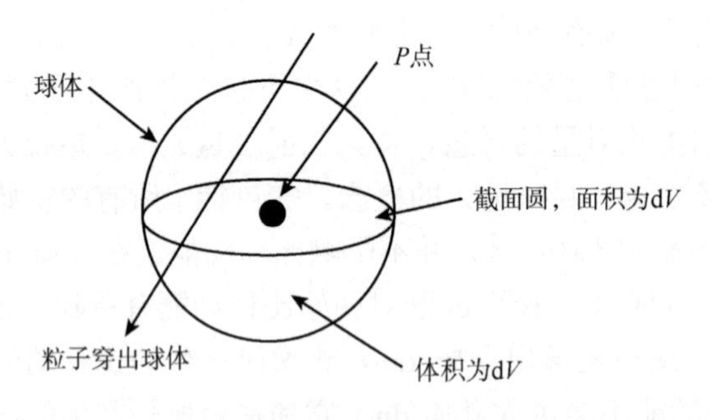

图 2.3 粒子注量示意图

设 N 为在有限时间间隔内进入到以 P 点为中心的有限大小的球体内的粒子数目，如果把该球体无限缩小到一个横截面积为 dA 的经过 P 点的小球体，能量注量 Φ 可以定义为

$$\Phi = \frac{dN}{dA} \tag{2.12}$$

它的单位为 m^{-2} 或者 cm^{-2}。其中，dN 是入射到横截面积为 dA 的球体中的粒子数量。粒子注量是一个标量，粒子的方向性不在考虑范围内。

当粒子能量 E 不同时，粒子注量分布 Φ_E 为

$$\Phi_E = \frac{d\Phi}{dE} \tag{2.13}$$

在这种情况下，粒子注量可表示为

$$\Phi = \int_0^{E_{max}} \Phi_E \, dE \tag{2.14}$$

粒子注量也可以表示为粒子在小球体积内的运动路径长度 Δs 之和与该小球体的体积 $\mathrm{d}V$ 之商：

$$\Phi = \frac{\sum \Delta s}{\mathrm{d}V} \tag{2.15}$$

注量率（fluence rate）$\dot{\Phi}$ 等于 $\mathrm{d}\Phi$ 除以 $\mathrm{d}t$ 的商，其中 $\mathrm{d}\Phi$ 是在时间间隔 $\mathrm{d}t$ 内的注量增量，见式（2.16），它的单位为 $\mathrm{m}^{-2} \cdot \mathrm{s}^{-1}$。

$$\dot{\Phi} = \frac{\mathrm{d}\Phi}{\mathrm{d}t} \tag{2.16}$$

2.2.4 能量注量

能量注量是粒子能量与粒子注量的乘积。设定 R 为辐射场中所有辐射能量的期望值，N 为辐射场中粒子数量，能量注量 Ψ 可以表示为 $\mathrm{d}R$ 除以 $\mathrm{d}A$ 所得的商，即

$$\Psi = \frac{\mathrm{d}R}{\mathrm{d}A} \tag{2.17}$$

$\mathrm{d}R$ 是入射到横截面积为 $\mathrm{d}A$ 的球体的辐射能。能量注量的单位是 $\mathrm{J} \cdot \mathrm{m}^{-2}$。

如果辐射场中粒子为单一能量 E，则 $R = E \cdot N$，$\Psi = E \cdot \Phi$。

能量注量率 (energy – fluence rate)$\dot{\Psi}$ 等于 $\mathrm{d}\Psi$ 除以 $\mathrm{d}t$ 的商，表达式为

$$\dot{\Psi} = \frac{\mathrm{d}\Psi}{\mathrm{d}t} \tag{2.18}$$

其中，$\mathrm{d}\Psi$ 是在时间间隔 $\mathrm{d}t$ 内的能量注量增量。

2.3 光子注量与剂量学常用物理量的关系

本小节将把关于介质注量中能量传输（比如比释动能）和能量沉积（比如吸收剂量）的物理量进行关联比较，这些物理量是照射野的基本特征。首先介绍间接电离辐射的注量与比释动能的关系、比释动能与吸收剂量的关系。从剂量与注量的关系中可以得出电离室与剂量仪之间的关联，即空腔理论。

2.3.1 注量与比释动能的关系

如图 2.4 所示，假设有 N 个光子，每个光子的能量均为 E，它们垂直通过一个薄的平面，该平面厚度为 $\mathrm{d}l$，面积大小为 $\mathrm{d}A$。如果想通过粒子的运动轨迹得到粒子传递给介质的能量，需要一个相关系数。可以用 ICRU 报告推荐的质能转移系数（mass energy-transfer coefficient）μ_{tr}/ρ，如下：

$$\frac{\mu_{\mathrm{tr}}}{\rho} = \frac{1}{\rho \mathrm{d}l} \cdot \frac{\mathrm{d}R_{\mathrm{tr}}}{R} \tag{2.19}$$

它的单位是 $m^2 \cdot kg^{-1}$。其中，dR_{tr} 是入射辐射能量为 R 的非带电粒子在密度为 ρ 的介质中运动的距离为 dl 时，通过相互作用传递给带电粒子的平均动能。释放的带电粒子的结合能不包括在 dR_{tr} 中，结合能通常可以忽略不计。

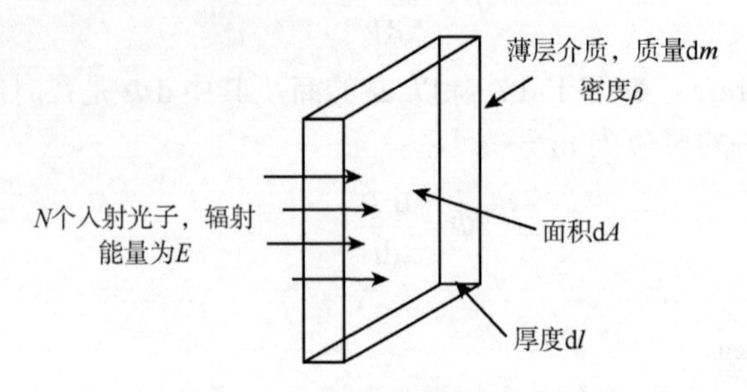

图 2.4　N 个光子垂直通过薄层介质

因为辐射能 dR_{tr}/R 与 $dE_{tr}/(NE)$ 相等，将其代入式（2.19）即得

$$dE_{tr} = \mu_{tr} dl N E \tag{2.20}$$

将式（2.20）两边同除以介质的质量 dm，得到

$$\frac{dE_{tr}}{dm} = \mu_{tr} E \left[\frac{N dl}{dm} \right] \tag{2.21}$$

用 ρdV 表示 dm，得到

$$\frac{dE_{tr}}{dm} = \frac{\mu_{tr}}{\rho} E \left[\frac{N dl}{dV} \right] \tag{2.22}$$

式（2.22）的左边表示一个介质中 N 个光子的比释动能，右边括号中的部分则表示所有光子运动路径的长度之和除以体积，即 N 个光子的注量 Φ，所以式（2.22）又可以写成

$$K_{med} = \left(\frac{\mu_{tr}}{\rho} \right)_{med} E\Phi \tag{2.23}$$

能量注量 $\Psi = E\Phi$，式（2.23）可以写为

$$K_{med} = \left(\frac{\mu_{tr}}{\rho} \right)_{med} \Psi \tag{2.24}$$

图 2.4 显示的是比较简单的一种情况，所有光子都是垂直入射的，但是式（2.23）和式（2.24）适用于光子以任意角度入射时的情况。

截至目前，本节讨论的都是单一能量的光子穿过薄面介质的情况。实际情况中，光子能量是一系列的能谱分布，而非单一能量，使光子的能量 Ψ 可以用一个能量从 0 到 E_{max} 的积分表示，此时式（2.24）变为

$$K_{med} = \int_0^{E_{max}} E\Phi_E \left(\frac{\mu_{tr}(E)}{\rho} \right)_{med} dE \tag{2.25}$$

式（2.25）显示出了比释动能对能量的依赖性，以及光子的比释动能与注量的关系。

如果用光子注量计算碰撞比释动能 K_c，需要把质能转移系数 μ_{tr}/ρ 变为质能吸收系数

μ_{en}/ρ，这里所提到的吸收剂量是不包括带电粒子中转换成韧致辐射光子那部分所产生的初始比释动能。μ_{tr} 和 μ_{en} 的转换关系为

$$\mu_{en}=(1-g)\mu_{tr} \tag{2.26}$$

同式（2.9），变量 g 表示初始比释动能中带电粒子产生韧致辐射的粒子数量份额。通常情况下，g 非常小，$\mu_{en}\approx\mu_{tr}$。例如，对于空气的 ^{60}Co 辐射，$g=0.0032$；对于 100～135keV 的射线，$g=0.001$。

所以介质的碰撞比释动能可以写为

$$(K_c)_{med}=\left(\frac{\mu_{tr}}{\rho}\right)_{med}E\Phi \tag{2.27}$$

考虑到 Φ 通常不是单一能量，式（2.27）通常的情况为

$$(K_c)_{med}=\int_0^{E_{max}}E\Phi_E\left(\frac{\mu_{en}(E)}{\rho}\right)_{med}\cdot \mathrm{d}E \tag{2.28}$$

2.3.2　比释动能与吸收剂量的关系

2.3.1 节讨论了注量与比释动能的关系，如果吸收剂量和光子注量也能建立联系，那么光子的比释动能和注量也可以相关。然而介质的吸收剂量 D_{med} 和物质最初状态的授予能有关，而比释动能包括了电离辐射过程中最终离开介质的那部分光子所产生的授予能，图 2.5 显示了这个过程。图 2.5 中能量 E_{tr}^n 指的是散射光子中最终留在介质中那部分粒子的能量，它不包括最终发生韧致辐射逃逸出介质那部分光子的能量。E_{tr}^n 的大小等同于 E_{tr}（1−g）。

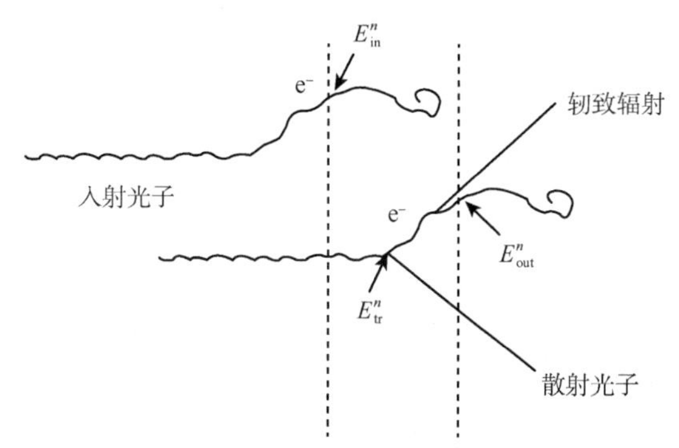

图 2.5　入射光子产生的次级粒子中，部分能量变成比释动能留在介质中，部分最终逃逸出介质

图 2.5 中，设入射光子的授予能为 ε，最终离开介质那部分光子的比释动能为 E_{out}^n，发生二次散射最终留在介质内的光子产生的比释动能为 E_{in}^n，则式（2.2）变形为

$$\varepsilon=E_{tr}^n-E_{out}^n+E_{in}^n \tag{2.29}$$

若光子运动过程中，电子在介质中所产生的能量与最终离开介质的电子产生的能量相同，即 $E_{out}^n=E_{in}^n$，此时式（2.29）可以写为

$$\varepsilon=E_{tr}^n \tag{2.30}$$

在辐射场中，如果给定类型和能量的带电粒子离开该体积，同时具有同样能量和同样类型的粒子进入该体积，那么可以说该介质处于带电粒子平衡（charged particle equilibrium，CPE）状态。

将式（2.30）两边同时除以该介质的体积，将介质授予能 ε 的随机取值改为平均值，根据吸收剂量和碰撞比释动能的定义，在电子平衡条件下，可得

$$D_{\text{med}} \overset{\text{CPE}}{=\!=\!=} (K_{\text{c}})_{\text{med}} \tag{2.31}$$

由这个公式得出了非常重要的结论，即在特定条件下，当电子平衡时，吸收剂量与碰撞比释动能相等。

将关于碰撞比释动能的式（2.27）代入式（2.31），得

$$D_{\text{med}} \overset{\text{CPE}}{=\!=\!=} \left(\frac{\mu_{\text{en}}}{\rho}\right)_{\text{med}} E\varPhi \tag{2.32}$$

相应地，考虑到入射光子的能量为能谱能量而非单一能量，式（2.32）变为

$$D_{\text{med}} \overset{\text{CPE}}{=\!=\!=} \int_0^{E_{\max}} E\varPhi_E \left[\frac{\mu_{\text{en}}(E)}{\rho}\right]_{\text{med}} \text{d}E \tag{2.33}$$

式（2.32）和式（2.33）是剂量学中非常重要的关系式，将在后续章节中详细讨论[9]。

2.4　带电粒子平衡

带电粒子平衡，也叫做电子平衡，它是指给定类型和能量的带电粒子离开该体积的情况下同时具有同样能量和同样类型的粒子进入该体积。

图 2.6 显示了光子束中带电粒子平衡是如何达到的。这个示意图大大简化了实际过程中的电子平衡过程，因为光子束次级粒子的能量并非单一能量，而是能谱能量。次级粒子的运动方向也是复杂多变的。然后从理论上说，图中所示的每个体积单位内仅有一个电子（在图 2.6 中每个电子分别用 A 到 G 标出），且运动轨迹为直线，两种情况下达到电子平衡的过程和本质并无不同。

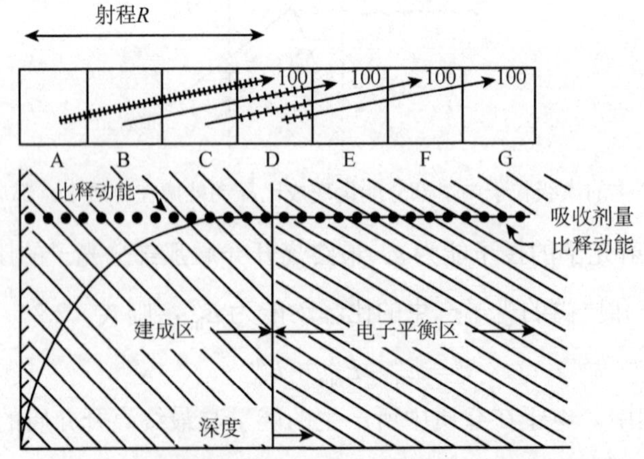

图 2.6　不考虑光子线能量衰减情况下带电粒子通过建成区达到电子平衡，A 至 G 区域内电子运动轨迹为直线

如图 2.6 所示，假设每个体元中仅有一个电子被激发，且电子的射程为 R，介质中的入射光子不衰减或者衰减的部分可以忽略不计，那么它产生的比释动能是不变的。电子运动产生的能量仅仅有一部分沉积在体元 A 内，对于体元 A 来说，它处于整个介质的边界位置，离开体元 A 的那部分电子散射产生的能量没有别的电子进行补充。在体元 B 中，新的电子被激发，除了新电子给它的授予能，体元 B 中还含有来自逃逸出体元 A 的电子带入的那部分能量，因此体元 B 的吸收剂量高于体元 A 的吸收剂量。相同地，体元 C 的吸收剂量高于体元 B 的吸收剂量。然而，在体元 D 中，来自体元 A 电子的次级粒子达到了射程末端，而来自体元 A、B、C 的电子的次级粒子对体元 D 都有授予能的贡献。此时对于体元 D 来说，入射了来自其他三个体元次级粒子，也出射了相应的次级粒子，进入和离开体元 D 的次级粒子产生的能量相同，则首先在体元 D 内达到了电子平衡。同理，当辐射场光子能量衰减可忽略不计时，体元 E、F、G 也可达到电子平衡。在首先达到电子平衡的体元 D 的深度处，它的吸收剂量与该处粒子的碰撞比释动能相等。

然而在实际情况中，随着光子束能量的衰减，电子平衡几乎不可能达到。光子束能量衰减意味着光子注量不是恒定不变的，因此它在不同深度处产生的次级粒子数也是不同的。表 2.1 给出了不同能量的光子束，在不同深度水中达到瞬态电子平衡时光子束的衰减率。随着光子束能量增加，电子平衡越难以达到。因此，在实验室中很难得到能量大于 3MeV 的光子在空气中的照射量（或者空气比释动能）。即使是低于 3MeV 的能量，在计算空气比释动能时，也要做一些细微的修正。

表 2.1　不同能量光子在水中达到电子平衡的大致深度及光子能量的衰减率

光子最大能量/MeV	水中瞬态带电粒子电子平衡的大约深度/mm	光子能量衰减率/%	光子最大能量/MeV	水中瞬态带电粒子电子平衡的大约深度/mm	光子能量衰减率/%
0.3	0.1	0.03	8	25	6
0.6	0.4	0.1	10	30	7
1	0.8	0.3	15	50	9
2	2.5	0.8	20	60	11
3	8	2	30	80	13
6	15	4			

尽管 CPE 很难达到，但是很多情况下，尤其当辐射场能量小于 1MeV 时，光子入射深度远小于辐射场深度时，可以近似认为 CPE 成立。对于能量更高的光子线，式（2.31）中的等号可以被“相似”符号代替，这个公式表示其成立的条件是瞬态电子平衡（transient charged particle equilibrium，TCPE），如下：

$$D \overset{\text{TCPE}}{\propto} K_{\mathrm{c}} \tag{2.34}$$

比释动能 K、碰撞比释动能 K_{c} 与吸收剂量 D 和深度的函数关系如图 2.7 所示。由图可得，当深度超过最大剂量深度，即达到建成区以后，D 与 K_{c} 是两条近似平行的直线。

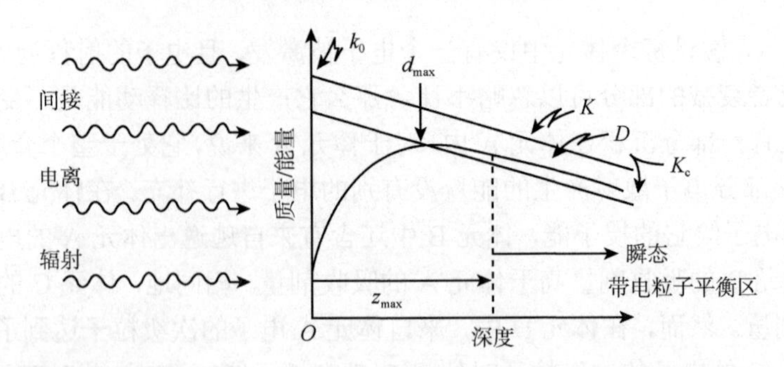

图 2.7（光子线）间接电离辐射时，比释动能 K、碰撞比释动能 K_c、吸收剂量 D 与深度的函数关系图

如果光子中粒子相互作用与散射可以忽略不计，那么式（2.34）可以写为

$$D \overset{\text{TCPE}}{\approx} K_c(1+\mu\bar{x}) \tag{2.35}$$

其中，μ 是曲线 D，K，K_c 共同的斜率（吸收剂量 D 的曲线斜率取建成区后近似直线的斜率）；$\bar{x}$ 是带电粒子的次级粒子沿原射线入射路径沉积能量时运动所经过的平均距离。吸收剂量 D 与碰撞比释动能 K_c 之间的比例常数通常用 β 表示，如下：

$$D \overset{\text{CPE}}{=\!=} \beta K_c \tag{2.36}$$

当入射光子的横截面比较小时，CPE 很难达到，这时碰撞比释动能与吸收剂量不相等。图 2.8 给出了用蒙特卡罗方法模拟医用 ^{60}Co 源 γ 射线（射线能级为 1.17MeV 与 1.33MeV，等权重分布）的剂量深度曲线。该源垂直入射到半径为 20cm、长度为 50cm 的由水组成的圆柱体。该图显示的是沿圆柱体中心轴的剂量。放射源的半径分别为 0.05cm、0.5cm 与 10cm。记录的深度间隔为：当深度小于 1cm 时，间隔为 1mm；当深度为 1～10cm 时，间隔为 5mm。

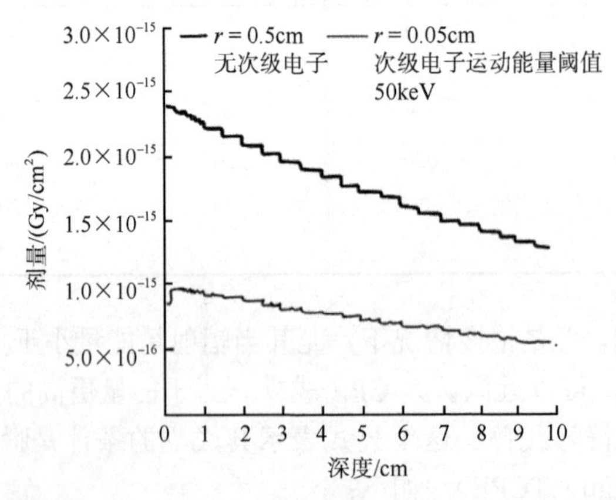

图 2.8　^{60}Co 源半径为 0.05cm，不考虑次级电子运输，以及次级电子运输能量阈值为 50keV 时的剂量深度曲线

在图 2.8 中，辐射场的半径仅为 0.05cm，体积非常小。上面的曲线对应的是没有次级粒子运输的情况（在该情况下，设定次级电子运输的能量阈值是 0.5MeV），此时中轴线的剂量值与其在水中的比释动能相等。如果考虑次级电子运输（将次级电子运输的能量阈值设定为一个相对低的值，如 50keV），在深度小于 3mm 的区域内，就可以看到由次级电子

运输造成的剂量建成效应。同时，此时的剂量仅为原先不考虑次级粒子运动时的 20%。这两种情况差别如此之大的原因是该辐射场的半径仅为 0.05mm，体积太小，在此区域内无法达到电子平衡，无法保证有足够的次级电子可以补充离开该辐射场的次级粒子。因此，该辐射场的吸收剂量就会远小于它的比释动能。

图 2.9 显示的是 ^{60}Co 辐射场半径分别为 0.5cm 和 10cm 时的剂量深度曲线。半径大的辐射场的剂量明显高于半径小的辐射场，半径为 10cm 的辐射场有充足的空间可以达到（部分的暂态）电子平衡。然而半径大的辐射场，随着能量的衰减，由于入射光子康普顿散射的影响，它的剂量建成区将会增大。剂量深度曲线对射野大小的依赖性是光子束外照射剂量学的一个重要特性。

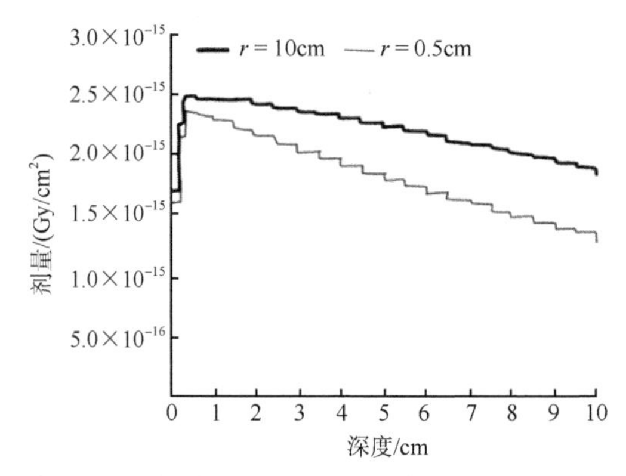

图 2.9　^{60}Co 源辐射场半径为 0.5cm 与 10cm，次级电子运输能量阈值为 50keV 时的剂量深度曲线

需要强调指出的是，对于有限尺寸的比较大的辐射场，在射野中心轴处可以认为达到电子平衡；但是在射野边缘，由于半影的存在，电子平衡不成立。

2.5　阻止本领与比转换能

2.3 节和 2.4 节主要讨论了间接电离粒子的注量与吸收剂量的关系，本节主要讨论带电粒子（比如电子）注量与吸收剂量的关系。如图 2.5 所示，设 N 个入射电子垂直入射到薄层介质，该介质的厚度为 dl。相对于光子的质能转移系数，对于带电粒子来说，相应的变量叫做阻止本领，即单位路径长度的能量损失份额，用符号 dE_l 表示。在实际应用中，碰撞阻止本领比总阻止本领更常用。碰撞阻止本领是指局部沉积在该薄层介质上的能量，用 S_{col} 来表示。而总阻止本领还包括了辐射过程中最终由于韧致辐射而逃离该薄层介质的那部分能量（这个有点类似于总比释动能和碰撞比释动能的区别）。dE_l 与 S_{col} 的关系如下[11]：

$$\mathrm{d}E_l = S_{col}\mathrm{d}lN \tag{2.37}$$

与式（2.20）不同，式（2.37）不需要明确粒子能量，将式（2.37）两边同时除以该薄层介质的质量 dm，将公式（2.37）右边 dm 代入为 $\rho\mathrm{d}V$，可得

$$\frac{\mathrm{d}E_l}{\mathrm{d}m} = \frac{S_{col}\mathrm{d}lN}{\rho\mathrm{d}V} = \frac{S_{col}}{\rho}\left[\frac{N\mathrm{d}l}{\mathrm{d}V}\right] \tag{2.38}$$

根据间接电离辐射的定义，式(2.38)中括号的内容表示的是粒子注量 Φ，因此式(2.38)

又可以写成

$$\frac{\mathrm{d}E_\mathrm{l}}{\mathrm{d}m}=\frac{S_\mathrm{col}}{\rho}\varPhi \tag{2.39}$$

比转换能（cema，简写为 C）是单位质量转换的能量的简称。它是一个适用于直接电离辐射的量。它是 $\mathrm{d}E_\mathrm{c}$ 除以 $\mathrm{d}m$ 的商，即

$$C=\frac{\mathrm{d}E_\mathrm{c}}{\mathrm{d}m} \tag{2.40}$$

$\mathrm{d}E_\mathrm{c}$ 是带电粒子在质量为 $\mathrm{d}m$ 的材料中碰撞损失的能量，不包括次级电子的损失。它的单位是 J/kg。

2.6　空腔理论

2.6.1　概述

测量介质中的吸收剂量需要使用带有对射线敏感材料构成的仪器（例如电离室）。通常情况下，电离室的材料与需要测量的介质的材料是不同的。电离室的信号大小通常与该电离室敏感体积内吸收的能量相关，因此也与该介质的吸收剂量 D_det 有关。从剂量仪室的原始读数到计算出该介质吸收剂量 D_det 的过程，通常需要进行一系列的校准[10]。

可以认为电离室是待测量剂量的介质中引入的空腔。之所以这样认为是因为用于测量吸收剂量的电离室，其敏感体积内都是空腔。空腔理论描述电离室灵敏介质（空腔）中吸收剂量 D_det 与包含空腔的周围介质中的吸收剂量 D_med 的关系。最常见的形式是两者通过因子 f_Q 联系起来，见

$$f_Q=\left(\frac{D_\mathrm{med}}{D_\mathrm{det}}\right)_Q \tag{2.41}$$

对于任意电离室 det，在任意辐射场 Q（光子或者电子）下测量的剂量值，与任意介质的剂量值的关系，如图 2.10 所示。

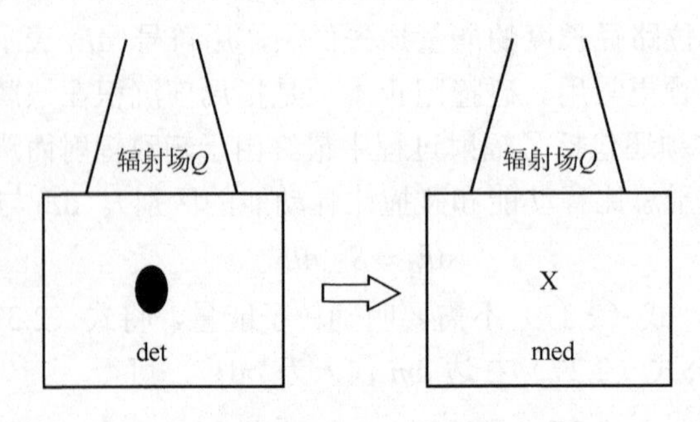

图 2.10　电离室剂量值 D_det 通过 f_Q 因子转换为特定介质 med 的剂量值 D_med

空腔尺寸是相对于腔介质中光子产生的次级带电粒子的射程来说的，包括小、中等或

大。例如，如果带电粒子的射程比空腔尺寸大得多，就认为腔是小的。

2.6.2　光子束中的大腔

如图 2.11 所示，假设兆伏级光子入射介质 med 中，在感兴趣深度 z 处的能量通量为 Ψ，且该深度 z 的大小足够建立电子平衡，因此式（2.32）可以写为

$$D_{\text{med},\ z} \overset{\text{CPE}}{=\!=} \left(\frac{\mu_{\text{en}}}{\rho}\right)_{\text{med},z} \cdot \Psi_{\text{med},z} \tag{2.42}$$

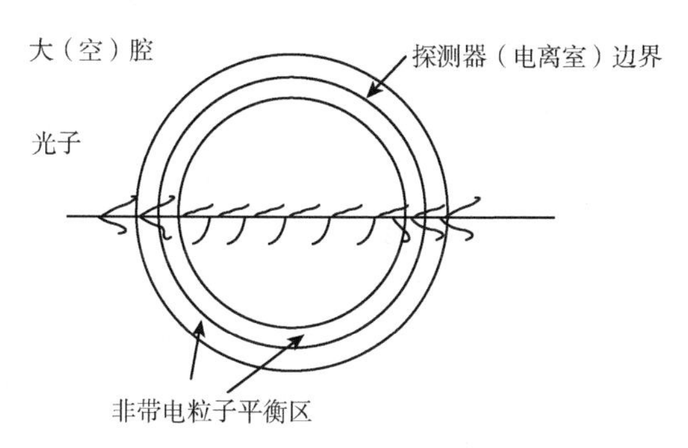

图 2.11　光子在大腔中的能量沉积，短线示意次级粒子的运动范围远小于腔体积

进一步假设，电离室放置在所需测量介质的中心，深度为 z，电离室的空腔大小足够在该介质中建立粒子平衡，若达到该平衡，要求腔尺寸相对于腔介质中光子产生的次级带电粒子射程足够大。图 2.11 显示了这种情况。

光子与电离室的材料相互作用并产生次级电子（次级电子对入射光子能量和方向的改变在此简化忽略不计）。在电离室空腔的边界区域，电子平衡不成立，因为边界区域产生的次级粒子，部分进入需测量介质中，部分进入电离室的边界中。电离室除了边界以外的区域是满足电子平衡的，满足电子平衡区域内的平均吸收剂量为

$$\bar{D}_{\text{det},z} \overset{\text{CPE}}{=\!=} \left(\frac{\mu_{\text{en}}}{\rho}\right)_{\text{det}} \cdot \Psi_{\text{det},z} \tag{2.43}$$

式中，电离室的能量注量指的是电离室腔体中的平均能量注量；$\left(\frac{\mu_{\text{en}}}{\rho}\right)_{\text{det}}$ 是该电离室材料的质能吸收系数。很明显，大腔体电离室空腔理论成立的条件是，电离室的边界区域相对于电离室的整个敏感区域足够小。联合式（2.42）和式（2.43），可得

$$\frac{D_{\text{med},\ z}}{\bar{D}_{\text{det}}} = \frac{\left(\frac{\mu_{\text{en}}}{\rho}\right)_{\text{med},\ z} \Psi_{\text{med},\ z}}{\left(\frac{\mu_{\text{en}}}{\rho}\right)_{\text{det}} \Psi_{\text{det},\ z}} \tag{2.44}$$

进一步设想，电离室没有干扰介质中的光子注量，比如，$\Psi_{\text{med},z}$ 与 $\Psi_{\text{det},z}$ 相等，两种吸收剂量的比例，即空腔理论因子 f_Q 可以写为

$$f_Q = \frac{D_{\text{med},z}}{\bar{D}_{\text{det}}} = \frac{\left(\dfrac{\mu_{\text{en}}}{\rho}\right)_{\text{med},\,z}}{\left(\dfrac{\mu_{\text{en}}}{\rho}\right)_{\text{det},\,z}} \tag{2.45}$$

在实际情况中，所有粒子的能量都不是简单的单一能量而是能谱能量。当辐射场是兆伏级光子线时，它在介质中某一深度散射的低能量光子中也是能谱能量，此时上式应变为

$$\frac{D_{\text{med},\,z}}{\bar{D}_{\text{det}}} = \frac{\int_0^{E_{\max}} E \dfrac{\mathrm{d}\Phi_{\text{med},\,z}}{\mathrm{d}E}\left(\dfrac{\mu_{\text{en}}(E)}{\rho}\right)_{\text{med}} \mathrm{d}E}{\int_0^{E_{\max}} E \dfrac{\mathrm{d}\Phi_{\text{med},z}}{\mathrm{d}E}\left(\dfrac{\mu_{\text{en}}(E)}{\rho}\right)_{\text{med}} \mathrm{d}E} \tag{2.46}$$

式（2.46）又常被简写为

$$\frac{D_{\text{med}}}{\bar{D}_{\text{det}}} = \left(\bar{\mu}_{\text{en}} / \rho\right)_{\text{med,det}} \tag{2.47}$$

式（2.47）就是常用的介质与腔体的平均质能吸收系数之比。通常来说，介质中某深度的光子注量能谱分布只有通过蒙特卡罗模拟才可以获取。

2.6.3 Bragg-Gray 空腔理论

Bragg-Gray 空腔理论是一个关于小腔的理论。在图 2.12 中，假设光子束入射到（a）中的均匀介质中并产生一些次级电子。图 2.12（a）中显示，介质中使用电离室来测量吸收剂量，电离室的腔体足够小，腔体的存在不扰动介质中带电粒子的通量。

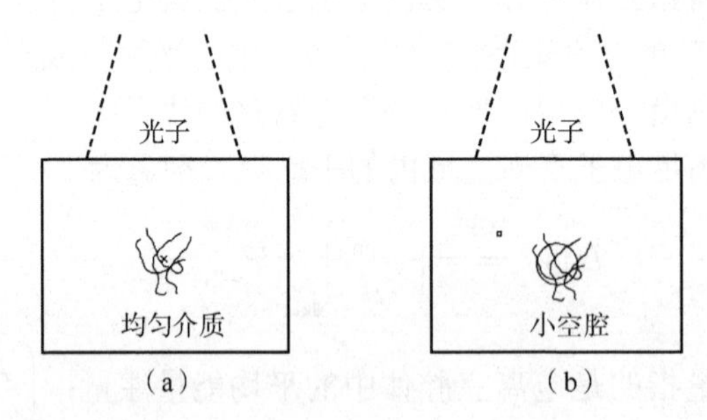

图 2.12　小空腔示意图：（a）均匀介质中，次级粒子在 X 区域内的运动轨迹与（b）有小空腔的介质内运动轨迹相同

在这种情况下，电离室任何方向的区域大小都不可能达到电子平衡所需的大小（图 2.6），此时不能通过小腔体电离室的光子注量和该介质的质能吸收系数 $\left(\dfrac{\mu_{\text{en}}}{\rho}\right)_{\text{det}}$ 来获取吸收剂量。利用电子注量和吸收剂量的关联来获取吸收剂量更加可行。在使用小腔体电离室的情况下，电子注量可以精确地关联电离室与电子注量不受扰动的介质中的剂量。

在介质中深度为 z 处，电离室与介质吸收剂量的比例关系为

$$\frac{D_{\text{med},z}}{\bar{D}_{\text{det}}}=\frac{\left(\frac{S_{\text{col}}}{\rho}\right)_{\text{med}}\Phi_{\text{med},z}}{\left(\frac{S_{\text{col}}}{\rho}\right)_{\text{det}}\Phi_{\text{det},z}} \tag{2.48}$$

因为假设小腔的存在不扰动介质带电粒子的通量，即$\Phi_{\text{med},z}$与Φ_{det}相等，式（2.48）又可以写成

$$\frac{D_{\text{med},z}}{\bar{D}_{\text{det}}}=\frac{\left(\frac{S_{\text{col}}}{\rho}\right)_{\text{med}}}{\left(\frac{S_{\text{col}}}{\rho}\right)_{\text{det}}} \tag{2.49}$$

式（2.49）就是质量阻止本领比，通常简写为$s_{\text{med,det}}$。

与光子一样，所有电子的能量也非单一能量而是能谱分布，因此质量阻止本领比又可以写成

$$\frac{D_{\text{med},z}}{\bar{D}_{\text{det}}}=S_{\text{med,det}}^{\text{BG}}=\frac{\int_0^{E_{\max}}(\Phi_E)_{\text{med},z}\left(\frac{S_{\text{col}}(E)}{\rho}\right)_{\text{med}}\mathrm{d}E}{\int_0^{E_{\max}}(\Phi_E)_{\text{med},z}\left(\frac{S_{\text{col}}(E)}{\rho}\right)_{\text{det}}\mathrm{d}E} \tag{2.50}$$

从上式可以清楚地看到能量对碰撞阻止本领的依赖性，式（2.50）中$(\Phi_E)_{\text{med},z}$是介质中没有电离室情况下的电子通量。需要强调的是，它仅仅指的是初级电子通量，不包括δ电子。

如果用于测量光子辐射的电离室满足上述情况，比如电离室的存在不扰动带电粒子的通量，电离室空腔中吸收剂量仅是穿过它的带电粒子（即假定腔中的光子相互作用是充分少，因此可忽略）沉积的部分，那么该电离室就适用于Bragg-Gray空腔理论。该理论是由物理学家Bragg与Gray提出并发展的。

Bragg定性地提出了该理论，Gray则从多方面发展了该理论。Gray提出计算光子辐射场内介质的吸收剂量时，如果电离室是小腔体，应该忽略介质中二次散射的电子能量、数量和方向。Gray提出介质中单位质量损失能量的比率与电离室空腔的质量阻止本领比$s_{\text{med,gas}}$是相等的，并且进一步设想介质的吸收剂量比率与电离室空腔的质量阻止本领比$s_{\text{med,gas}}$也是相等的。

放射治疗中辐射场是电子线的情况也不少见。当入射线是电子线时，初级粒子是电子，并且辐射场不存在光子产生的次级电子（此时忽略数量很少的韧致辐射）。此时Bragg-Gray理论就可以扩展到用电离室测量电子束的情况了。

Bragg-Gray空腔理论适用的条件是：①腔的尺寸较入射带电粒子的射程必须足够小，腔的存在不扰动介质中带电粒子的通量；②腔中吸收剂量仅是穿过它的带电粒子（即假定空腔中的光子相互作用充分并因此可忽略）沉积部分。如果电离室的空腔足够小，由于空腔材料自身产生的剂量建成区就可以忽略不计；如果不满足第一条件，那么腔内的带电粒

子注量分布将会影响介质中带电粒子的通量，因此早期的 Bragg-Gray 空腔理论适用条件还存在第三条：③没有空腔的区域必须存在带电粒子平衡。随着理论的发展，目前只要知晓电离室内的带电粒子（比如电子）能谱的阻止本领比，就不一定要求该区域内必须存在电子平衡。

2.6.4　Spencer-Attix 空腔理论

上文中所讨论的内容都忽略了 δ 射线电子平衡的问题。然而在式（2.49）中，校正阻止本领比要求 δ 射线必须电子平衡。最初的 Bragg-Gray 空腔理论假设所有碰撞损失导致的能量都沉积在电离室空腔内，也就是说带电粒子的能量损失是通过不断降低粒子运动速度来实现的。物理学家 Attix（1958）用不同的空气气腔平板电离室做实验，实验结果显示，当辐射场为来自 ^{198}Au 的 412keV 的 γ 射线时，电离密度（比如单位质量的空腔气体）依赖于电离室壁的厚度（电离室壁的厚度通常是 0.1～10mm）。用于实验的不同平板电离室室壁材料由 C、Al、Cu、Sn 和 Pb 组成，它们的原子序数和空气的原子序数相比，有的低，有的相近，有的高。然而在 Bragg-Gray 空腔理论中，由于 δ 射线的产生并不存在这种依赖性。

物理学家 Spencer 和 Attix 扩充了 Bragg-Gray 空腔理论，考虑了那些自身有足够能量进一步电离的次级电子的产生。释放在腔中的电子将有足够的能量逃逸出空腔，并带走部分能量。空腔中的吸收剂量减少了，需要对空气阻止本领进行修正。Spencer-Attix 空腔理论假设能量高于截止能量 Δ 的电子（无论是原射线能量还是 δ 射线）都看作是腔内注量能谱的一部分；由于能量损失而小于 Δ 的次级电子能量沉积在腔内；而能量损失后仍大于 Δ 的次级粒子则完全逃逸出空腔。Δ 的大小与空腔的大小有关。Spencer 和 Attix 认为 Δ 的大小为刚好可以穿过空腔的次级电子的能量大小。当损失能量小于 Δ 时，腔内的能量损失用碰撞阻止本领 $\left(\dfrac{\mathrm{d}E}{\mathrm{d}S}\right)_{\mathrm{col},\,\Delta}$ 计算，通常记作 L_Δ。

考虑到 δ 电子射线平衡后，两种介质的阻止本领比写为

$$\frac{D_{\mathrm{med},\,z}}{\bar{D}_{\mathrm{det}}}=\frac{\int_0^{E_{\max}}\Phi_E^{\mathrm{tot}}\left(\dfrac{L_\Delta(E)}{\rho}\right)_{\mathrm{med}}\mathrm{d}E+\left[\Phi_E^{\mathrm{tot}}(\Delta)\cdot\left(\dfrac{S_{\mathrm{col}}(\Delta)}{\rho}\right)_{\mathrm{med}}\right]}{\int_0^{E_{\max}}\Phi_E^{\mathrm{tot}}\left(\dfrac{L_\Delta(E)}{\rho}\right)_{\mathrm{det}}\mathrm{d}E+\left[\Phi_E^{\mathrm{tot}}(\Delta)\cdot\left(\dfrac{S_{\mathrm{col}}(\Delta)}{\rho}\right)_{\mathrm{det}}\right]}\tag{2.51}$$

式中，电子注量用 Φ_E^{tot} 表示，它强调了该部分注量包含 δ 电子射线产生的注量；中括号部分表示次级电子能量低于 Δ 时的沉积能量，它是不同能量的次级电子形成的。Spencer-Attix 空腔理论中的阻止本领比用 $s_{\mathrm{med,det}}^{\mathrm{SA}}$ 表示。

Spencer-Attix 空腔理论中的阻止本领比参数 $s_{\mathrm{med,det}}^{\mathrm{SA}}$ 代替了 Bragg-Gray 空腔理论中阻止本领比参数 $s_{\mathrm{med,det}}^{\mathrm{BG}}$，前者有更强的通用性。然而在某些情况下，电离室腔室和介质组成材料的平均原子序数值比较接近（例如空气和水），这时 $s_{\mathrm{med,det}}^{\mathrm{SA}}$ 与 $s_{\mathrm{med,det}}^{\mathrm{BG}}$ 的差别就比较小。比

如当 $\Delta = 10\text{keV}$ 时，对于兆伏级别的光子线和电子线，两者只相差 1%左右。

在 Spencer-Attix 空腔理论中，如果空腔和介质中的次级电子的能量都小于 Δ，空腔和介质中的次级电子所产生的注量相等；但是该理论并不要求所有次级电子的能量都小于 Δ。但是在 Bragg-Gray 空腔理论中，当要求所有次级电子的能量都小于 Δ 时，空腔和介质中的次级电子所产生的注量才相等。在实际中，空腔中能量低于 Δ 的次级电子大部分都是由 δ 射线产生的，它们的射程比空腔的尺寸小。

实际情况中，在大腔体的情况下，$s_{\text{med,det}}^{\text{BG}}$ 参数更加实用。这是因为大量初始电子射线在大腔体内沉积能量时所产生的绝大部分 δ 电子射程与腔体尺寸相比较小，这与 Bragg-Gray 空腔理论的要求较吻合。Bragg-Gray 空腔理论要求 δ 电子射程与腔体大小相比可以忽略不计。如果电离室腔体较小，被测量介质产生的 δ 射线将会显著影响电离室空腔的剂量。但是当辐射场是光子线时，电离室的空腔体积太大，空腔中光子相互作用产生的剂量份额就会显著增多，这与 Bragg-Gray 理论相悖。物理学家 Borg（2000）等通过蒙特卡罗模拟运算得出，当 $\Delta = 10\text{keV}$ 时，辐射场为高于 300keV 的光子线时，大腔内光子次级粒子产生的能量沉积约占 0.5%。

2.6.5 Burlin 空腔理论

上面两个小节主要讨论了两种情况的空腔理论：①相对于次级电子射程来说，剂量仪空腔尺寸足够小，所以空腔内电子通量不受扰动（Bragg-Gray 空腔理论）；②相对于次级电子射程来说，空腔尺寸足够大，在空腔内可以建立电子平衡（仅针对辐射场是光子的情况）。

实际中使用电离室测量光子束剂量时都不符合上述两种情况。物理学家 Burlin（1966）提出了通用空腔理论（general cavity theory）。Burlin 第一次正式解决了该问题。Burlin 空腔理论的最简形式可以写为

$$\frac{\bar{D}_{\text{det}}}{D_{\text{med}}} = \mathrm{d}s_{\text{det,med}} + (1-d)\left(\frac{\mu_{\text{en}}}{\rho}\right)_{\text{det,med}} \qquad (2.52)$$

式中，d 是权重因子，它是与腔尺寸相关的参数，对小腔体近似恒定而对大腔体近似为 0。

Burlin 理论与空腔理论约束基本一致，两项权重因子相加为 1，在计算某些中尺寸空腔的吸收剂量时比较成功。然而通过蒙特卡罗模拟运算显示，当腔体内吸收剂量与介质中吸收剂量的比值作为腔尺寸的函数直接计算时，式（2.52）太过简化，需要针对中尺寸空腔的大小计算剂量比得到附加项。Burlin 空腔理论已很少应用于实际。

参 考 文 献

[1] 胡逸民，张红志，戴建荣. 肿瘤放射物理学. 北京：原子能出版社，1999：38-93.

[2] 刘宜敏. 放疗物理学. 石俊田主译. 北京：人民卫生出版社，2011：128-134.

[3] 徐慧军，段学章. 现代肿瘤放射物理与技术. 北京：中国原子能出版社，2018：27-49.

[4] Sabet M，Menk F W，Gree P B. Evaluation of an a-Si EPID in direct detection configuration as a water-equivalent dosimeter for transit dosimetry. Medical Physics，2010，37（4）：1459-1467.

[5] Skorupa A，Wonica A，Ciszek M，et al. Application of high field magnetic resonance microimaging in polymer gel dosimetry. Medical Physics，2020，47（8）：3600-3613.
[6] Omg A，Jom B，Pr B. Use of biological dosimetry to confirm radiation exposure：Case study. Radiation Physics and Chemistry，2020，171（2）：108683.
[7] Kawachi T，Saitch H，Katayose T，et al. Effect of ICRU report 90 recommendations on Monte Carlo calculated kQ for ionization chambers listed in the Addendum to AAPM’s TG-51 protocol. Medical Physics，2019，46（11）：5185-5194.
[8] Sechopoulos I，Rogers D W O，Bazalova-Carter I. RECORDS：Improved reporting of Monte Carlo radiation transport studies：report of the AAPM research committee task group 268. Medical Physics，2018，45（1）：e1-e5.
[9] McEwen M，DeWerd L，Ibbott G，et al. Addendum to the AAPM’s TG-51 protocol for clinical reference dosimetry of high-energy photon beams. Medical Physics，2014，41（4）：0418501.
[10] Spindeldreier C K，Kawrakow I，Schrenk O，et al. PO-0761：Dosimetry with Farmer ionization chambers in magnetic fields：Influence of the sensitive volume. Radiotherapy and Oncology，2017，123：S401-S402.
[11] Ceberg C，Johnsson S，Lind M，et al. Prediction of stopping-power ratios in flattening-filter free beams. Medical Physics，2010，37（3）：1164-1168.

第 3 章　电离辐射的测量

光子与物质相互作用产生带电粒子（电子和正电子），带电粒子穿过物质，通过碰撞（原子电离和激发）和辐射（韧致辐射）损失能量，如图 3.1 所示，光子能量转移至物质，可以分为两个不同的阶段：①能量通过辐射传递到发射的带电粒子；②通过碰撞过程，由发射的带电粒子沉积能量[1]。

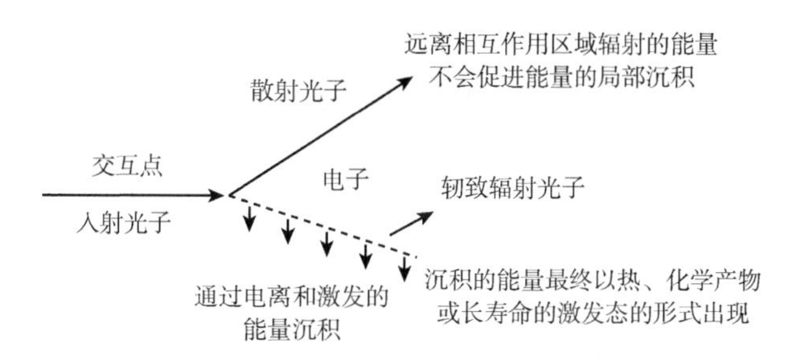

图 3.1　物质中康普顿相互作用产生的能量沉积示意图

3.1　比 释 动 能

比释动能是指不带电粒子在质量为 Δm 的介质中释放的全部带电粒子的初始动能之和（即转移能）与质量的比值。ICRU 将其定义为

$$K=\Delta E_{\mathrm{tr}}/\Delta m \tag{3.1}$$

其中，K 为比释动能；ΔE_{tr} 为从不带电粒子传递到带电粒子的初始动能之和；Δm 为介质的质量。

如图 3.1 可见，康普顿效应的过程为：①入射光子的能量转变为散射光子和发射的电子能量，散射光子将其能量从相互作用的直接区域带走，物理量 Terma 表示每单位质量物质从光束中转移的总能量，包括传递给带电粒子的能量和光子散射的能量，因此 Terma 大于比释动能；②电子通过物质不断失去能量，直到其动能耗尽为止；③行进中的电子可能会由于韧致辐射而失去部分能量，从而产生光子，就像散射的光子一样，将能量从邻近区域带走。

不带电粒子的能量损失可将转移能分成碰撞与辐射效应两部分。碰撞比释动能（K_{e}）是指仅通过碰撞过程沉积的比释动能所占的部分。在人体组织中，再辐射部分能量很小，不到 1%，所以这两个量几乎相等[2]。

3.2　吸 收 剂 量

运动电子在它们通过的物质中沉积能量，因此这些电子所沉积的能量与光子束能量的初始传递位置相距一定距离，物质中沉积的能量称为吸收剂量，ICRU 定义为

$$K = \Delta E_d / \Delta m \tag{3.2}$$

式中，ΔE_d为带电粒子在质量为Δm的体积单元中沉积的总能量。吸收剂量的值与碰撞比释动能相似，但由于次级电子的运动而存在差异。如果满足以下两个条件，吸收剂量数值与碰撞比释动能相等：①次级电子产生的轫致辐射可以忽略；②离开此体积单元的电子能被另一个进入该体积单元的电子所替代，即电子平衡条件[3, 4]。

比释动能与吸收剂量的单位均为J/kg，名称是戈瑞（Gy），定义为

$$1\text{Gy} = 1\text{J/kg} \tag{3.3}$$

吸收剂量和比释动能都不具有物质特异性，因此可以与任何物质有关：其下标通常用于指示材料，如K_a和K_w可分别用于指代空气比释动能和水比释动能，吸收剂量也类似。

3.3　剂量测量与标准化

3.3.1　测量的可追溯性

为了确保各医疗中心剂量测量的一致性，所有的剂量测量仪器都必须依据国家标准（直接或间接）进行标定。图 3.2 中显示了剂量测量的层次结构。一级标准剂量实验室为次级标准剂量实验室（SSDLs）校准二级标准剂量计，而次级标准剂量实验室则为剂量计使用单位校准参考剂量计，如医院中使用的电离室[5]。

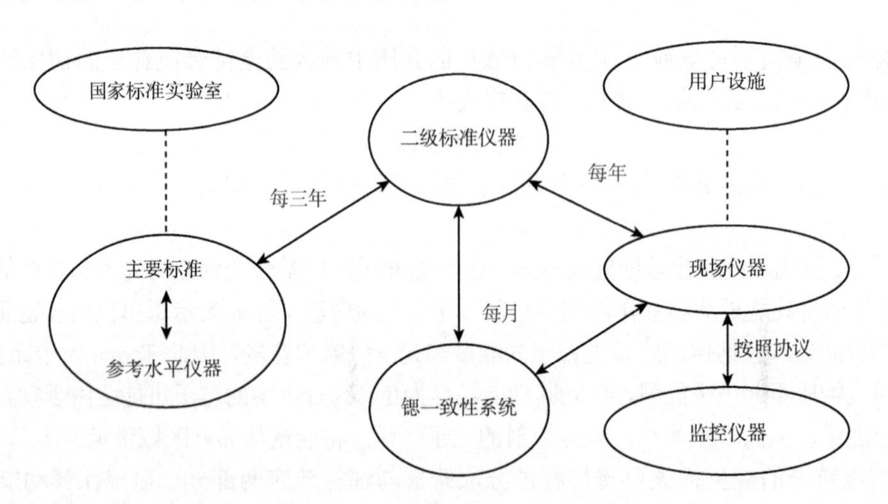

图 3.2　剂量测量的层次结构

常用的放射治疗设备（如直线加速器和 kV 治疗设备）都有内置的剂量测量计，用于监测输出剂量，这些仪器称为监测电离室。现场可用额外的电离室校准这些监测电离室，以便每个监测单元提供确定的已知辐射剂量。这些现场仪器不仅可以用来测定辐射量，还可以通过测量物质内部不同点的剂量，从而确定物质内能量的沉积方式，也可用于校准为特殊用途测量而设计的其他剂量测量设备，如体内剂量计。

为便于校准链条上从一个仪器到另一个仪器的传递可靠性，必须严格控制校准方法。这是通过采用校准协议来实现的，该协议规定：①标准剂量测量的依据；②通过一系列比对将标准剂量计数据转移到场地剂量计所使用的设备和方法，包括数据比对成立的条件及使用设备的规格；③常规操作中校准剂量计的使用说明。此外，每种协议都是针对相应辐射的能量范围和类型的。

3.3.2　空气中空气比释动能的基本标准

自由空气电离室是测量空气中浅层 X 射线和中压 X 射线（大于 300kV）的空气比释动能的基本标准，但是不能作为测量 ^{60}Co 的 γ 射线的基本标准。这是因为要实现电子平衡条件，电离室的灵敏体积周围的空气柱将变得很长，导致所需电离室体积变大，并且产生许多修正问题及误差。对于 ^{60}Co 的 γ 射线测量，可以使用基于 Bragg-Gray 空腔理论的石墨空腔电离室作为基本标准，同时必须明确电离室的体积[6]。

3.3.3　水中剂量的基本标准

通过水吸收剂量的基本标准，治疗级电离室已取代空气中的空气比释动能，直接用于校准水中的吸收剂量。与后者相比较，水吸收剂量校准的标准可使医院级单位的测量结果更加精确，且现在已有许多国家的一级标准剂量实验室也采用该方式测量 ^{60}Co 射束，并且将该标准运用于加速器的高能 X 射线和电子线的剂量测量上[7]。

在理想状态下，水吸收剂量的基本标准应使用水量热计进行测量。水量热计应包括整个水模体，并且应是在参考条件下进行剂量测量的，但是该基本标准的建立比较困难。现今已经发展出三种基本方法作为测量水吸收剂量的基本标准：①水吸收剂量的离子浓度测量法，将石墨空腔电离室置于水模体中参考深度处，水中参考点处的吸收剂量通过空腔内空气的平均特定授予能和室壁材料对空腔气体的限制阻止本领比得出；②水吸收剂量的化学剂量测定法，化学剂量测定系统是通过使用适当的测量系统来测量介质（剂量计的灵敏体积）中的化学变化，以达到剂量测量的目的；③水吸收剂量的量热法，量热计是测量吸收剂量的基本标准中最基础的方法。

3.4　标准实验室剂量测量系统

在放射治疗中，应确保随时间推移在任意治疗中心提供的辐射剂量是一致的，这是进行质量控制的核心部分。它还允许在各中心之间直接比较治疗技术和结果，这对于多中心临床应用的有效性至关重要。在国家或国际标准基础上测量的一致性是通过中央标准化过程实现的，所有测量都可追溯到公认的国家或国际标准。国家标准实验室存放用于确定吸收剂量测量的国家标准的仪器，而这些仪器纯粹是实验室仪器，不适合放射治疗科室常规使用。常用于吸收剂量标准化的国家标准仪器有两种类型：①兆伏光子和电子束量热计，量热计可用于直接确定吸收剂量；②自由空气电离室，可用于高达 300kV 的 X 射线发生器产生的低能光子束，可直接确定空气比释动能，从而计算出对水的吸收剂量。

3.4.1　标准量热计

当介质所有吸收的能量仅以热的形式出现，即没有能量“损失”以形成新的化学物质或以激发态储存的情况下，辐射剂量与温度变化之间的关系如下：

$$\text{Dose（Gy）} = C\Delta t \tag{3.4}$$

其中，C 为受照物质的比热，即使单位质量物质温度升高 1℃所需的能量，单位为 J/（kg·℃）；Δt 为温度的变化量，单位为℃。需要注意的是，以上公式假设没有热量散失到周围的环境或结构[8]。

实际运用中，受辐射照射物质温度的变化是极其微弱的，如 5Gy 的 X 射线照射到软组织中，软组织温度仅上升约 10^{-3}℃，如此微弱的温度差异是很难精确测量的，所以必须采取极端的预防措施以防止热量的散失。国际标准的量热计为基于已知质量的石墨所受辐射而产生的温度变化，其中石墨的优点是几乎没有化学缺陷（即所有吸收的能量均以热的形式呈现），且其比热是软组织或水的 1/5，因此单位剂量可产生更大的温度变化。图 3.3 所示为量热计的图片和结构原理图，石墨芯（C）被三个绝缘外套（1，2，3）包裹。整个装置安装在有机玻璃抽空容器（6）内，该容器具有一个薄的镀铝聚酯薄膜前窗（5），一个适合待测能量的平板（4）并通过端口（7）排空，堆芯通过设备（8）进行电气连接。

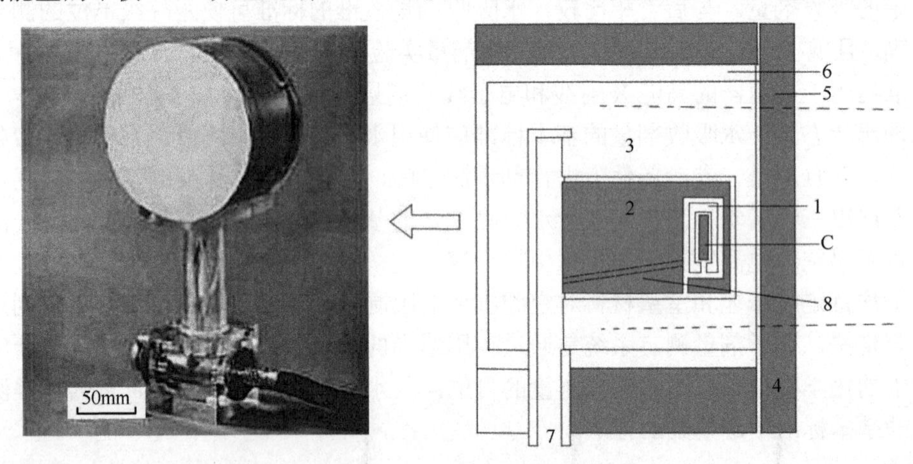

图 3.3　量热计结构图

量热计温度监测是通过嵌入石墨芯中的热敏电阻进行测量的，热敏电阻的电阻随温度而变化。实际上，由于从堆芯到周围结构损失的热量是不可忽略的且难以确定，故将辐照引起的温度升高与使用已知数量的电能加热堆芯所产生的温度升高进行比较，可直接测定吸收剂量。最后，使用由 Nutbrown 确定的校正因子，根据石墨的吸收剂量来计算水的吸收剂量。

量热计的测量与辐射源的能量输出方式（连续恒定或者脉冲）无关。因此，它是测量恒定输出源（如钴源）的辐射及线性加速器脉冲输出的理想选择。另外，辐照导致的温度上升和从堆芯散失热量引起的温度下降的模式可用于确定脉冲辐射源的峰值和平均剂量率[9]。

由于标准量热计不能在水箱中使用，因此每年都需在一个相同的石墨模体中用“参考标准电离室”构造特殊的电离室，对石墨量热计进行校准。而后，使用参考标准电离室用水模体对二级标准电离室进行校准。表 3.1 显示了光子束质量基于标准石墨量热计测定的水吸收剂量的校准因子。当将标准石墨量热计用于辐射光束校准的基础时，必须确定该光束的光束质量，并通过从标准实验室提供的结果中插值获得适当的校准因子。在表 3.1 中所示的参考深度处，若对兆伏光子束进行校准，该深度已超出了从治疗机头部射出的污染电子的范围。

表 3.1　治疗水平的光子束质量吸收剂量对水的校准

光束质量（$TPR_{20/10}$）	等效线束能量	参考深度/cm	光束质量（$TPR_{20/10}$）	等效线束能量	参考深度/cm
0.568	1.25MeV	5	0.746	10MV	5
0.621	4MV	5	0.758	12MV	7
0.670	6MV	5	0.779	16MV	7
0.717	8MV	5	0.790	19MV	7

3.4.2　自由空气电离室

自由空气电离室主要用于 kV 级射线的校准测量。自由空气室可有效地测量光子束传递给次级电子的能量。如图 3.4 所示，入射到自由空气电离室的 X 射线或γ射线，经准直器准直后入射至电离室中心。射束穿越平行电极 A 与 B 之间的电场，其中电极 A 为低压，电极 B 为高电压，图中 XYWZ 区域内空气中产生的任何离子将被收集到收集电极上，而在该区域之外产生的任何离子将收集在保护环上（即不包括在测量中）。辐射使空气电离，导致电子被散射出去。散射电子与空气相互作用，进一步激发和电离：电子在每次相互作用中都会失去动能，并将以不规则、曲折的路径行进，直至停止。自由空气室的一个基本要求是光子相互作用产生的电子需在空气中失去所有动能，不能到达金属电极，而这个要求决定了金属电极之间的最小间距和腔室的总体尺寸，如测量在 200kV 的 X 射线电极间隔至少为 20cm。

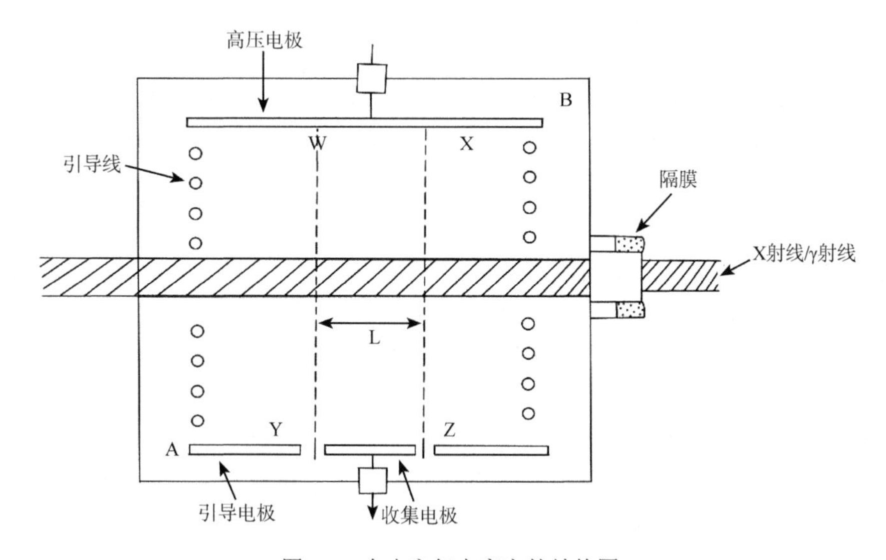

图 3.4　自由空气电离室的结构图

为阻止离子对因耗尽所有能量前复合，电极间的电势差必须足够大，以吸引所有的离子对至收集电极。该电压被称为饱和电压，饱和电压可致空气中产生的正电荷和负电荷离子分开，使得正电荷向负电压板移动，而电子则向正电压板移动，由于到达每个电极的电荷是恒定的（等于 1.602×10^{-19}C），因此测量收集电极的电荷，可计算产生的离子总数。如果在低于饱和电压的状态下进行测量，离子对复合会引起误差，导致测量值偏小。临床上测量高强度的短脉冲，离子对的复合会导致误差特别严重，则需使用校正因子去校正误差。电子在形成离子对时所消耗的平均能量，包括激发原子时的能量损失和电离时的能量损失，是由实验工作所确定的。因此，可利用自由空气室确定离子的数量，且已知产生每一个离子所需的平均能量，因此可以计算出通过光子相互作用传递给次级电子的总能量。

当 XYWZ 区的电离损失与获得的电离完全匹配时，称为带电粒子平衡。在带电粒子平衡条件下，由康普顿效应产生的离子对和从阴影体中射出的光电子产生的离子对之和与收集电极上收集的电荷的总和相等。散射电子的射程随入射的 X 射线或 γ 射线的能量增加而大幅度增加，若为实现带电粒子平衡，如 1MV 的 X 射线所需自由空气电离室的电极距离约为 4m，且长距离的均匀电场难以维持，因此难以在临床环境中使用。因此，自由空气电离室常用于标准的建立，再与治疗级电离室进行比较。

以上所述的主要实验室标准仪器是复杂、精密和灵敏的测量工具，不适合需要小型、相对坚固和简单仪器的医院级环境中的常规使用，如自由空气电离室一般为国家一级或次级剂量标准实验室所配置，作为标准建立的仪器，对现场使用的电离室进行校准，并不适合在现场（如医院）使用。下面章节将介绍适合临床中使用的电离室。

3.5　Bragg-Gray 空腔理论

任何介质中的吸收剂量通常都不能直接测量，电离室剂量学是以空气腔代替小体积的介质为基础的，在空气腔中测量辐射对空气的电离，即可从中确定对介质的剂量。当电子束均匀地照射介质时，电子的注量（即通过单位横截面积携带的能量）在介质中的所有点都是相同的。如果引入的小空腔的尺寸不影响电子注量（即不改变能谱或电子数），则空气中电子的注量与介质中的相同，并且该空腔称为 Bragg-Gray 空腔。在这些条件下，传递给空气的吸收剂量由下式得出：

$$D_{\mathrm{a}} = J_{\mathrm{a}}W \tag{3.5}$$

其中，J_{a} 是每单位质量空气产生的电离能量；W 是空气中形成的每个离子对电子损失的平均能量。若用介质代替空气，则传递给介质的单位质量能量（D_{m}）等于空气吸收剂量乘以介质的电子质量阻止能力除以空气质量阻止本领（电子能谱的平均值），即

$$D_{\mathrm{m}} = J_{\mathrm{a}}W(S/p)^{m}{}_{\mathrm{a}} \tag{3.6}$$

以上公式为电子束剂量测定中使用电离室的基本方程。对于其他带电粒子束，必须使用这些粒子的阻止本领比。当介质被光子束照射时，光子相互作用产生次级电子，导致空气腔内电离。假设光子与空气的相互作用可以忽略，穿过空气腔的所有电子都是介质内部的次级电子，且满足上述电子注量恒定的条件，则可将空气体积视为一个 Bragg-Gray 空腔，

那么上述方程仍然成立。

上述条件在实际运用中难以实现，对于带电粒子束的测量，粒子的注量可能随深度而变化，而腔室的引入可能对这种注量造成扰动。在测量光子束时，室壁可能不足以阻止来自外部的电子到达空气腔，并且室壁与介质在光子的衰减和散射上有所不同，则需要对上述因素应用校正因子来修正这些影响。

当电离室仅用于已根据适用的基本标准对水的吸收剂量进行校准的设备时，无须上述校正因子，但在校准过程中应将其影响考虑在内。在根据空气比释动能进行校准时，则需要使用校准因子。这种校准方式是通过一系列相互比较进行的，可直接溯源到上述实验室标准仪器。使用根据水的吸收剂量刻度的仪器测定吸收剂量，公式如下：

$$D = RN_{\mathrm{D}} \tag{3.7}$$

其中，D 为剂量；R 为平均校正读数；N_{D} 为吸收剂量校正因子。对于 kV 能量光子，电离室校准（N_k）是依据空气比释动能。为计算水的剂量，需要包括一个因子$[(\mu_{en}/p)w_{air}]$，即水和空气的质能吸收系数之比，并且需要应用如上所述的扰动因子（k）。式（3.7）变为

$$D = RN_k k[(\mu_{en}/p)w_{air}] \tag{3.8}$$

对于低能 X 射线，校正因子 k 的性质和大小取决于校准是在空气中还是在水中进行，而其他形式的辐射也可以推导出类似的表达式。

3.6　临床常见电离室

电离室是用来测量放射治疗中或放射诊断中的辐射剂量。基于电离室的辐射剂量计由两个基本部分组成：探测器与静电计。前者受到照射时会产生电荷，后者为电子放大器，专为测量电荷而设计的。剂量计的读数表示腔体对辐射的响应，且静电计在测量电荷时具有准确性和一致性。对不同的辐射能量，实用电离室应具有确定的与可预见的测量值，且测量值随时间推移保持一致[10]。

标准实验室所使用的剂量计是专门设计或特意选取的。其基本要求是消除响应中不准确的来源，并保持一致性。剂量计校准的总体精度取决于被测量基本参数的不确定性，以及系统不确定性中可以避免的程度，其校准的总体一致性在 0.5%和 1%之间。

次级标准剂量计按照不严格的标准设计制造，但要求可在一定射束能量范围内工作，并在一级标准实验室重新校准之前保持一致（即 3 年）。次级标准剂量计必须是完全可运输的，可校准不同的治疗机器，甚至跨越不同的医院对治疗机器进行校准。这些剂量计的校准精度保持在 1%左右[11]。

治疗级电离室常用于医院内的日常测量，且根据测量的性质，存在不同类型的电离室。指型电离室通常用于 MV 光子束的校准，其具有大约 0.6ml 的空气腔，对 MV 级光子线有良好的响应，对于在相对均匀的射束中进行测量，其精度为 1%～2%，下面将做详细的介绍。实际运用中，内部尺寸很小的电离室可用于测量剂量分布的变化，但需在响应精度和空间分辨率之间进行权衡。当沉积的剂量随深度快速变化时，例如在光子束的形成区或电子束的衰减区进行测量时，应使用平行板电离室来确保测量具有良好的深度分辨率。

指型电离室和平行板电离室被广泛应用于常规射束校准和剂量分布测量。另外，其他类型的测量系统在特殊环境下是很实用的，如体内测量系统不需要应用极化电压，从而降低了患者承受电气的风险；热释光剂量计（TLD）没有确定的持续的校准功能，但可对已受辐射剂量进行累计统计。以上测量系统将在以下章节中进行介绍。

3.6.1　指型电离室

目前普遍使用的指型电离室，是由 Farmer 设计并由 Baldwin 最先制造出的灵敏体积为 $0.6cm^3$ 的电离室，现在许多剂量计厂家都能生产 Farmer 型电离室，用于放射治疗剂量测定中的辐射束校准。这种电离室的灵敏体积形状类似套环，因此 Farmer 型电离室也被称作指型电离室。

不同厂商生产的指型电离室，其灵敏体积通常为 $0.1\sim1cm^3$。一般来说，电离室内气腔的长度不超过 25mm，气腔的内直径不超过 7mm。用作室壁的材料一般是低原子序数 Z（即组织或空气等效）材料，如石墨，室壁的厚度低于 $0.1g/cm^2$。在空气中用 ^{60}Co 的 γ 射线来校准电离室时通常需要加上平衡帽，其厚度大约为 $0.5g/cm^2$。电离室的构成应尽可能是均质的，直径约为 1mm 的中心电极（集电极）通常由铝材料或导电塑料制成，以确保电离室具有某一固定的能量依赖性。中心电极穿过电极杆内部，并用适当的高质量绝缘体材料与金属杆绝缘，如图 3.5 所示[11]。

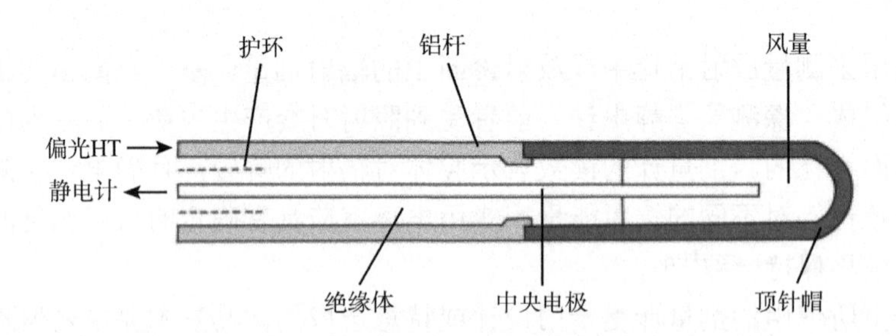

图 3.5　指型电离室结构图

施加于电离室的内外电势差可将捕获空气中产生的任何离子对分开，并阻止离子对复合，但其大小不足以引起空气本身的离子化，因此在没有电离辐射的情况下不会产生电流。一般来说，每毫米几百伏的电压梯度就可使电离室正常工作。在电离辐射存在的情况下，空气中的电离导致离子对分离，并且同一符号的离子（取决于极化电压的极性）被收集在中心电极上。静电计通常是“浮动”的，因为其输入可以是相对于地的任何电压水平，所以不会影响读数。在使用中，铝杆保持在地电势，静电计浮动到极化电压的水平，这样暴露在外的导电部件不会给操作员带来电气风险。

在指型电离室中，空气体积中收集的大部分辐射来源于光子在电离室等效空气壁中的相互作用。电离随室壁的增加而增加，直到厚度与入射光子释放的电子射程相等。在特定厚度下，源于室壁外缘的电子刚到达空腔，空腔内的电离达到最大。较薄的室壁不能实现电子平衡，而更厚的室壁却会引起光子束额外的衰减。图 3.6 显示了指型电离室的典型校准曲线。在低能光子束中，校准因子急剧上升，由于低能光子束能谱的微小变化，校正因子会存在重大不确定性，这限制了此类电离室在低能辐射场中的使用。

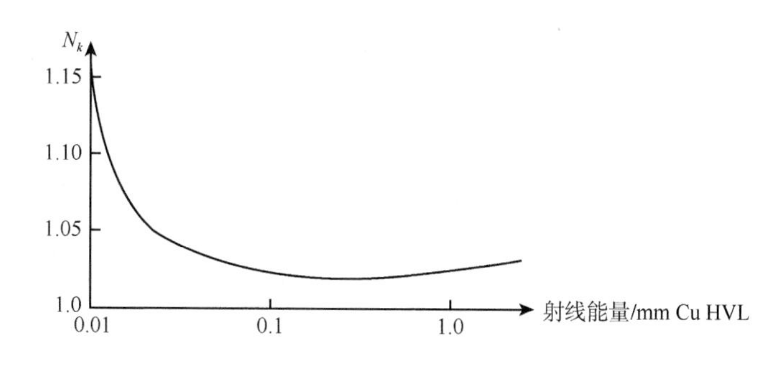

图 3.6　指型电离室的校准曲线

3.6.2　平行板电离室

平行板电离室被推荐用于测量能量低于 10MeV 电子束的辐射剂量，也可用于测量兆伏级光子束在建成区的表面剂量和深度剂量。平行板电离室由两个平板室壁组成，其中一个作为入口窗，形成极化电极，另一个作为后壁，形成收集电荷信号的电极，同时也作为防护环系统。后壁通常是一块导电塑料，或是带有薄石墨导电层的不导电材料（有机玻璃或聚苯乙烯），形成收集电极和保护环。平行板电离室的结构原理图见图 3.7。

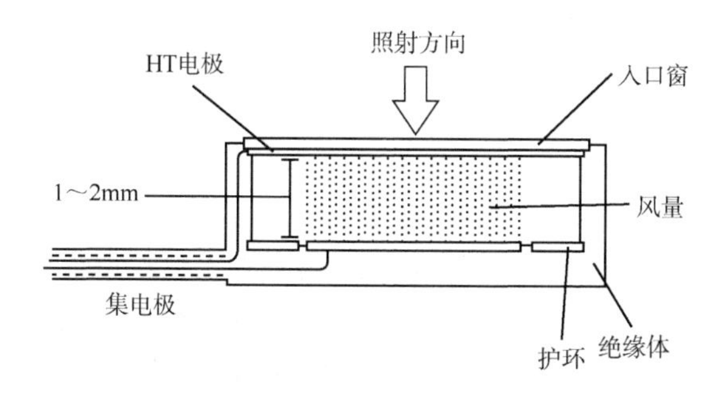

图 3.7　平行板电离室的结构原理图

平行板电离室的入射窗可以做得非常薄，通常为几微米的塑料材料，其上沉积了导电表面（如石墨层），但其又必须有足够的硬度以保持腔室的几何形状。为了精确测量低能 X 射线，腔室材料的原子序数应与水的原子序数接近，以避免射束受到额外的干扰。射束与腔室侧壁的相互作用主要在腔室的边缘生成离子，这些离子由保护环收集，在阴影体积内产生的离子被收集电极收集。平行板电离室有效的测量点是入射窗的内表面，而防护环可将室壁的影响降到最低。

3.6.3 束流损失监控系统电离室

线性加速器和其他高能 X 射线装置都有内置的电离室，称之为束流损失监控系统电离室，可监控所发出的辐射量。通过调整内置电离室的灵敏度，可使每个监测单元获得正确的辐射剂量，而该过程称为校准。

监测室是以平行板电离室的形式实现的，其对从处理单元发出的整个辐射光束进行取样。在线性加速器中，每个监测室由至少两个独立的电离室组成，当其中一个电离室在患者治疗期间出现问题时可提供备用。有些监测室是密封的，无须对环境温度和压力进行校正，但必须对其进行检查以确保密封性。其他未密封的监测室则需要进行温度和压力的校正，部分现代的线性加速器具有内置的压力和温度传感器，可以自动执行此校正，而其他一些则需要手动调节。临床使用中必须依校准规程中的规定（如每周或每月），对所有监测室进行定期校准，然后再按照放射防护指南进行校准。

3.7 电离室的校准

电离室是用来测量放射治疗中或放射诊断中的辐射剂量，其精度直接关系到临床运用的准确性，所以电离室的校准非常关键，本节将对其进行介绍。实际运用中，使用以收集空气中产生的离子为基础的仪器来测定吸收剂量时，除校准系数外，还必须考虑其他影响因素。

3.7.1 电离室的复合效应

电离室的空气腔被辐射时，原子电离产生离子对。为准确地测定吸收剂量或空气比释动能，必须保证收集电极收集所有的正负离子，且电极之间施加电势差，可使离子对分开。如果所施加的电场不能将离子对分开，它们就会重新结合，所收集的电荷就会减少。当离子重组时，一个离子对的正离子和负离子可以彼此重组（自我重组），或者一个离子对的负离子可以与邻近离子对的正离子重组（体积重组）。自复合和体积复合都会导致测量电荷的减少。当极化电压高时，离子被迅速分开，重组的可能性较小。

在对高剂量率或脉冲辐射的光束进行测量时，会发生离子对的重组。^{60}Co 治疗机与常用千伏治疗设备产生的辐射是连续的，其极化电压通常足以使在放疗中常用的剂量率下复合损失忽略不计。线性加速器产生的是强短脉冲辐射，持续时间仅为几微秒，每个脉冲内的瞬时剂量率约为每秒 4Gy。在这种情况下，准确测量输出剂量需要了解并纠正重组损失，如可通过使用不同水平的腔室极化电压进行测量，对所用设备应用根据经验得出的方程进行修正或通过采用半电压技术来确定重组量。

3.7.2 电离室气压温度修正

对于密封的空气腔，大气温度和压力的变化不会对密封的空气质量产生影响，因此不会影响气室的响应。然而，由于空气可能从室壁或周围的材料中逸出，仪器内的空气条件可能会随着时间而改变。此外，气腔总是存在密封失效的可能性，从而使腔室和环境之间的空气流通。未密封气腔允许空气在内部和外部环境之间自由交换，这导致气腔内的空气质量会随大气温度和压力变化而波动，测量过程中需要对读数进行校正以补偿这些变化。温度升高导致空气密度下降，气腔内的空气量将减少，从而降低腔室灵敏度。大气压的升高使空气的密度变大，增加了腔室内的气体质量，从而增加了腔室的灵敏度。

假设空气受温度和压力影响的变化与理想气体相同，则可以应用理想气体定律来确定响应变化的幅度。如果使用未密封的仪器在摄氏温度（℃）和压力 P（kPa）的条件下进行测量，则可将响应校正为在 20℃（293K）的标准温度下的响应。通过应用校正因子可实现 101.25 kPa 的压力：

$$\text{Correction} = \left(101.25 / P\right) \times [(T + 273) / 293] \tag{3.9}$$

大部分现场仪器都设计为不密封的，但必须确保腔室不会随温度或压力的变化而发生形变，保持体积恒定。另外，水蒸气会影响空气腔的响应，相对湿度从 10%变为 90%时，会产生约 0.7%的变化。为了使相对湿度变化的影响最小化，次级标准校准因子的湿度值指定为 50%，实际运用中通常可以忽略由于相对湿度波动而导致的响应的变化。

3.7.3　电离室杆效应与极化效应

电离室的金属杆、绝缘体和电缆在电离辐射场中会产生微弱的电离，叠加在电离室的信号电流中，形成电离室杆的泄漏，导致电离室的灵敏度受到影响，这称为杆效应。实验表明，对于 X（γ）射线，杆效应有明显的能量依赖性，能量越大，杆效应越明显；而对于电子束，表现不甚明确。此外，当电离室受辐射照射范围较小时，杆效应变化较大，当受照长度超过 10cm 时，基本不再变化。因此，应用电离室的校准因子时要考虑到电离室的杆效应，但是对于设计良好的电离室，杆效应很小，通常可以忽略其造成的影响。

对给定的电离辐射，电离室收集的电离电荷会因收集电极工作电压极性的改变而变化，这种变化称为极化效应。当使用电离室测量带电粒子时，部分带电粒子会停留在收集电极上，这将增加或减少所收集到的电离电荷，而这取决于粒子的电荷和极化电压的方向。这种效应在使用平行板电离室测量质子或电子束时尤为重要，可以通过对正负极化电压进行平均测量来克服。

3.8　替代剂量测量系统

3.8.1　胶片剂量计

早期用于测量辐射的剂量曲线分布的胶片是放射摄片胶片（radiographic film，下面简称 RG 胶片），由透明片基、覆盖在片基双面或单面的含卤化银晶体颗粒（主要是溴化银）的乳胶及保护乳胶的涂层组成，如 Kodak X-OMATV 胶片，晶体颗粒的尺寸和均匀性对成像影响很大。当胶片受可见光或电离辐射照射时，卤化银（AgX）晶体颗粒中的银离子（Ag^+）还原为银原子（Ag），数个银原子就形成所谓的“潜影”。洗片时，显影液促使晶体颗粒的Ag^+还原为Ag，这种转变在含有“潜影”的晶体颗粒中进行得更迅速，因此选择合适的洗片时间就形成高黑度差别的灰度影像。“潜影”的黑度取决于沉积晶体的相对浓度，而晶体的相对浓度又取决于薄膜上该位置的辐射强度。光学密度定义为

$$OD = \log_{10}\left(I_0 / I\right) \tag{3.10}$$

光学密度是剂量的函数，I_0是光线入射强度，I是光线透过强度。所得的光学密度必须根据显影后的胶片的本底光学密度进行校正。剂量与光学密度的关系曲线称为灵敏度曲线（也称为特征曲线或H&D曲线，这是为纪念最先研究两者关系的Hurter和Driffield命名的）。在理想情况下，灵敏度曲线是线性的，但也有例外。一些感光剂的灵敏度曲线是线性的；另一些感光剂的灵敏度曲线在限定的剂量范围内是线性的，在该范围外则是非线性的。因此，每一张胶片在用于剂量测量之前，必须先建立灵敏度曲线[12-15]。

RG胶片是最常用的相对剂量测量工具，因为它易于获取且空间分辨率高，这是其他测量系统无法比拟的，并且可以提供完整的二维剂量分布（如剂量随射束深度和位置的变化而变化）。RG胶片的缺点也很明显，其能量吸收和能量转移性质与冠状动脉等效材料的生物属性不一致，除对能量的依赖性响应外，它的量程有限，限制了它的使用范围。此外，普通光线照射也会改变它的性质，在操作时还必须进行定影、显影等化学处理，极大地增加了它的不稳定性。这使得胶片不适合用作绝对剂量计，并且在能谱显著变化的情况下很难进行精确的比较测量，即胶片多用于定性的剂量测量。但如果我们适当修正，认真使用和分析，胶片也可以用于剂量估算。尽管胶片剂量计的应用领域正在逐步被取代，但其在放射治疗与辐射防护剂等方面仍然起着至关重要的作用，如胶片徽章一直是个人剂量测定的标准。

综上，放射摄影胶片在放射治疗中的典型应用是定性测量和定量测量，包括电子射野照射的剂量测量，放射治疗机器的质量控制（如灯光野与射野的一致性和准直器中心轴位置的确定，即所谓的星点检测），在不同模体和射野影像系统中治疗技术的验证。

辐射自显色胶片的辐射自显色作用，是指某种物质吸收辐射能量后不经化学、光学、扩放等处理自动变色，为用于放射治疗剂量测量的一种新型胶片。辐射自显色胶片中，最常用的是GafChromic（GC）胶片（无色，覆盖着一层接近等效组织的成分）。GC胶片剂量计的感光成分是一种亚纳米级的不饱和烃单体微晶粒，吸收一定能量的电离辐射后，无须经过任何热学、光学或化学的增强或处理，不饱和烃单体发生聚合作用，生成一种染料的聚合体，聚合体数量增加表现为胶片颜色的加深，并与辐射剂量构成一定的比例关系。由于辐射显色胶片无颗粒，所以它的精度高，可以用于测量剂量梯度大的区域（如测量立体定向射野与近距治疗放射源附近的剂量分布）。

与放射摄影胶片相比，剂量测量中使用辐射自显色胶片有很多优点：①辐射自显色胶片取消对暗室设备、片盒和胶片处理的需求，使用更加便捷；②后者对能量、剂量率的依赖性更低且接近组织等效，用于测量吸收剂量的精度更高；③有更好的能量特性（特别是对25kV或更低的低能X射线）；④不易受周围环境的影响。然而，通常辐射显色胶片比放射摄影胶片灵敏性低，多用于较高剂量的测量，尽管其剂量响应是非线性的，但在较高剂

量区域应予修正。

3.8.2　半导体剂量计

硅半导体剂量计是 P-N 结型二极管。它是通过在 N 型或 P 型单晶硅表面掺入相反类型物质的杂质而生成。按照基本物质称为 N 型或 P 型硅剂量计。两类二极管都可用于商业，但只有 P 型单晶硅适合于辐射剂量测量，因为它受辐射损伤影响较小，且暗电流很小。辐射使剂量计（包括耗尽层）里产生电子-空穴（e-h）对，剂量计里产生的电荷（少数电荷载体或载荷子）在扩散长度范围内扩散进耗尽层。在内部电势导致的电场作用下，它们穿过耗尽层，这样在二极管里产生了相反方向的电流，如图 3.8 所示[16]。

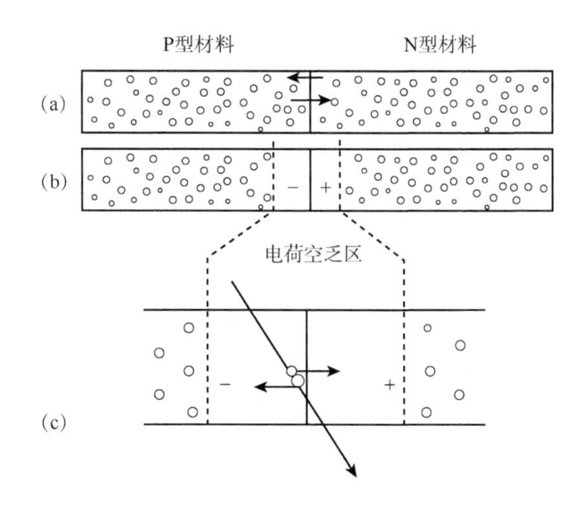

图 3.8　P-N 结型二极管剂量计的原理图

二极管剂量计的敏感区域非常薄，耗尽层的厚度仅为几微米，硅晶体的横截面面积仅为几毫米，但是其材料的密度是电离室中空气密度的 1000 倍以上，因此对辐射的敏感性很高，特别适合于需要高空间分辨率的测量。二极管剂量计重复使用会导致辐射损伤，引起灵敏性变化，所以不能用于电离辐射射野校准。二极管剂量计多用于模体内的测量，例如用在立体放射外科中的小野或高剂量梯度的区域（如半影区），也常用于电子束射野的深度剂量的测量。如需在水模体里使用剂量计，可将其封装在防水的密封壳里。当用于测量电子束的深度剂量时，二极管剂量计直接测量剂量分布（这与电离室测量电离是相对的）。此外，由于二极管剂量计没有施加极化电压，适用于体内剂量测定，如二极管剂量计广泛用于常规的患者体内或膀胱、直肠的剂量测量。

二极管剂量计用于辐射测量时必须解决各种固有问题。二极管剂量计的剂量响应随温度改变会发生变化，还依赖于剂量率（应该考虑源到皮肤距离的不同）、角度（方向）和能量，甚至对放射野的光谱组成的微小变化也有依赖性。二极管的灵敏性依赖于它的辐射史，因此需要对它定期重复校准。

金属氧化物半导体场效应晶体管（MOSFET）是一个微型的硅晶体管。图 3.9 为 MOSFET

的结构示意图，MOSFET 是一种基于 P-N 衬底材料的器件，它的底衬材料上覆盖一层重氮掺杂材料和二氧化硅，有三个电触点，称为源极、栅极和漏极。源极区和漏极区可以看作是 P-N 结，它们由沉积栅极的二氧化硅通道连接。该设备的工作原理类似电压控制的开关，输入电压超过阈值电压时，电流产生，当空穴的密集度足够时，在源极和漏极之间形成传导通道，形成该通道的阈值电压由于辐射的影响而降低。电离辐射照射该器件时，会在二氧化硅中生成电子-空穴对，阈值电压的变化几乎与其接收的辐射剂量呈线性关系。

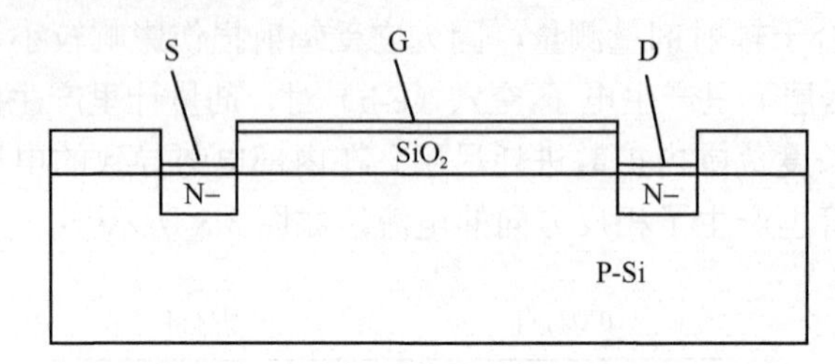

图 3.9 MOSFET 的结构示意图

MOSFET 剂量计有极好的空间分辨率，由于体积小，所以射野衰减很小，特别适用于体内的剂量测量。一个单独的 MOSFET 剂量计可以用于整个光子和电子的能量范围。但由于它会随辐射品质变化而变化，所以应该检查它的能量响应。对兆伏级射野，MOSFET 剂量计不需要能量修正，只需用一个校准因子。MOSFET 剂量计存在微弱的轴方向性（对于 360°有±2%的差别），不需要剂量率的修正。MOSFET 剂量计已被用于各种放射治疗中体内和模体的剂量测量，包括患者近距离治疗、全身放疗、调强治疗（IMRT）、术中放疗和放射外科的剂量验证。在实际临床使用中，MOSFET 剂量计可以使用或不使用额外的建成。

与二极管相似，MOSFET 剂量计对温度有依赖性，但这个影响因素已经被专门设计的双探测 MOSFET 系统所克服。通常，剂量计与总的吸收剂量呈非线性响应，但在规定的使用期限内，MOSFET 剂量计能够保持足够的线性。在辐射照射（必须稳定）时，MOSFET 剂量计也对偏转电压的变化敏感，且在辐射后反应有少许漂移（读数必须在照射后规定时间内采集）。

3.8.3 金刚石剂量计

金刚石是一种本征半导体，在传导带和价带之间有很大的能隙，在正常的室温下，导带中几乎没有电子。如果在金刚石晶体上施加偏压，电子移动将产生微小的电流，且电流的大小取决于所施加的电压。商业上使用的金刚石剂量计是用来测量高能光子和电子野的相对剂量分布的[17]。

金刚石剂量计基于一个天然的金刚石晶体，该晶体密封在聚苯乙烯壳内，通过薄的金接触点施加约 100V 的偏压。辐射感应产生的电流远大于自然电流，因此可以精确测量。金刚石剂量计对剂量敏感的体积很小，只有几立方毫米，因此可以测量空间分辨率非常好的剂量分布。金刚石是碳元素，是组织等效物，几乎不需要能量修正。金刚石剂量计拥有平坦的能量响应曲线、小体积和可以忽略的方向依赖，非常适用于高剂量梯度区域的剂量测量，如立体定向放射外科。此外，金刚石还拥有很多良好的特性，如对温度的依赖可以忽略不计、高灵敏度、抗辐射损坏，而且金刚石剂量计是防水的，可以用于水模体中的剂量测量。但为了稳定剂量响应，金刚石剂量计在每次使用前需要辐照来减少极化效应。金刚石剂量计依赖于剂量率，对一个给定的物理量（如深度剂量）进行测量时，必须对剂量率进行修正。

3.8.4　热释光剂量计

热释光是指发光体以某种方式被激发存储的能量，然后加热发光体，使发光体以光的形式把能量释放出来的发光现象。物理机制是发光体被激发时产生了离化，被离化出的电子将进入导带，这时它或者与离化中心复合产生发光，或者被材料中的陷阱俘获。所谓陷阱是缺陷或杂质在晶体中形成的局部反常结构。它在禁带中形成了局域性能级，可以容纳和储存电子。这些电子只有通过热、光、电场的作用才能返回导带，到导带后它们或者和离化中心复合产生发光，或者再次被陷阱俘获。由热释放出的电子同离化中心复合所产生的发光，称为热释光。

热释光剂量计（thermoluminescent dosemeter，TLD）是利用某些磷光体在制备过程中加进某些杂质，在磷光体内形成空穴，当热释光剂量计在辐射场中受到射线的辐照后，射线的能量被储存在这些空穴中。当在专门的测量计上测量时，经对剂量计加热，储存在空穴中的射线能量便以光的形式释放出来，该光的强度与接收的能量成正比（照射量），即与传递到晶体材料的辐射剂量成正比，此过程如图 3.10 所示。电离辐射将材料中的电子提升到导带中，如图 3.10（a）所示，其中一些降到了价带，而另一些则陷入了中间能级。施加热量后，陷阱中的电子被提升至导带并随后回落至价带，释放出可见光子，如图 3.10（b）所示。

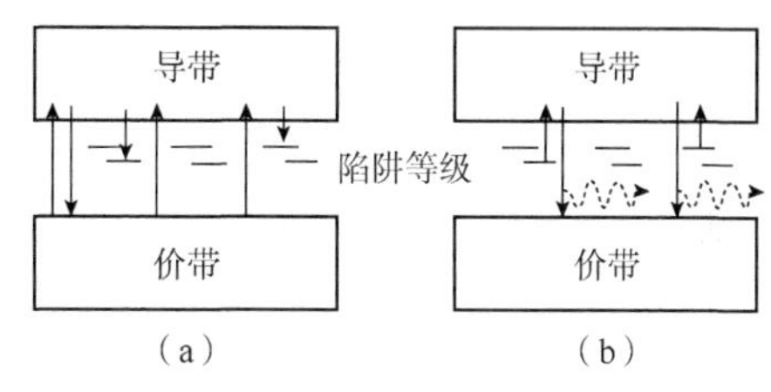

图 3.10　TLD 流程图示

热释光剂量计读取器工作原理如图 3.11 所示，其通过加热热释光剂量计测量发射的光量，再通过光电倍增管放大，最后读出的测量值就是沉积的辐射剂量值。

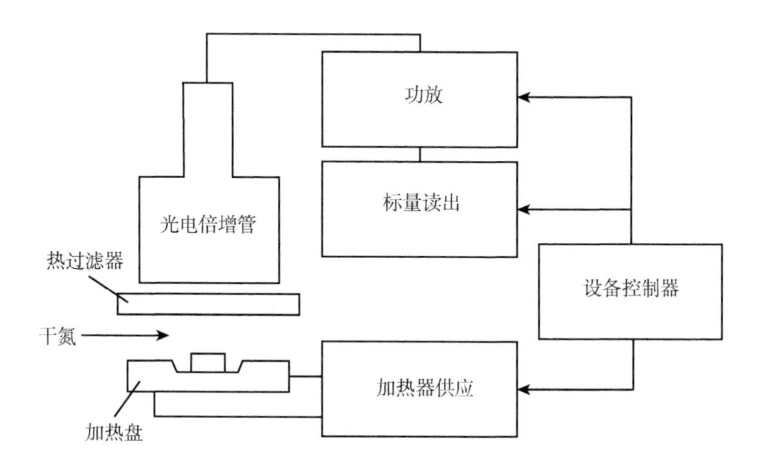

图 3.11　热释光剂量计读取器的工作原理示意图

氟化锂（LiF）是临床上最常用的 TLD 材料，其有多种形态，如粉末状、圆盘状和杆状等，其有效原子序数略大于水，接近于空气和人体组织。对于小于 100keV 的光子能量，将导致 1.3～1.7 的过响应，但对于兆伏电压辐射，响应与实际上是一致的。当剂量率大于 10^6Gy/min 时，剂量计响应不会随剂量率而变化。热释光剂量计还可以使用其他材料，如硼酸锂材料在低能辐射中具有更均匀的能量响应，硫酸钙对低能光子具有更高灵敏度。

LiF 输出的光与晶体温度之间的函数关系，称为发光曲线，典型的发光曲线如图 3.12 所示。最靠近导带的陷阱首先排空，产生标记为Ⅰ至Ⅲ的辉光峰。这些陷阱在室温下的半衰期相对较短，对于剂量估算，由于其信号下降得太快，因此通常忽略这些波段的输出。图示较高温度峰Ⅳ和Ⅴ的信号，来自具有长半衰期的陷阱（以年为单位），因此辐射照射和读数的时间间隔通常不相关，测量来自这些陷阱的光即可估计剂量值。热释光剂量计使用后，对材料进行热退火，该过程会将电子能级和陷阱占有率重置为初始值，然后可以循环使用。

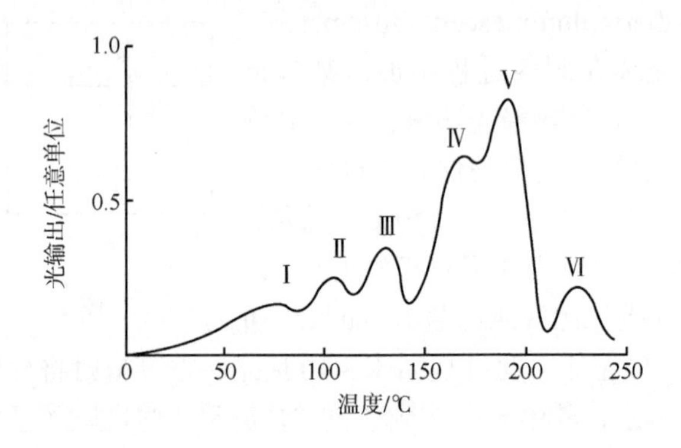

图 3.12　LiF：Mg、Ti 的发光曲线示意图

热释光剂量计常用于测量患者表面剂量并以之估算最大剂量深度处的剂量，也可以用于间隙测量，但因其无法使用一级或次级标准实验室提供的可追溯的校正服务，所以只能作为临床试验、质量控制程序的一部分，检查各中心校正的准确性。

3.8.5　生化剂量测量系统

物质中沉积的能量会以多种形式表现出来，如化学形式发生了变化。放射治疗在损伤和破坏组织细胞的过程中在很大程度上依赖于此。在某些细胞中，电离辐射与 DNA 的直接作用导致这些细胞死亡。在其他情况下，电离辐射引起细胞内发生化学变化产生活性自由基，从而对 DNA 造成类似的破坏。

在某些材料中，环境的改变导致化学成分的变化且可被检测到，如果其中作用稳定且与剂量成正比，则可用于化学和生物化学剂量测定。如果化学产量已知（每次吸收的能量中形成的化学分子数），则可以将化学剂量法用作主要标准。Fricke 剂量计曾于很短的时间作为主要标准，以提供对电子束的确定性校准，从而可以很好地确定剂量。

硫酸亚铁剂量测量系统（Fricke 剂量测量系统）是目前研究最透彻、应用最广泛的一种液体化学剂量计，其提供了一种水中吸收剂量的绝对测量方法。该剂量计溶液是一种空气饱和的硫酸亚铁铵酸性水溶液，它依赖于电离辐射使酸性水溶液中由水的辐解产物将 Fe^{2+}定量地氧化为 Fe^{3+}的过程，Fe^{3+}浓度可使用带有测量溶液控温系统的分光光度计，在紫外区的 303nm 特定波长下测量。在一定范围内吸光度的变化与吸收剂量成正比，通过测定吸光度来计算吸收剂量，硫酸亚铁剂量的计算公式为

$$D = k\Delta A / \left[\varepsilon\delta\rho G(\mathrm{Fe}^{3+}) \right] \tag{3.11}$$

其中，k 为常数；ΔA 为吸收率（光密度）的变化；δ 为光程长度；ρ 为 Fricke 密度；ε 为摩尔消光系数之差；$G(\mathrm{Fe}^{3+})$ 为化学吸收率。硫酸亚铁剂量测量系统的灵敏度不高，对剂量率不敏感，需要大于 10Gy 的剂量才能产生足够的三价铁，多用于高剂量场的测量。剂量计的测量精度可达到 2%以上。

硫酸铈剂量测量系统是含一定浓度的四价铈离子（Ce^{4+}）和三价铈离子（Ce^{3+}）的稀硫酸溶液，选取的剂量测量范围不同，所采用的 Ce^{4+}的起始浓度不一样。Ce^{4+}在分光光度计 320nm 波长处有最大吸收，而 Ce^{3+}的吸收很小，所以可以在该波长下测量体系辐射前后 Ce^{4+}的浓度。硫酸铈剂量测量系统吸收剂量的计算方法与硫酸亚铁剂量计的求法类似，此处不做介绍。

硫酸铈剂量测量系统辐射照射后比较稳定，广泛运用于高剂量场剂量测量，若与硫酸亚铁剂量计一起使用，还可以测量快中子和 γ 射线混合场的吸收剂量。

前文介绍了电离室可进行单点剂量测量和胶片可测量二维剂量分布，与此相对的，凝胶剂量测量系统是唯一真正适用于相对剂量测量的三维剂量计。剂量计同时也是一个模体，可以测量整个三维几何体中的吸收剂量分布。凝胶接近组织等效物质，可以被塑成任何需要的外形和结构，如在对非常小的辐射场的剂量（如立体定向放射治疗）及近距离治疗源周围剂量的测量中，可将凝胶材料塑成适合的物体解剖形状。

凝胶剂量计是一种非常有前景的相对剂量测量技术，对复杂的临床情况的剂量验证（如强调放射治疗）和估算近距离治疗中的剂量（如心脏血管的近距离治疗）都有显著作用。当前使用的凝胶剂量测量系统可分成两类：Fricke 凝胶剂量计和聚合凝胶剂量计。

在 Fricke 凝胶剂量计中，含铁的硫酸盐中的 Fe^{2+}溶于凝胶、琼脂糖或聚乙烯醇基质中。辐射引起的变化不是由于直接的辐射吸收，就是由于通过介质水中的自由基的辐射吸收产生的。当辐射照射时，亚铁离子（Fe^{2+}）转变为三价铁离子（Fe^{3+}），同时相应的顺磁性特性也发生变化，该变化可以用磁共振弛豫速率或光学方法来测量，即可获得一个三维剂量分布图。Fricke 凝胶系统的一个明显缺点是辐射后离子的持续扩散会导致剂量分布模糊。

Fricke 凝胶剂量计尽管能测量精确的剂量分布，但该过程有两个主要缺点：首先，整个测量过程非常耗时，且需要立即进行磁共振扫描；其次，三价铁离子随时间迁移通过凝胶基质，因此必须在辐射照射后尽快进行测量。

目前聚合凝胶剂量计最常用的聚合物凝胶是由丙烯酰胺单体聚合而成的 BANG 凝胶，单体（如丙烯酰胺）溶于凝胶或琼脂糖基质中。当电离辐射照射时，单体进行聚合反应，形成三维聚合物凝胶基质。它是吸收剂量的一个函数，可以用磁共振、X 射线计算机断层扫描（CT）、光学断层扫描、振动光谱或超声对剂量进行估算。

BANG 凝胶必须在氮气下生产和密封，以避免大气中的氧气对聚合结果造成影响。在较新的凝胶配方中，隔氧操作的必要性已被消除。在这种配方中，凝胶中的氧气与化学基质结合，从而防止其聚合，这使得用于剂量测定的凝胶的生产更加简单。尽管聚合凝胶剂量计的剂量响应依赖于估算时的温度，但使用磁共振估算时并没有发现其对剂量率有明显的影响。此外，估算时的磁场强度也可能影响剂量响应。辐射照射后凝胶的持续聚合、冻结和凝胶基质的固化，可能会导致图像失真。

丙氨酸是一种多晶氨基酸[化学式为 CH：CH（NH_2）COOH]，其受辐射照射后，材料内部形成稳定的自由基。这些自由基可在很长一段时间内保持不变，从而使辐射与读出过程分离。有些自由基单独的不成对电子附着在原子上，在磁场作用下存在两种能量状态：自旋-平行和自旋-反平行，它们之间的能量差与磁场强度成正比。电子通常处于较低能量状态，但在 3.0T 的磁场强度下，可被激发到较高能量状态。在电磁频谱的微波部分中，自由基的浓度可以通过测量该共振辐射的吸收程度进行评估，该过程称为电子顺磁共振。

丙氨酸剂量计是通过将已知量的丙氨酸与一种或多种黏合剂混合而成的，其密度和原子序数都与水略有不同，是组织等效物质，并且对辐射具有适当的敏感性。它在典型的治疗品质范围内不需要能量修正，经过辐射后几个月的衰退都很微小，但响应依赖于环境条件（辐射时依赖于温度；储存时依赖于湿度）。

丙氨酸剂量计可用于 10Gy 或更高辐射剂量的测量，其剂量反应在 10Gy 到 10^4Gy 之间几乎是线性的，且在很大程度上与剂量率无关。剂量计还可用于测量低至 1Gy 以下的低剂量，但需要先对剂量计进行校准。在控制条件下，测量精度可以达到 2%以上。

3.9 其他剂量测量系统

前文介绍的电离室多用于检测和测量光子束和带电粒子，前提是辐射场强度足以穿透设备的外壁或入射窗，并且产生的电离电流足够大，可以进行测量。如果辐射强度太低，电离室测量精度难以令人满意；如测量小放射源产生的辐射剂量，则必须使用其他更灵敏的剂量测量系统。其中最敏感的设备是盖革-米勒计数器，能够检测和记录单个光子相互作用或单个带电粒子的通过，每次产生一个电脉冲，并对其进行计数。低强度辐射剂量常用的测量系统有气体电子倍增器（GEM）气体探测器和闪烁探测器。

3.9.1 GEM 气体探测器

GEM 探测器是一种较新型的微型气体探测器，由于其高空间分辨率、高计数率、抗辐照能力强等优点而被广泛应用于高能物理的径迹测量或 X 射线成像实验上。常用 GEM 探测器由三个主要功能组件构成，从空间结构自上而下分别为：①漂移极（漂移层），粒子（或光子）-电子转换介质；②倍增电极（GEM 膜），电子增益极；③收集极，信号收集极[18]。

GEM 原材料是上、下表面覆铜的绝缘膜（如聚酰亚胺膜或聚乙烯膜），绝缘膜的标准厚度为50μm，采用挠性印刷电路的化学刻蚀方法在绝缘膜上腐蚀出间距为140μm、直径为70μm的微孔阵列就可以构成GEM膜。当给GEM膜的上下铜箔施加一定的电压时，就会在各个微孔中产生强电场。将GEM膜与相应的漂移电极和读出电极组合在一起，即可构成GEM气体探测器。电子通过微孔中的强电场时，发生电子雪崩，从而实现电子倍增的作用。单级的GEM气体放大作用是有限的，只有几十到数百倍，但可以将数个GEM级联合使用，可大幅提高气体增益，同时也降低了GEM探测器连续放电的概率，现在商用的GEM探测器多为多级探测器。

GEM气体探测器工作原理为：粒子穿过探测器，使其中工作气体发生电离，产生电子-离子对。离子和电子在电场的作用下分别向漂移极和倍增电极运动，电子经过GEM膜的孔，发生电子雪崩。倍增后的电子继续向下漂移，直至到达信号收集极。

图3.13为剂量计的脉冲与极化电压的关系，A区为复合阶段，以离子的复合为主，电场较低，离子漂移速度很小，复合导致离子对损失很大，可收集到的电子很少；B区为电离阶段，基本所有电荷都被收集，复合损失可忽略；C区为正比阶段，此时电极的电场足够强，收集到的电荷与原电荷成正比；D区为有限正比阶段，因为电场继续增大，阳极周围的空间电荷使电场发生畸变；E区为盖革-米勒或自淬灭流光（SQS）阶段；F区表示连续放电和击穿。

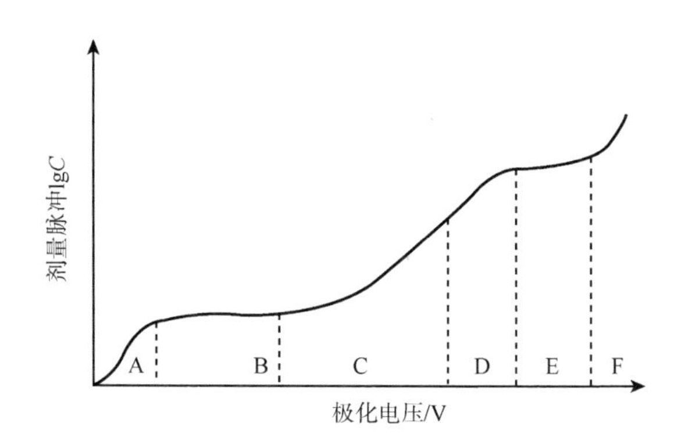

图3.13　剂量计的脉冲与极化电压的关系

在早期的气体探测器中，所加的电压一般都是使电子-正离子工作在正比阶段或有限正比阶段，如正比计数器。直至确定高电压SQS放电模式后，GEM气体探测器才开始发展、成熟。GEM微孔中的电场要求达到可发生SQS模式的强度，再采用适当比例的工作气体，但漂移区和收集区的电场强度只需达到电离阶段即可。

在同样的电场强度下，光子的发射过程将在气体室内产生雪崩放电，如图3.14（a）所示，整个收集电极被电子和离子鞘所包围，称为盖革-米勒工作模式。两种模式的发生与否，对于确定的混合气体，取决于混合气体的组分。

图3.14（b）为一个典型的盖革计数器，其探测器（盖革管）的结构为：一根圆柱形金属管内充入惰性气体（通常是掺加卤素的惰性气体，如氦、氩等），在沿管的轴线上安装有一根金属丝电极，并在金属管壁和金属丝电极之间加上略低于管内气体击穿电压的电压。通常状态下，管内气体不放电；而当有高速粒子射入管内时，粒子的能量使管内

气体电离导电，在丝极与管壁之间产生迅速的气体放电现象，从而输出一个脉冲电流信号。通过适当地选择加在丝极与管壁之间的电压，就可以进行辐射探测。与正比计数器工作在正比区相比，盖革计数器工作在电压更高的盖革-米勒区，因而后者灵敏度更高。与 GEM 气体探测器相比，盖革计数器不需要使用高增益的放大器，就能够探测 α、β、γ 等辐射。

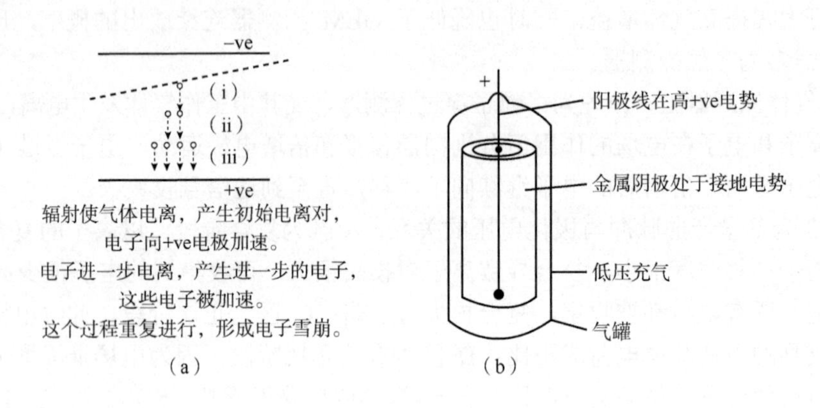

图 3.14　(a) 气体放大过程；(b) 一个典型的盖革计数器

3.9.2　闪烁探测器

闪烁探测器由闪烁体、光电倍增管、电源和放大器—分析器—定标器系统组成，探测器一般配备有计算机软件来处理测量结果。本节只介绍基于光电倍增管的闪烁探测器，其余如光电二极管的作用原理类似，不再做详细介绍。当电离辐射通过闪烁体时，闪烁体被射线电离、激发，并发出一定波长的光。这些光子射到光电倍增管的光阴极上发生光电效应而释放出电子，电子流经光电倍增管光阴极线路逐级放大后变为电脉冲，输入电子线路部分，最后由定标器记录下来。光阴极产生的电子数量与照射到它上面的光子数量成正比，即光子的数量越多，在闪烁体上引起闪光次数就越多，从而仪器记录的脉冲次数就越多。测量的结果可用计数率，即射线每分钟的计数次数（简写为 cpm）表示，现代计数装置通常可以同时给出衰变率，即射线每分钟的衰变次数（简写 dpm）、计数效率（*E*）、测量误差等数据[19]。

闪烁体是指一类吸收高能粒子或射线能够发光的材料，包括无机闪烁体[如 NaI（Tl）、CsI（Tl）等，几乎是透明的]和有机闪烁体（如塑料闪烁体、液体闪烁体等，透明性较差）。闪烁体在激发后发射的光谱应在可见光区范围内，在实际应用中接收光子主要有光电倍增管和光电二极管，两者的光谱响应灵敏度不同，闪烁体的发射光谱应尽可能与之相匹配，才能获得较高的灵敏度和效率。

光电倍增管由光阴极与倍增电极构成，光阴极的作用是将闪烁体的光信号转换成电信号，倍增电极则充当一个放大倍数大于 10^6 的放大器，光阴极上产生的电子经加速作用飞到倍增电极上，每个倍增电极上均发生电子的倍增现象，倍增极的倍增系数与所加电压成正比例，所以光电倍增管的供电电源必须非常稳定，保证倍增系数的变化最小。在没有入射的射线时，光电倍增管自身由于热发射而产生的电子倍增称为暗电流。用光电倍增管探测低能辐射时，必须减小暗电流，如保持测量空间环境内较低的温度，这是有效实用的方法。

电子分析系统包括模拟信号获取和处理、模数变换，以及数据量的获取和处理三部分。射线经闪烁晶体后转变成光信号，经光电倍增管转变成电信号，输出的信号经过放大、滤波成形和（或）其他处理后变换成数字信号才能用数字系统进行统计、分析和数据处理。现在广泛使用的计算机多道分析器可进行数据获取和处理，数据经过分析处理，最后获取测量结果。

NaI（Tl）晶体是沿用最广泛的闪烁体，其特点为：①密度大，对 γ 射线和 X 射线有较大的阻止本领；②能量转换效率高，为已知无机闪烁体中发光强度最高的材料，分辨率强；③发射峰值波长为 415nm，与光电倍增管的匹配较好，晶体在发光范围是透明的；④发光衰减时间短，易潮解，环境温度变化影响大。

塑料闪烁探测器是放射治疗剂量测量计中较新的发展方向，其在治疗感兴趣的剂量范围内的响应是线性的，在电子密度和原子组成方面与水几乎等效，质量阻止本领和质能吸收系数的差别都在±2%以内。塑料闪烁体剂量计几乎独立于能量，因此可以直接用于相对剂量的测量。

3.10　常用剂量测量系统的比较总结

如图 3.15 所示，剂量测量系统有多种形状和结构，对剂量测量信号的测量、存储和读出依赖于许多生化、物理效应。不同的剂量测量系统对电离辐射的测量各有优劣，本节将对四种常用的辐射剂量系统进行比较总结，如表 3.2 所示。

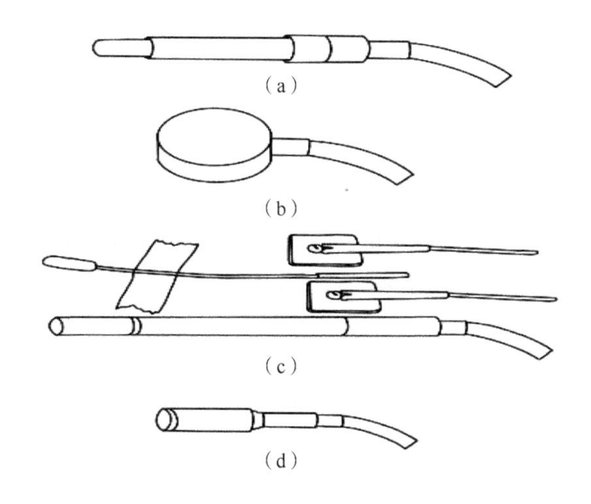

图 3.15　常用剂量测量系统外形结构示意图

（a）电离室；（b）平行板电离室；（c）二极管剂量计和 Farmer 型电离室；（d）金刚石剂量计

表 3.2　四种常用剂量测量系统的优劣对比

剂量测量系统	优点	缺点
电离室	可直读，测量精度高，推荐作为射束校准工具，可对测量结果进行修正	需要连接电缆、外置偏压，高能辐射的测量需要进行多次校正
胶片剂量计	易获取，二维空间分辨率高，测量过程对射束扰动小	不同胶片间存在差异，需要暗室和处理设备，后处理条件苛刻，需使用电离室进行适校准，存在能量依赖，不作为射束校准使用
半导体剂量计	可直读，尺寸小，灵敏度高，不需要外置偏压	不作为剂量校准使用，需要连接电缆、外置偏压，测量前要进行温度校准，测量中累积剂量会改变灵敏度，需谨慎操作以保证剂量响应不变
热释光剂量计	较好的组织等效性，尺寸小，可按需构造所需形状，可作为点剂量测量仪，价格较低廉，在单次照射中能够使用多个	不可直读，读数过程中信号会消失、不具重复性，为保证精确性需谨慎操作，需较多读出和校准时间，不推荐作为射束校准仪器

参考文献

[1] Pawlicki T，Scanderbeg D，Starkschall G. Hendee's Radiation Therapy Physics. New York：Wiley Publication，2016.

[2] Symonds R，Deehan C，Meredith C，et al. Walter and Miller's Textbook of Radiotherapy：Radiation Physics，Therapy and Oncology. Churchill Livingstone：Elsevier，2019.

[3] IPEM. Addendum to the IPEMB code of practice for the determination of absorbed dose for X-rays below 300kV generating potential（0. 035mm Al–4mm Cu HVL，10—300kV generating potential）. Physics in Medicine & Biology，2005，50：2739-2748.

[4] Salata C，David M G，De C A，et al. Validating Fricke dosimetry for the measurement of absorbed dose to water for HDR ^{192}Ir brachytherapy：A comparison between primary standards of the LCR，Brazil，and the NRC，Canada. Physics in Medicine & Biology，2018，63（8）：085004.

[5] Salata C，David M G，Almeida C E，et al. Nanoclay gel-based radio-fluorogenic gel dosimeters using various fluorescence probes. Physics in Medicine & Biology，2018，63：8.

[6] Maeyama T，Hase S. Nanoclay gel-based radio-fluorogenic gel dosimeters using various fluorescence probes. Radiation Physics and Chemistry，2018，151：42-46.

[7] Malkov V N，Rogers D W O. Monte Carlo study of ionization chamber magnetic field correction factors as a function of angle and beam quality. Medical Physics，2017，45：908-925.

[8] Malkov V N，Rogers D W O. Sensitive volume effects on Monte Carlo calculated ion chamber response in magnetic fields. Medical Physics，2017，44：4854-4858.

[9] Watson P G，Popovic M，Seuntjens J. Determination of absorbed dose to water from a miniature kilovoltage X-ray source using a parallel-plate ionization chamber. Physics in Medicine & Biology，2018，63：015016.

[10] White S A，Reniers B，De Jong E E，et al. A comparison of the relative biological effectiveness of low energy electronic brachytherapy sources in breast tissue：a Monte Carlo study. Physics in Medicine & Biology，2015，61：383.

[11] Eaton D，Duck S. Dosimetry measurements with an intra-operative X-ray device. Physics in Medicine & Biology，2010，55：N359.

[12] Devic S，Tomic N，Lewis D. Reference radiochromic film dosimetry：Review of technical aspects. Physica

Medica，2016，32：541-556.

[13] Liu Q，Schneider F，Ma L，et al. Relative biologic effectiveness（RBE）of 50 kV X-rays measured in a phantom for intraoperative tumor-bed irradiation. Int J Radiat Oncol Biol Phys，2013，85：1127-1133.

[14] Tomic N，Quintero C，Whiting B R，et al. Characterization of the calibration curves and energy dependence GafchromicTM XR-QA2 model based radiochromic film dosimetry system. Medical Physics，2014，41：062105.

[15] Lillo F，Mettivier G，Sarno A，et al. Energy dependent calibration of XR-QA2 radiochromic film with monochromatic and polychromatic X-rays beams. Medical Physics，2016，43：583-588.

[16] Liu L Y，Liu A，Bai S，et al. Radiation resistance of silicon carbide schottky diode detectors in D-T fusion neutron detection. Scientific Reports，2017，7：13376.

[17] Mortuza M F，Lepore L，Khedkar K，et al. Commissioning dosimetry and in situ dose mapping of a semi-industrial Cobalt-60 gamma-irradiation facility using Fricke and Ceric-cerous dosimetry system and comparison with Monte Carlo simulation data. Radiation Physics and Chemistry，2018，144：256-264.

[18] Mantuano A，Amorim G J，David M G，et al. Linearity and reproducibility response of Fricke dosimetry for low energy X-Ray beam. Journal of Physics Conference，2018，975：26-29.

[19] Peter V，Kateryna K，Kirdoda J，et al. High performance planar germanium-on-silicon single-photon avalanche diode detectors. Nature Communications，2019，10（1）：1086.

第4章 X射线和电子束剂量的校准

4.1 校准设备

4.1.1 电离室

圆柱形电离室可用来校准管电压高于 80kV，半价层为 2mm Al 的中能光子束、高能光子束、$^{60}Co\gamma$ 射线、高能电子束（能量不低于 10MeV）、治疗级质子束和重离子束。这种类型的电离室在上述射线质中进行测量时十分方便，因为它简单、实用。测量一般在水模体中进行，空腔体积为 0.1～1cm^3，其他尺寸范围则要在灵敏性和点剂量测量能力之间进行权衡。空腔内径不超过 7mm，净长不超过 25mm，使用时要求必须将均匀射线的通量以垂直方向穿过电离室内腔截面的方式进行摆放，因此测量时空腔的长度要设定一个与射野大小相关的下限。

结构设计方面，首先保证材质尽可能均匀。由于技术方面的原因，中心极和室壁中使用的材质可能会有所差别，材质的选择在保证能量响应的稳定性中扮演着十分重要的角色。空腔要与外界相通，以便空腔内的温度和气压与周围的环境能快速达到平衡。

使用电离室时要注意其用途，即它作为参考设备（标准实验室中校准，并在临床射束中作为用户射束中校准时的参考仪器），还是作为场所设备（经参考电离室校准后，用于日常场所条件下的测量）。室壁为石墨材质的电离室比室壁为塑料材质的电离室在长期稳定性及能量响应方面的表现更佳。室壁为塑料材质的电离室更耐用，比较适合日常测量。但是使用空气湿度或许会影响它的能量响应，尤其是使用尼龙或 A-150 作为室壁材料的电离室。由于电离室是高精密度设备，所以对于应用到放射治疗中并且已完成大量充分检测的电离室要给予高度重视。

平行板电离室可用于所有能量范围内电子束的测量中，电子束能量不超过 10MeV 时，必须使用平行板电离室。对光子束而言，更适合测量相对剂量，前提是经过水吸收剂量的校准并在用户射线质下使用。它也可用于质子束和重离子束的校准中，特别是射程呈现出窄展开布拉格峰（SOBP）现象时。设计平行板电离室时要保证其材质的原子序数尽可能与水的原子序数等效，对于测量中出现的因电离室后壁而产生的背向散射效应给予必要重视。电离室在固体模体中进行测量时，其材质要尽可能和所用模体等效。电离室中含有多种材质而导致其非均匀性，目前，对于这种情况还没有一个简单方法来指导电离室类型和模体材料的选取。

平行板电离室的最大优势是其散射效应小。这种设计可使电子通量从前窗经过，由室壁周围进入的电子可忽略不计，并将入射窗的中心点定义为有效测量点 P_{eff}，且对所有射线质及等效水深度都是如此处理和安排。从使用者的角度考虑，在同一位置设立参考点十分方便，为使平板电离室满足或近似满足上述有效测量点的要求，其内腔必须制作成盘状或烙饼状，即要求其直径和高度的比值十分大（5 倍，甚至更大），而且为降低射线能量的非均匀性，要求收集极的直径不超过 20mm，高度不小于 2mm，包绕在收集极周围的保护极的高度至少等于空腔高度的 1.5 倍。另外，入射窗的厚度至多为 0.1g/cm^2［或 1mm 聚甲基丙烯酸甲酯（PMMA，又称有机玻璃）］，目的在于使它在肩区深度范围内还可进行测量。空腔要与外界相通，以便快速与周围环境的气压、温度达到平衡。

对于低能 X 射线而言，也用平行板电离室进行测量，此时电离室必须有一厚度为 2～3mg/cm^2 的薄膜入射窗。能量高于 50kV 时，需在入射窗上再加一个额外的塑料薄片，以便为原射束提供完整的建成区，同时还可滤去生成的次级电子。使用时将电离室悬挂在模体表面入射窗的位置，校准时要将模体、薄片和电离室一同送去。为将 X 射线光谱中能量响应的影响最小化，要求在测量的能量范围内，能量响应的变化幅度不超过 5%。

4.1.2　静电计

测量电荷或电流的组件有静电计和给电离室提供偏电压的电源，静电计最好带有数字显示，并且最少四位有效数字（即 0.1%的分辨率），全年变化不超过±0.5%（长期稳定性）。

静电计和电离室可以分别校准，对于使用多个静电计或电离室的单位而言，分别校准极为方便。有时，静电计和电离室会作为整体一起校准，此时静电计校准因子为 1。

有时需要反接极化电压，以测量电离室的极化效应或改变电压的大小，用以测得电离室的收集效应。

4.1.3　模体

无论光子束还是电子束，国际原子能机构（International Atomic Energy Agency，IAEA）建议使用水作为参考模体，要求水模体的大小范围在测量深度处最大射野的四周至少能向外延伸 5cm，还应保证最大剂量深度后的距离不小于 5g/cm^2（中能 X 射线例外，对于它而言，要求在 10g/cm^2 处进行）。

平板形式的固体模体，如聚乙烯、PMMA 和水等效塑料（固体水、塑料水或虚拟水等）可用于低能电子束（近似不超过 10MeV）和低能 X 射线的测量。然而，剂量测定时必须以参考深度处均匀水模体中的水吸收剂量为准，在理想情况下，参考模体的替代材料应满足水等效条件，即吸收和散射特性与水一样。

尽管水等效模体越来越受欢迎，但校准时仍不推荐使用水等效模体（低能 X 射线除外）。一般情况下，它们用于测定不同类型射束的吸收剂量时会出现很大的差异，这是因为不同批次的水等效材料密度的变化，以及与水模体进行剂量转换时要使用现场测量值而不用厂家提供的数值。据相关报道，密度之间的差异可高达 4%。平板形式的固体模体进行调试时，需要测定每一个塑料模体的平均厚度和密度，同时还要测出多块模体叠加在一起时厚度的变化。除此之外，还要使用胶片检查每个模体中是否有气泡或者凹陷。

尽管不建议将水等效模体应用到剂量校准中，但它可以用于日常的质控中，以此提供使用塑料膜体时得到的剂量仪读数和使用水模体校准时的剂量仪读数之间的关系，这涉及使用水模体测量时的精细比较。使用塑料模体做日常质控前，需要完成二者读数之间的比对。此外，还需要定期检查二者在读数方面的差别，以保证与原始数据结果的一致性。

采用绝缘材料作为模体时，要注意电荷积累效应。此现象在使用指型电离室放在塑料模体中测量电子束的吸收剂量时十分明显，不建议使用，使用平板电离室对电子束进行校准时也很明显，会在电离室的周围产生一高强度电场，直接影响电子束通量分布，进而影响电离室的测量读数。为将这一效应最小化，需要使用薄片模体，并且无论何时厚度均不得超过 2mm。如上所说，每个薄片状模体的厚度及其使用区域内的厚度变化都要测量，尤其是板十分薄的情况，每个薄片的平均密度也要测定，而且要避免片层间存在空气。

4.1.4　防水套

防水型电离室可以直接放入水中进行测量，其他电离室要配备防水套后才能放入水中进行测量。防水套管应用 PMMA 制成，壁要薄（厚度不超过 1.0mm），以便与水能在 10min 之内达到热平衡，防水套设计时要保证可快速使电离室空腔内的气压和周围环境达到一致。电离室和防水套之间要有 0.1～0.3mm 的间隙。为减少电离室周围的水蒸气形成，放置在水中的防水套的长度不应长于实际测量时所需的长度。使用标准实验室中校准时使用的套管，可使测量精度更高。

对于防水型电离室而言，为使放置的深度更精确，使用 PMMA 防水套是合适的选择，尽管这会依赖所用的设备进行放置。IAEA 在使用 TW-3 防水型电离室进行测量时发现，使用或不用厚度小于 1mm 的 PMMA 防水套管，$N_{D,w}$ 并未发生明显变化，这种类型的电离室也许会被用来校准。这种方式十分适合医院条件下进行的一系列后续测量。对于其他类型的防水型电离室而言，采纳此方式之前，应在标准实验室做出类似的测量。

不建议采用橡胶套管作为电离室的防水套，尤其是参考电离室，这样做会有漏电危险，并且会限制电离室快速与周围环境温度、气压达到平衡。此外，为方便插入，有些厂家常在橡胶套管内表面涂一层滑石粉，但滑石粉很容易渗入电离室空腔内进而影响电离室的响应，尤其是在中低能 X 射线情况下使用时。

4.2　高能光子束的校准

4.2.1　射线质表示

临床加速器产生的高能光子束使用 $TPR_{20,10}$ 来表示射线质 Q，是水深分别为 20cm 和 10cm 处的吸收剂量之比。测量时要求源轴距等于 100cm，电离室所处平面射野大小为 10cm ×10cm[1]。

使用 $TPR_{20,10}$ 表示光子束射线质最大的特点是此数值不受入射束中电子污染的影响，它以有效衰减参数的形式近似地描述光子束深度剂量曲线的指数衰减情况。TPR 是剂量比值，使用圆柱形电离室测量射线时不需要使用置换因子进行相关修正，而且在多数临床情况中，$TPR_{20,10}$不受电离室摆位引起的系统性误差的影响，两深度处所受影响的程度很相近[2, 3]。

测量 $TPR_{20,10}$时的相关参考条件见表 4.1。水箱、电离室摆放示意图见图 4.1。

表 4.1　测量 $TPR_{20,10}$时的参考条件

相关量	参考条件或参考要求
模体材料	水
电离室类型	圆柱形电离室或平行板电离室
测量深度	20g/cm² 和 10g/cm²
电离室参考点	圆柱形电离室参考点位于贯穿电离室纵轴的电离室空腔中心，平行板电离室位于入射窗内表面的几何中心
SCD*	100cm
射野大小	10cm×10cm

*SCD 为校准测量时源到电离室中心的距离。

尽管 $TPR_{20,10}$ 以吸收剂量比的形式定义，但它使用电离比则可使测量结果更加准确，这源于最大剂量深度以下水和空气的阻止本领比及假定为常数的扰动因子会随深度的改变而发生缓慢变化。这种情况下应考虑到两深度条件下的复合效应。

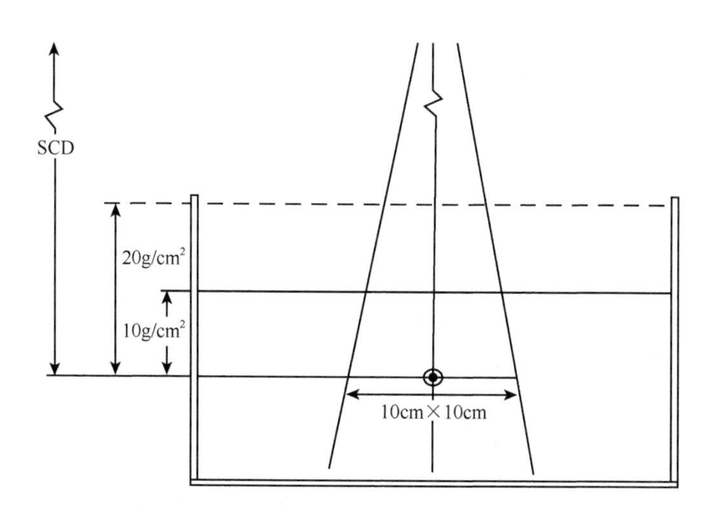

图 4.1　测定射线质指数 IQ（$TPR_{20,10}$）时水箱、电离室摆放示意图

4.2.2　吸收剂量的测量

测量水吸收剂量时的参考条件见表 4.2。

表 4.2　光子束中测量水吸收剂量时的参考条件

相关量	参考条件或参考要求
模体材料	水
电离室类型	圆柱形电离室
参考深度 Z_{ref}	$TPR_{20,10}$<0.7，10g/cm²（或 5g/cm²） $TPR_{20,10}$≥0.7，10g/cm²
电离室参考点	圆柱形电离室参考点位于贯穿电离室纵轴的电离室空腔中心
电离室参考点位置	参考深度 Z_{ref} 处测量
SSD*或 SCD	100cm
射野大小	10cm×10cm

*SSD 为源皮距。

使用 ^{60}Co γ 射线且电离室不存在时参考深度处的水吸收剂量公式为

$$D_W = M_Q N_{D,w,Q_0} k_{Q,Q_0} \tag{4.1}$$

其中，M_Q 为电离室参考点位于参考深度处时剂量仪的读数，影响量如气压、温度、湿度、静电计和极化效应、复合效应的修正数据要在工作表中描述；N_{D,w,Q_0} 是参考射线质 Q_0 中水吸收剂量形式校准因子；k_{Q,Q_0} 为不同于参考射线质时射线质的转换因子，其中 Q 为实际操作中的用户射线质。

临床中常使用 Z_{max} 或其他特定深度处的水吸收剂量来计算指定深度处的水吸收剂量。如果使用固定源皮距（source skin distance，SSD）照射方式，则使用百分深度剂量（percent depth dose，PDD）来反推需要深度处的水吸收剂量；如果使用固定源轴距（source axis distance，SAD）照射方式，则需要使用组织最大剂量比（tissue maximum ratio，TMR）来计算。

4.2.3　电离室中校准

电离室（圆柱形或平行板）可用已在 ^{60}Co γ 射线中校准过的参考电离室来校对。将这些电离室逐个放在水模中参考深度处进行测量，并将测量结果和使用参考电离室测量出的结果相互比较，亦是一种可替代的方式。电离室的水吸收剂量形式校正因子用下式表示：

$$N_{D,w,Q_0}^{\text{field}} = \frac{M_{\text{ref}}}{M_{\text{field}}} N_{D,w,Q_0}^{\text{ref}} \tag{4.2}$$

其中，M_{ref} 和 M_{field} 分别为参考电离室和场所电离室的剂量仪读数；$N_{D,w,Q_0}^{\text{field}}$ 是参考电离室水吸收剂量形式校准因子。其中，M_{ref} 和 M_{field} 的读数应是平均值 $\overline{M_{\text{ref}}/M_{\text{em}}}$ 和 $\overline{M_{\text{field}}/M_{\text{em}}}$，$\overline{M_{\text{ref}}/M_{\text{em}}}$ 和 $\overline{M_{\text{field}}/M_{\text{em}}}$ 分别为使用参考探测器、场所探测器和外置探测器的读数之比。不过，在射束的横切面上要和射束中心轴保持 3～4cm 的距离。注意，使用外置监测器进行逐一测量时，不需要使射线剖面上的射线强度高度均质[4]。

拥有 N_{D,w,Q_0}^{ref} 的场所电离室可以使用给出的程序进行吸收剂量的后续测量，其中

N_{D,w,Q_0} 被换成 $N_{D,w,Q_0}^{\text{field}}$[5]。

4.2.4　非参考条件下的吸收剂量的测量

临床剂量学中使用到 PDD、TPR 或 TMR、相对剂量分布、profile 曲线、输出因子方面的数据。无论是否在标准条件，它们都是射野大小和射野形状的函数。测量时要考虑所有可能用到的射野大小、SSD、SAD 的组合情况。

测量深度电离曲线时使用平行板电离室。使用圆柱形电离室替代平行板电离室时要用其有效测量点，即将深度电离曲线向射线源方向上移 $0.6r_{\text{cyl}}$，其中 r_{cyl} 为圆柱形电离室空腔半径。为确保建成区的测量结果十分精确，在建成区范围内使用外推电离室或平行板电离室进行测量。使用固体探测器（一些半导体、金刚石类型的电离室）测量深度剂量分布时要注意，只有在响应情况和参考电离室相比较后才能使用。

在精度允许条件下，给定射线质后，假定阻止本领比和扰动效应与射野大小和测量深度无关。最大剂量深度以下的范围中（含最大剂量深度）可直接将相对电离分布看成是相对剂量分布。

输出因子是指将非标准条件下的剂量仪读数修正到标准条件下的剂量仪读数的比值。两种条件中包括一系列相关量，测量时要在 Z_{ref} 或 $Z_{\max}$ 处进行。常将 PDD 的数据（或 TMR 数据）反推到最大剂量深度。在平野和楔形野中进行测量时，对穿过空腔的均匀射束强度衰减进行相应处理，同时保证射野大小不超过 5cm×5cm。有些加速器的射束剖面曲线呈现 V 形，并随着深度和射野大小发生变化。大腔探测器很难探测到这种变化。因此，射束剖面曲线呈现 V 形时，避免使用空腔长度较长的圆柱形电离室和收集极较大的平行板电离室。

4.3　高能电子束的校准

4.3.1　射线质表示

电子束用半值深度 R_{50} 来表示射线质。R_{50}(g/cm^2)表示吸收剂量为最大吸收剂量一半时所对应的深度。测量条件：SSD = 100cm，R_{50}＜7g/cm^2(E＜16MeV)，模体表面的射野大小 10cm×10cm，R_{50}≥7g/cm^2（E≥16MeV）时，射野大小至少为 20cm×20cm。射野很大时，一些高能加速器中射束的内在均匀度很差，小野情况下可借助源自准直器本身（射束修饰器）的电子散射使情况有所好转。小于 20cm×20cm 条件下的 R_{50} 值与 20cm×20cm 条件下的 R_{50} 相比，R_{50} 数值的变化范围不超过 1g/cm^2。

所有射线质在测量 R_{50} 时，倾向于使用平行板电离室。如表 4.3 所示，R_{50}≥4g/cm^2 (E≥10MeV)，也用圆柱形电离室进行测量，有效测量点比模体中感兴趣点高出 $0.5r_{\text{cyl}}$，其中 r_{cyl} 为圆柱形电离室空腔半径。一般倾向于使用水作为参考模体。R_{50}≥4g/cm^2 (E≥10MeV)时，还可用塑料模体。

所有深度条件下都要对复合效应和极化效应进行修正。可以选取一组典型测量值中的部分数值将其推导出来，比如在表面附近，最大电离深度和半峰值电离深度分别对应于最大电离量的 90%和 50%。因测量时间较短，温度和气压不需要修正。

表 4.3　电子束射线质（R_{50}）测量时的参考条件

影响量	参考值或参考要求
模体材料	R_{50}≥4g/cm^2，水
	R_{50}<4g/cm^2，水或塑料
电离室类型	R_{50}≥4g/cm^2，平行板电离室或圆柱形电离室
	R_{50}<4g/cm^2，平行板电离室
电离室的参考点	平行板电离室，入射窗内表面的几何中心
	圆柱形电离室，电离室空腔纵轴的几何中心
电离室参考点的位置	平行板电离室，感兴趣点
	圆柱形电离室，兴趣点向正下方移动 $0.5r_{cyl}$
SSD	100cm
模体表面的射野大小	R_{50}≤7g/cm^2，至少 10cm×10cm
	R_{50}>7g/cm^2，至少 20cm×20cm

注：射野大小为 20cm×20cm，R_{50} 数值的变化范围不超过 1g/cm^2 时，可用 20cm×20cm。

使用电离室直接测量的是电子线在水模体中的半值电离深度（$R_{50,\text{ion}}$），单位为 g/cm^2。它指电流为最大值的一半时所对应的深度，并与半剂量深度 R_{50} 存在以下关系：

$$R_{50} = 1.029R_{50,\text{ion}} - 0.06\ (\text{g/cm}^2) \quad (R_{50,\text{ion}} \leqslant 10\text{g/cm}^2) \tag{4.3a}$$

$$R_{50} = 1.059R_{50,\text{ion}} - 0.37\ (\text{g/cm}^2) \quad (R_{50,\text{ion}} > 10\text{g/cm}^2) \tag{4.3b}$$

除电离室外，其他探测器（如半导体类、金刚石等）也可用来测量 R_{50}，此时要和电离室在一系列射束下进行比对检查后，再判断该探测器是否适合测量深度曲线。

4.3.2　吸收剂量的测量

电子束水吸收剂量的参考条件已在表 4.4 中给出，射野大小没有统一的标准，将被用于归一化输出因子的射野大小作为参考射野，保证水模体中测量水吸收剂量时的射野表面至少为 10cm×10cm，参考深度 Z_{ref} 由下式给出：

$$Z_{ref} = 0.6R_{50} - 0.1\text{g/cm}^2 \tag{4.4}$$

这一深度接近射线质为 R_{50}<4g/cm^2（E<10MeV）时的最大吸收剂量深度（Z_{max}），射线质为 R_{50}≥4g/cm^2（E≥10MeV）时，这一数值高于 Z_{max}。给定加速器后不存在两个参考射束具有相同的参考深度这一情况，应用这一新的参考深度形式可减少因加速器中电离室校准因子方面的变化而使精确性提高，尤其是平行板电离室。

注意，高能射线在最大剂量深度处 Z_{max} 之后的位置进行校准时，圆柱形电离室中的空腔扰动效应所产生不确定性度更大一些。在更糟糕的情况下，R_{50} 约为 5g/cm^2（E_0 约为 12MeV）时，不确定度会增加 0.3%左右。

表 4.4　电子束中水吸收剂量测量时的参考条件

影响量	参考值或参考要求
模体材料	$R_{50}\geqslant 4g/cm^2$，水
	$R_{50}<4g/cm^2$，水或塑料
电离室类型	$R_{50}\geqslant 4g/cm^2$，平行板电离室或圆柱形电离室
	$R_{50}<4g/cm^2$，平行板电离室
参考深度处测量	$0.6R_{50}\sim 0.1g/cm^2$
电离室的参考深度	平行板电离室，入射窗内表面的几何中心
	圆柱形电离室，贯穿电离室纵轴的电离室空腔几何中心
电离室参考点的位置	平行板电离室，感兴趣点
	圆柱形电离室，兴趣点向正下方平移 $0.5r_{cyl}$
SSD	100cm
模体表面的射野大小	10cm×10cm 或用于归一化输出因子的射野大小中的较大者

临床中，常在 Z_{max} 进行水吸收剂量的测量。Z_{max} 与本报告中给出的 Z_{ref} 不总是一致。为能在给定的射束条件下测量出 Z_{ref} 处的水吸收剂量，可以使用百分深度剂量分布曲线将其换算至最大剂量深度。

4.3.3　电离室中校准

电离室可以使用参考射线质中校准过的参考场所电离室进行校准，其中一个十分典型的例子是电子束中的平行板电离室使用 ^{60}Co γ 射线中校准过的圆柱形电离室交叉（互相）校准，尽管步骤有所增加，但一般情况下这种方法要比直接将平行板电离室放在 ^{60}Co γ 射线中校准更加合理。这样，后者中因平行板电离室引起的修正 P_{wall} 在 k_{Q,Q_0} 的公式中不会出现。

相互校准时应使用最高能量的电子束。一般推荐使用 $R_{50}>7g/cm^2$（$E_0>16meV$）。将参考电离室和待校准电离室逐个放在水模体中参考深度处进行测量，互校射线质（Q_{cross}）中水吸收剂量形式的因子由下式给出：

$$N^{x}_{D,w,Q_{cross}}=\frac{M^{ref}_{Q_{cross}}}{M^{x}_{Q_{cross}}}N^{ref}_{D,w,Q_0}k^{ref}_{Q_{cross},Q_0} \tag{4.5}$$

其中，$M^{ref}_{Q_{cross}}$ 和 $M^{x}_{Q_{cross}}$ 为参考电离室和待校准电离室的剂量仪数，测量前要进行相关量如温度、气压、极化效应、复合效应的修正；N^{ref}_{D,w,Q_0} 为参考电离室在射线质为 Q_0 时的水吸收剂量校准因子；$k^{ref}_{Q_{cross},Q_0}$ 为参考电离室的射线质修正因子。

实际操作中，为了能够将加速器输出量的变化控制到最小，$M^{ref}_{Q_{cross}}$ 和 $M^{x}_{Q_{cross}}$ 应使用平均值 $\overline{M^{ref}_{Q_{cross}}/M^{em}_{Q_{cross}}}$ 和 $\overline{M^{x}_{Q_{cross}}/M^{em}_{Q_{cross}}}$，即统一使用外置监测电离室计数，监测电离室最好放置在水模体参考深度 Z_{ref} 处。不过，射束水平截面要与射束中心轴有 3～4cm 的间距。

4.3.4 非参考条件下的吸收剂量的测量

使用电离室时，需将深度电离分布转换成深度剂量分布。对于射线质指数 R_{50} 而言，通过乘以每一个测量深度处的电荷量或电流及相应深度处的 $S_{m,air}$ 得到结果。$S_{m,air}$ 是 R_{50} 和相对深度 Z/R_{50} 的函数。

这一方法忽略了扰动因子随深度变化因素。屏蔽良好的平行板电离室可使用此法：使用屏蔽欠佳的平行板电离室或圆柱形电离室时，要考虑由此引起的比较明显的影响。不幸的是，目前关于这方面的数据仅在参考深度附近测得过，对其他深度而言则不适合。不建议使用这些电离室来测量深度剂量分布。

对电子束而言，应测量临床中使用的非标定 SSD 条件时和非参考射野大小时的输出因子，测量时要在 Z_{max} 进行。输出因子通过非参考条件中最大剂量深度处的吸收剂量和近似参考条件中参考剂量深度处的吸收剂量之比的形式表达出来，测量时要注意最大剂量深度的变化，尤其是高能小野情况下。

半导体、金刚石等类型的探测器使用上述方法测量输出因子时也可取得很好的近似结果。使用电离室测量得出的电流（电荷）值要经过 $S_{m,air}$ 函数修正，不同的测量深度对应不同的修正因子。

4.3.5 使用塑料模体

塑料模体仅能在低能射线质中使用，一般情况下不建议使用，是由于在电子束中进行吸收剂量的测定时的一致性很差。然而，电离室无法精确放置或无防水型电离室可使用时允许使用塑料模体。

塑料模体的深度 Z_{pl} 的单位为 g/cm²。用塑料模体的厚度（cm）乘以塑料模体的物理密度 ρ_{pl}（g/cm²）获得所需数据。ρ_{pl} 使用现场测量值，而不使用其标示值，塑料模体的厚度 Z_{pl} 和水的等效厚度存在如下关系：

$$Z_w = Z_{pl}C_{pl}\ (\mathrm{g/cm^2}) \tag{4.6}$$

其中，C_{pl} 为深度转换因子，相关数据在表 4.5 中给出。不同类型的塑料模体的 ρ_{pl} 在表 4.5 中给出，所给数据仅供参考。

表 4.5 已知塑料模体的深度转换因子 C_{pl}、通量转换因子 h_{pl}、物理密度 ρ_{pl}

塑料模体	C_{pl}	h_{pl}	ρ_{pl}
固体水（WTI）	0.949	1.011	1.020
固体水（RMI-457）	0.949	1.008	1.030
塑料水	0.982	0.998	1.013
模拟水	0.946	—	1.030
PMMA	0.941	1.009	1.190
纯聚乙烯	0.922	1.026	1.060
白聚乙烯	0.922	1.019	1.060
A-150	0.948	—	1.127

使用塑料模体测量水模中参考深度处的吸收剂量时，电离室放在经深度校定后的塑料模体的参考深度处 $Z_{\mathrm{ref,\ pl}}$。

$$Z_{\mathrm{ref,\ pl}} = Z_{\mathrm{ref}}/C_{\mathrm{pl}}(Z_{\mathrm{ref}}\ in\ \mathrm{g/cm^2}) \tag{4.7}$$

因有深度标定这一步骤，塑料模体参考深度测量出的剂量读数也要用如下公式将其标定到水模体中测量时的等价读数（水等效）：

$$M_Q = M_{Q,\mathrm{pl}} h_{\mathrm{pl}} \tag{4.8}$$

使用电离室测量时要将深度电离分布转换成深度剂量分布，这通过乘以每一深度的电流或电荷值完成转换，其中应用了 $S_{\mathrm{m,\ air}}$ 随深度变化情况。

4.4　低能千伏 X 射线的校准

4.4.1　射线质表示

很早以前，人们就知道最好使用两个以上的参数表示千伏级 X 射线光谱的射线质，一般使用 kV（管电压）和 HVL（半价层），而在标准实验室中测量的数据几乎总与临床数据不符。因此，射线质表示以 HVL（半价层）为主。这一术语用于千伏级 X 射线的标准中。

之前的剂量学协议，仅用 HVL 作为千伏级 X 射线的射线质表示方法，但却没有讲到由此而带来的不确定性，而这是不能被忽略的。不幸的是，仅有少量的工作指出水吸收剂量校准因子随 HVL 和 kV 变化的情况，不过可从电离室测量的 $N_{K,Q}$ 中获得一些提示。给定 HVL 后，校准因子在射线质范围内的变化稍高于 2%，然而并不能显示。

图 4.2 展示了 PTW M23342 型电离室的空气比释动能校准因子 15～100kV 的管电压和 HVL 的函数。图中的 $N_{K,Q}$ 表示参考射线能量为 Q_0 时空气比释动能基准的电离室校准因子。$N_{K,Q}$ 的变化情况，未考虑模体本身对电离室散射的影响及从空气比释动能向水吸收剂量转换时的相关因素，仅可说明 $N_{D,w,Q}$ 的变化情况与 $N_{K,Q}$ 相似。

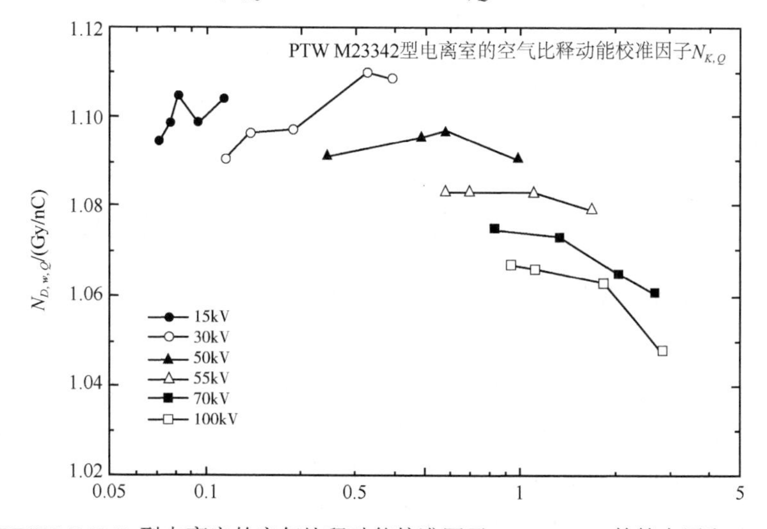

图 4.2　PTW M23342 型电离室的空气比释动能校准因子 15～100kV 的管电压和 HVL 的函数

注：此数据在 NRL 进行测量

注意，HVL 概念是基于剂量仪对空气比释动能的响应。千伏级 X 射线中使用新的基于水吸收剂量（有可能是不同深度处的吸收剂量比）的射线质表示。如果可能，使用和临床条件一样的射束，并用 HVL 和 kV 的方式进行校准；如无法做到，校准数据则从少量或大量的 HVL 数据中获得，其他数值使用内插法得到。

低能 X 射线中常选用 Al 作为表示半价层的材料。半价层定义为窄束条件下参考点处经吸收体滤过后的自由空气比释动能率衰减至未经吸收体滤过的原始空气比释动能率一半时所对应的吸收体厚度。

低能 X 射线在空气中会被吸收，HVL 会随着吸收体和 X 射线靶之间距离的改变而发生改变。因此，低能量 X 射线测量 HVL 时尽可能保持 SCD 不变。如果靶与电离室之间的距离小于 50cm，附加的滤片中会产生过多的散射电子并影响最终的测量结果，可以通过改变射野大小来检查，必要时可将射野大小外推至零野。

严格来讲，测量的是电流（单位时间间隔内测量出的电荷量）而不是空气比释动能率，这种区分和那些稍微过滤的射线束关系很密切，薄壁电离室的能响变化不能超过 2%，可以在整个能量范围内使用它。使用 Farmer 型电离室在稍微滤过的 100kV 光子束中测量处的 HVL 值出现的误差高达 10%。射线能量范围内电离室的能量响应变化超过 2%，这是一重复程序，因为校准因子通过 HVL 来定义。

X 射线输出变化会生成让人误解的测量结果，注意所添加的滤片不能使电离室的能响受到影响，如无法做到不受影响，可以通过一系列随机测量的方式将此种影响最小化，测量开始和结束时不能有附加的滤片。用于测量 HVL 的铝片，纯度为 99.9%。

4.4.2　吸收剂量的测量

低能 X 射线测量吸收剂量时的参考条件如表 4.6 所示。

表 4.6　低能 X 射线测量吸收剂量时的参考条件

相关量	参考值或参考要求
模体材料	水等效塑料或 PMMA
电离室类型	用于低能 X 射线的平行板电离室模体表面
测量深度 Z_{ref}	模体表面
电离室参考点	电离室窗或者建成片（如使用）外表面的中心
射野大小	3cm×3cm 或直径为 3cm 或根据使用的参考限光筒确定

不存在电离室时低能 X 射线中的水模体表面的吸收剂量的计算公式为

$$D_{w,Q} = M_Q N_{D,w,Q_0} k_{Q,Q_0} \tag{4.9}$$

此处，M_Q 为电离室参考点的位置和表 4.6 给出的要求相一致时剂量仪的读数，同时它包含了气压、温度的修正因素。低能 X 射线的极化效应和复合效应很难很好地修正，入射窗会发生因静电作用引起的扭曲效应。不过，这种效应的程度和极性时的情况相同，且吸收剂量率小于数戈瑞每秒（Gy/s）时可将其忽略不计。N_{D,w,Q_0} 为参考射线质中水吸收剂量形成的校准因子，k_{Q,Q_0} 为射线质转换因子，用于修正实际射线质不是参考射线质时所引起的相应变化。其中，Q_0 为实际射线质，在时间误差方面的修正是很有必要的，它的修正不具有乘法修正性质，要在工作表中单独列出。

不能使用 Brag-Gray 理论计算 k_{Q,Q_0} 值，薄壁电离室不符合使用 Brag-Gray 理论的计算条件。一般 k_{Q,Q_0} 值通过直接测量获得。每种类型电离室给出各自的 k_{Q,Q_0} 值，一般值也不可使用，不同电离室之间的能量响应差异很大。

在理想情况下，校准因子是一个比值，分母为参考射线质 k_{Q,Q_0} 的值，分子为指定射线相对应的 k_{Q,Q_0} 数值。如果给出的是一组 $N_{\mathrm{D},w,Q}$，要从中选出某一射线质作为参考射线质，其校准因子变成 $N_{D,w,Q}$，其他射线质的校准因子使用 k_{Q,Q_0} 形式表达。

一系列射线质中校准的电离室，重新校准时仅需完成参考射线质条件下的校准。在这种情况下，新的校准因子 $N_{D,w,Q}$ 可与已有的 k_{Q,Q_0} 值建立联系。低能 X 射线中电离室的能响改变十分大，每次校准时最好将所有的量进行校准，尤其是 $N_{D,w,Q}$ 的改变比校准所要求差很多时或修理后，更应该如此。

4.4.3　非参考条件下的吸收剂量的测量

中心轴深度剂量的评估情况可从一些文献中获得，如有必要，使用与校准时相同的电离室和水等效模体测量深度剂量分布。

用于千伏级 X 射线中的水等效薄片模体放置在电离室的上方并移动模体使 SSD 保持固定。水等效模体的规格说明中，必须保证误差数据到千分位精度，并且要与已公布的数据相比较。PMMA 不能用在深度剂量分布测量中，即使是校准时也不能使用。严格来说，测量的是深度电离曲线，而不是深度剂量曲线。然而，如果电离室对射线质的响应比较稳定（5%以内），在假定两种分布一致的条件下，所引入的误差不超过几个百分点。

考虑到临床应用，需要给出不同 SSD 和射野大小条件下可用到放射治疗中的输出因子的数据，输出因子为给定条件时处在模体表面的电离室的用于修正剂量仪读数的比值。

由于射束修饰部件的散射影响，使用相应射野大小的背向散射因子无法精确评估出输出因子。测量时需对每一种射线质、射束修饰器进行单独测量。

如果使用 PMMA，其他条件相同而射野大小不同，电离室的响应会发生变化。因为散射情况有差异，输出因子是一比值，这一效应出现的误差不能高于 1%，尤其是参考射野大小为日常使用的射野大小的一半时。

4.4.4　参考条件下水吸收剂量测量过程中的不确定度的评估

早期，低能 X 射线的初级吸收剂量标准方面的数据很缺乏，从初级标准实验室获得的 $N_{D,w,Q}$ 值的不确定度假定为 1%。若从空气比释动能的基准中获得水吸收剂量形式校准因子，其值为 3%，后一种情况中，$N_{D,w,Q}$ 的不确定度在总不确定度中占主要成分。

设计精良的剂量仪，其稳定性一般要好于 0.1%。然而，当温度上下变化 1%时，读数就不确定，这源于 X 射线管的散热事实。一些机器中 X 射线的输出情况依赖于线电压、球管温度、灯丝电流和电压控制状态。当曝光量被剂量监测仪控制时，这一变化可降至最低，但此种情况很少出现在低能 X 射线机中，同样的辐射时间中变化可达 5%，其中的不确定度需要单独进行评估。

低能 X 射线机中的 SSD 都比较短。由于摆位重复性，吸收剂量的测定的不确定度很难做到低于 1%。因此不确定度的大小依赖于具体建立的参考条件。

4.5 中能千伏 X 射线的校准

4.5.1 射线质表示

很早以前，人们就已经知道，最好使用两个以上的参数来表示千伏级 X 射线光谱的射线质，一般使用 kV（管电压）和 HVL（半价层），而在标准实验室中测量的数据几乎总与临床数据不符，因此射线质表示以 HVL（半价层）为主。

直到目前，仍没有足够的数据显示水吸收剂量校准因子随 HVL 和 kV 变化的情况。从已有数据来看，仅用 HVL 作为射线质，$N_{D,w,Q}$ 的变化在 1%水平，将保守值取为 1.0%，并且将其视为 B 类标准不确定度。图 4.3 展示了 NE-2571 型电离室水吸收剂量校准因子随 kV 和 HVL 变化的情况。

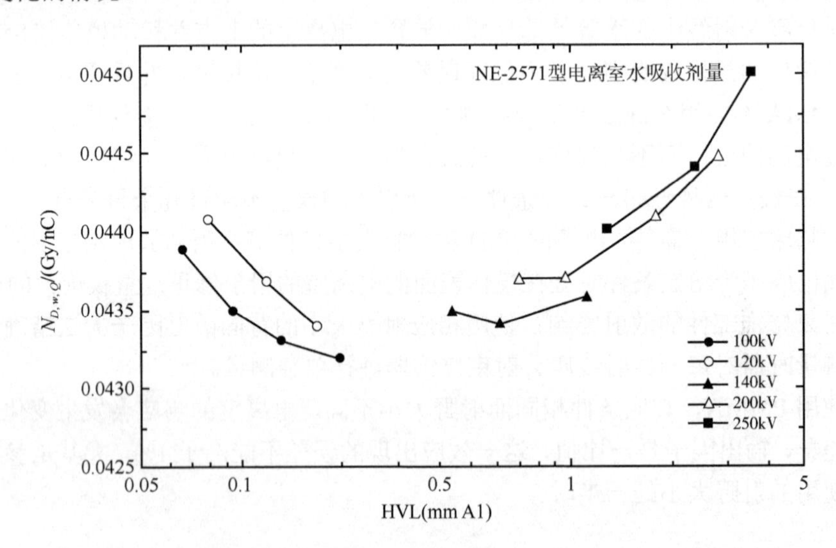

图 4.3　NE-2571 型电离室水吸收剂量校准因子随 kV 和 HVL 变化的情况

中能 X 射线常用铝和铜来测定半价层厚度。半价层厚度指窄束条件下，经吸收体后空气比释动能率减少到未经吸收体空气比释动能率一半时所对应的吸收体厚度。

最合适的安排为将其放在靶与电离室之间的一半距离处，同时要求准直器开口大小刚好覆盖整个电离室。电离室后方 1m 的范围内不得有其他散射物质。测量 HVL 时要在靠近准直器开口处使用一过滤片。空气比释动能率衰减时所对应的厚度通过内插法得到。

严格来讲，测量的是电流（单位时间间隔内测量到的电荷量）的大小，而不是空气比释动能率，对于那些作出轻微过滤的射束而言这种区分很有必要。电离室的能响变化不超过 2%时，可在整个中能 X 射线的范围内使用。

为防止 X 射线输出变化而引起电离室测量出令人误解的结果，要注意所加的滤片不能使电离室的能响受到影响，如果无法做到这一点，可进行一系列随机测量将这种影响最小化，在测量开始时和结束时都不能附加滤片。用于测量 HVL 的材质铝或铜，其纯度要达到 99.9%。

4.5.2　水吸收剂量的测量

中能 X 射线测量吸收剂量时的参考条件如表 4.7 所示。

表 4.7　中能 X 射线测量吸收剂量时的参考条件

相关量	参考值或参考要求
模体材料	水
电离室类型	圆柱形电离室
测量深度 Z_{ref} [a]	$2g/cm^2$
电离室参考点	电离室空腔的几何中心
电离室参考点的位置	位于测量深度 Z_{ref}
SSD	常用治疗距离 [b]
射野大小	10cm×10cm，或依参考限光筒而定 [c]

a. 模体的参考深度 Z_{ref} 为电离室参考点所在位置。

b. 需要使用不同 SSD 的限光筒时，选用 SSD 最大的限光筒作为参考限光筒。

c. X 射线机有矩形准直器时，最好将射野大小设定为 10cm×10cm。反之，使用射野大小已经固定的限光筒，参考限光的大小要相应地改变。

不存在电离室时中能 X 射线中的水模体表面的吸收剂量的计算公式为

$$D_{w,Q} = M_Q N_{D,w,Q_0} k_{Q,Q_0} \tag{4.10}$$

此处，M_Q 为电离室参考点位置和表 4.7 中给出的要求一致时的剂量仪的读数，并对影响量做过修正，这一修正要在工作表中描述和记录。影响量（如气温、气压、极性、静电计校准、极性修正）可被忽略。然而至少要检查一次，工作表中对此未作要求，如果使用的极性条件和校准时相同，这一步骤可忽略不计，剂量率为几戈瑞每秒时，复合效应也可忽略不计。N_{D,w,Q_0} 为参考射线质中水吸收剂量形式校准因子，k_{Q,Q_0} 为射线质转换因子，用于修正实际射线质不同于参考射线质 Q 而引起的变化，其中 Q_0 为实际射线质，时间误差方面的修正很有必要。它不具有乘法性质的修正性质，因此在工作表中会单独列出。

不能将 Bragg-Gray 理论应用到中能 X 射线中，一般直接测量 k_{Q,Q_0} 值，每种类型电离室的 k_{Q,Q_0} 推荐值也不可使用，因为不同电离室间的能量响应差异很大。理想情况下，校准数据会给出一个参考射线质中的 N_{D,w,Q_0} 和其他射线质中相应的 k_{Q,Q_0} 值。如果给出的是一组 N_{D,w,Q_0} 值，需要从中选取一个作为参考射线质 Q_0，相应 k_{Q,Q_0} 的校准因子变成 N_{D,w,Q_0} 值，其他射线质的校准因子以 k_{Q,Q_0} 形式表示出来。

$$k_{Q,Q_0}=\frac{N_{D,w,Q}}{N_{D,w,Q_0}} \tag{4.11}$$

射线质和标准射线不符时，用上式通过内插法将所求的 k_{Q,Q_0} 算出来。

一系列射线质中校准的电离室重新校准时，仅完成参考射线质下的校准即可。在此种情况下，新的校准因子 N_{D,w,Q_0} 和已存在的 k_{Q,Q_0} 值可以建立起联系。中能 X 射线中电离室的能响改变十分大。每次校准时，最好将所有量都进行校准，尤其是 N_{D,w,Q_0} 改变的比校准所要求的相差很多时或电离室已修理时，更应该如此。

4.5.3　非参考条件下的吸收剂量的测量

参考条件下水吸收剂量测量在水深 2g/cm² 处进行。为使所有深度处剂量之间的关系得以建立，需要测量中心轴深度剂量分布。中心轴深度剂量的评估情况可从一些文献中获得，但公布出的情况不可能和临床中射束 HVL 和 kV 完全相符，因此十分有必要测量出每种临床射束的中心轴深度剂量分布。

尽管千伏级 X 射线用于放疗中大约有十年，但有关它的相对剂量测量方面的研究仍不深入。Seuntiens 等指出圆柱形电离室校准时要求它不能受到模体方面的影响，一般指测量深度和射野大小。然而该电离室无法用于深度小于 0.5cm 处水模体中。由于射线能量和射野大小方面的原因，使得前 10mm 的百分深度剂量分布中的吸收剂量的测量值发生十分明显的变化。中能 X 射线的剂量深度数据见图 4.4。

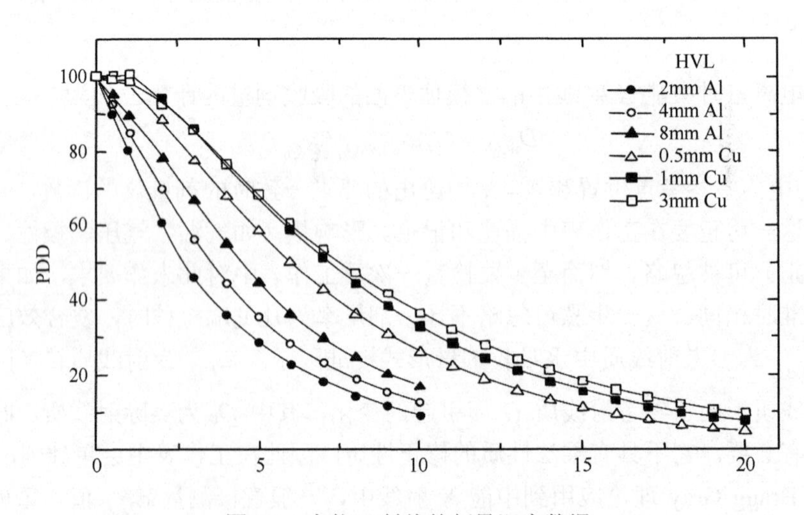

图 4.4　中能 X 射线的剂量深度数据

测量百分深度剂量分布时使用小体积电离室在扫描水箱中进行，这一情况和高能光子束、高能电子束中测量相对剂量或使用平行板电离室在高能电子束中进行相对剂量测量时的情况一样。这种电离室的优势在于它可以测量深度小于 0.5cm 范围内的中心轴深度剂量分布。然而这些电离室并不是为千伏级 X 射线而设计的，因此深度电离曲线和深度剂量曲线（深度超过 0.5cm 时）的关系要与圆柱形电离室的情况相比较。这一比较要在适当的深度处进行（圆柱形电离室的测量深度为电离室中心轴的深度）。多数情况下不同电离室类型间引起的变化不超过几个百分点，通过与已公布的（至少可能使用）数据相比较以进一步保证精确度。

中低能 X 射线之间存在重叠区，使用塑料模体进行剂量测量可在 HVL 低于 3mm，管电压不超过 100kV 条件下使用。此方法中的适用条件可放宽至更高一些的 kV 和 HVL 中，仅允许它和水模体中的测量结果有几个百分点的差别。在表面进行测量时必须保持材质的厚度符合全部的次级电子完全建成条件。

有些适合扫描式高能射束进行日常测量的探测器都不适用于中能 X 射线。它们在千伏级 X 射线中的响应变化剧烈，胶片和半导体类探测器即源于此，所以不能使用。热释光探测器可以使用，不过使用前其能响变化情况应和电离室相比较。

考虑到临床应用中需要用到不同 SSD 和射野大小下的输出因子方面的数据，中能 X 射线中的输出因子指给定 SSD 和射野大小条件下的吸收剂量和参考条件下的水模体表面的吸收剂量之比。一般情况下无法直接测量水模体表面处吸收剂量，必须要有合适的深度，以确保达到次级电子建成条件。测量的方法为：测量出不同射野大小和 SSD 条件下水深为 $2g/cm^2$ 的吸收剂量和参考条件下的数值，然后相除。表面处的吸收剂量使用中心轴深度剂量分布外推得出。

4.5.4　参考条件下水吸收剂量测量中不确定度评估

中能 X 射线初级吸收剂量校准方面的实践经验不是很多。直接从标准实验室获得 $D_{D,w,Q}$ 值的不确定度，假定为 1%。吸收剂量形式的校准因子从空气比释动能基准获取数值时，其大小为 3%。后一种情况中，$D_{D,w,Q}$ 的不确定度在总不确定度中占主要成分。

X 射线的输出依赖于 X 射线电压、球管温度、管电流和管电压的操控情况。其不确定度要单独分析和评估，测量时间要合适，至少测量 5 次，在此不作进一步分析。

处于较低端的射线能量中，单位毫米内的剂量梯度可达到 1%，很难使吸收剂量的测定位置的重建度好于 1%，这部分不确定度的评估依赖于参考条件的建立。

中能 X 射线剂量中直接使用从校准因子 $D_{D,w,Q}$ 中推导得出的 k_{Q,Q_0} 值。如果用式(4.11)所得 N_{D,w,Q_0} 和式（4.10）的数值相同，则 k_{Q,Q_0} N_{D,w,Q_0} 的不确定度是 $D_{D,w,Q}$ 的不确定度，不是上述情况时，数值通过剂量仪的一系列后续校准得出。但 k_{Q,Q_0} 的不确定度会有所增加，这是因为新的 N_{D,w,Q_0} 校准因子和计算得出的 k 值之间缺少内在的相关性，并导致 $D_{w,Q}$ 合成不确定度增加至 5%。

参 考 文 献

[1] JJG 589-208 医用电子加速器辐射源. 国家质量监督检验检疫总局，1999：8-12.
[2] GB/T 19046-2003 医用电子加速器验收试验和周期检验规程. 国家质量监督检验检疫总局，2003：6-20.
[3] JJG 1027-2007 医用 ^{60}Co 远距离治疗辐射源. 国家质量监督检验检疫总局，2008：22-27.
[4] JJG 912-2010 治疗水平电离室剂量计. 国家质量监督检验检疫总局，2010：32-36.
[5] 牛道立，杨波，杨振. 等. 影像引导强放射治疗学. 天津：天津科技翻译出版公司，2011：32-39.

第 5 章　放射源与放射治疗机

本章主要介绍放射治疗中常见的放射源与放射治疗设备。

放疗使用的放射源主要有三类：①放出 α、β、γ 射线的放射性同位素；②产生不同能量的 X 射线的 X 射线治疗机和各类加速器；③产生电子束、质子束、中子束、负 π 介子束，以及其他重粒子束的各类加速器。

放疗可分为体外照射和体内照射两种基本照射方式。①体外照射：指放射源位于体外一定距离，集中照射人体某一部位，也称体外远距离照射，简称外照射；②体内照射：指将同位素放射源密封，直接放入被治疗的组织内或人体的天然腔内（如舌、鼻咽、食管、宫颈等部位）直接进行照射，也称组织间照射和腔内照射，简称近距离照射。

远距离放射治疗是放射治疗最主要的治疗方式，临床上主要的体外放射治疗机有钴-60治疗机、医用电子直线加速器、医用质子加速器等，远距离放射治疗技术在精确放射治疗方面逐渐成熟并成为主流。所谓精确放射治疗是指采用立体定向定位技术、调强放射治疗技术、图像引导放射治疗等先进技术手段给患者提供“精确定位、精确计划、精确治疗”的方式。而近距离放射治疗一般作为远距离放射治疗的辅助治疗手段，主要采用的方式有腔内放射治疗、组织间放射治疗、管内放射治疗、表面敷贴治疗和放射性粒子植入治疗，其治疗距离短，辐射能量大部分被组织吸收，辐射强度受平方反比定律的影响较大，靶区剂量常常不够均匀，难以满足目前精确放疗的需求。

5.1　放射性同位素源与近距离治疗机

放射性同位素产生 α、β、γ 三种射线。放疗主要使用 β 和 γ 两种射线，而且应用 γ 射线较多。放疗中使用的放射性同位素，除镭以外都是人工放射性同位素，并且除了钴-60和铯-137 以外，所有这些同位素只用于近距离照射。

5.1.1　镭-226 源（^{226}Ra）

镭-226 由玛丽·居里（Marie Curie）于 1898 年发现，是一种天然放射性同位素，不断衰变为放射性气体氡，然后再经过一系列衰变，最后变成铅的稳定同位素。镭的半衰期为1590 年，氡的半衰期为 3.8 天，在衰变过程中放出 α、β、γ 三种射线，其 γ 射线平均能量为 0.83MeV，β 射线最大能量为 3.26MeV。临床使用的是镭的硫酸盐，装在各种形状的铂铱合金封套内。镭的生物半衰期长，在体内停留时间长，短时间内不能消除，特别是使骨髓损伤严重，因此原则上镭在医学上禁用[1]。

5.1.2　铯-137 源（^{137}Cs）

铯-137 源是人工放射性同位素，是由核反应堆的副产品加工得到的。它发出的射线是 0.662MeV 的单能 γ 射线和 0.51MeV 的 β 射线，半衰期为 30.2 年。无论从源本身的物理特点或从放射防护的观点上看，铯-137 比镭优越。铯-137 源主要应用于低剂量率（LDR）后装治疗机。

5.1.3　钴-60 源（^{60}Co）

钴-60 源也是一种人工放射性同位素，是用无放射性的金属钴-59 在反应堆中经过热中子轰击生成的不稳定的放射性同位素。钴-60 核内的中子不断转变为质子并放出能量为 0.31MeV 的 β 射线，核中过剩的能量以 γ 辐射的形式释放出来。钴-60 的 γ 射线能量有 1.17MeV 和 1.33MeV 两种，平均能量为 1.25MeV，半衰期是 5.27 年。钴-60 放出的 β 射线能量为 0.318MeV，易于被容器吸收；γ 射线平均能量为 1.25MeV，比镭略高，可作为镭的代用品。由于钴-60 与铯-137 相比半衰期短且能量高，因此其作为腔内照射辐射源的使用效果不如铯-137。目前常用于腔内近距离放射治疗和远距离放射治疗。

5.1.4　铱-192 源（^{192}Ir）

铱-192 也是一种人工放射性同位素，是由铱-191 在反应堆中经热中子轰击生成的。铱-192 的能谱比较复杂，γ 射线平均能量为 0.38MeV（0.136～1.06MeV）。铱-192 粒状源可以做得很小，使其点源的特性好，便于剂量计算。其半衰期为 74.2 天。37～370GBq（1～10Ci）的高活度的铱-192 普遍用于高剂量率（HDR）的后装治疗。

5.1.5　后装治疗机

目前，临床上常用的近距离治疗装置就是后装治疗机。所谓后装技术是指先把不带放射源的施源器放入治疗部位，在计算机控制下，由机器自动将放射源送入治疗部位的施源器内实施照射的治疗技术。该方法降低了医务人员的受照剂量，提高了摆位精度，减轻了患者痛苦。现代近距离治疗后装机的特点可以概括为：由计算机控制的遥控步进微型源，按照参考点预设定剂量，计算各驻留点驻留时间，并经优化处理后得出理想的剂量分布[2]。

后装治疗机基本结构由主机、控制计算机、治疗计划系统、各种施源器组成，其中主机包括基座、立柱、机头和放射源 4 个部分，其组件包括送丝组件、分度组件、源罐组件、升级组件、架体组件、外罩。后装治疗机的实物图，如图 5.1 所示。控制计算机包括控制单元和治疗单元两部分，通过计算机控制来进行串口发送和接收信号。施源器是插入人体的部分，根据临床的实际需求，种类较多。

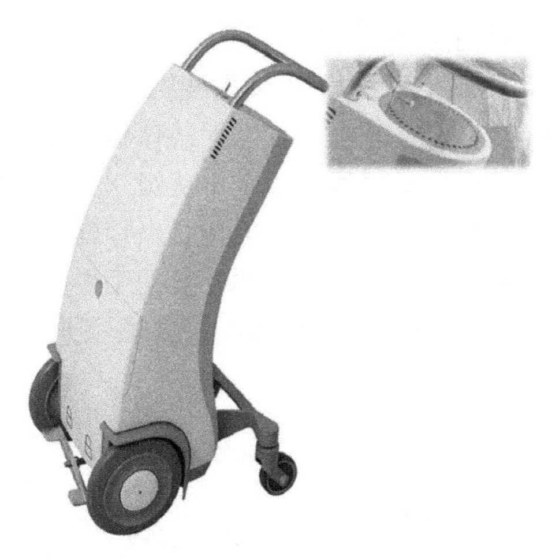

图 5.1 后装治疗机实物图

内照射近距离后装机的治疗过程是，首先对选定的施源器进行消毒，然后将施源器放置在需要近距离治疗的病变部位，如果是用于食管等部位的治疗，还要在 X 射线诊断机或模拟定位机 CT 上，通过透视并摄像的方法确认施源器的确切位置，并通过专门的图像输入设备将拍摄的 X 线片或 CT 断层图像输入治疗计划系统的计算机内，通过专业软件设计治疗计划。同时，要将施源器与后装治疗机接通。待准备工作完成之后，工作人员退出治疗室，然后通过操作控制系统，执行计划系统传送过来的治疗计划。当完成一定量的辐照之后，在计算机的控制下，放射源自动退回到储源器，完成一次照射过程，从而实现近距离后装治疗。这种治疗模式既可以保证治疗精度，又能保证工作人员安全，所以受到放射治疗界的广泛认可，从而获得了广泛的推广应用。

近距离照射与体外照射的基本区别：①近距离照射，其放射源的活度较小，由几十 MBq（几 mCi）到大约 400GBq（10Ci），而且治疗距离较短，为 5mm～5cm；②体外照射，其放射线的能量大部分被准直器、限束器等屏蔽，只有少部分能达到组织，近距离则相反，大部分能量被组织吸收；③体外照射，其放射线必须经过皮肤和正常组织才能达到肿瘤，肿瘤剂量受到皮肤和正常组织耐受量的限制，为得到较高的均匀的肿瘤剂量，需要选择不同能量的射线和采用多射野照射技术。由于受距离平方反比定律的影响，在腔内组织间近距离照射中，离放射源近的组织剂量相当高，离放射源远的组织剂量较低，靶区剂量分布的均匀性远比体外照射差。

5.2 放射治疗中常见的治疗设备

5.2.1 X 射线治疗机

临床使用的 X 射线束的典型能量在 10kV 和 50MV 之间，由动能为 10keV～50MeV 电子束打击特殊的金属靶产生。绝大部分电子能量在靶内转化为热能，一小部分能量以发射

X 射线光子的形式释放，其中发出的 X 射线分为两个部分：特征 X 射线与轫致辐射 X 射线。

放射治疗使用的浅层和深部 X 射线均由 X 射线机产生。放射治疗 X 射线机的主要组成部分包括：X 射线球管；天花式或落地式的 X 射线球管安装机座；射线靶冷却系统；控制台；X 射线高压发生器。其中，X 射线球管是千伏级 X 射线治疗机的核心部件，图 5.2 为千伏级 X 射线治疗机球管示意图，球管一端为阴极（灯丝），另一端为阳极（钨靶），密封在高度真空状态的玻璃管中。千伏级 X 射线治疗机的工作原理为，当给灯丝加热后会形成待发射的热电子，在阳极与阴极施加高电压时，在高压正向电场的作用下，电子会加速撞向钨靶，从而产生用于治疗的 X 射线[3]。

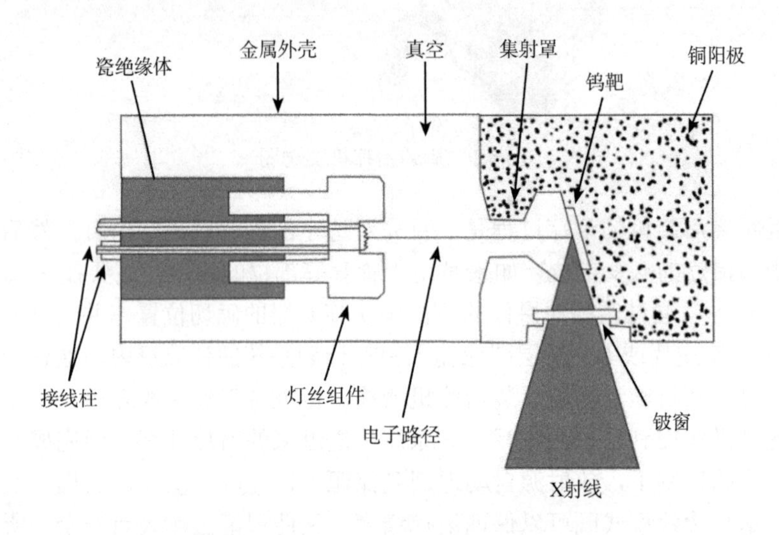

图 5.2　千伏级 X 射线治疗机球管示意图

从 X 射线机中产生的 X 射线有从零到峰值（X 射线机管电压）的一系列能量，其低能部分对治疗毫无用处并且产生高的皮肤剂量。要适应治疗需要，就必须改进 X 射线能谱，去掉低能部分，保留有用的高能 X 射线。滤过板就可以起到这样的作用，经过滤过的 X 射线比原来的平均能量高。适当选择滤过板才能达到预期的光束硬度和可接受的强度。使用滤过板时应注意以下问题：①不同能量范围的 X 射线用不同的滤过板，140kV 以下的用铝，140kV 以上的用铜或铜加铝复合滤过；②同一管电压的 X 射线，滤过板不同，所得 X 射线半价层也不同；③使用复合滤过板时要注意放置的次序，沿射线方向，应先放置原子序数大的，后放置原子序数小的，这样放置的主要目的是滤掉滤板本身产生的特征谱线，同时也滤掉低能部分 X 射线；④从理论上来说，滤过越多，谱线分布对治疗越好，但是过多的滤过会大大降低射线强度，不经济，应该综合考虑[4]。

中低能 X 射线的射线质用半价层（HVL）来表示，它可以通过 X（γ）射线光子束贯穿某种介质时减弱的程度来定义和确定。临床上使用的半价层定义为使入射 X 射线光子的强度或注量率降低一半时所需要的某种材料吸收体的厚度，它与线性吸收（线性衰减）系数的关系为

$$\mathrm{HVL}=0.693/\mu \tag{5.1}$$

μ 依赖于射线质和吸收体的材料，所以用某种材料的半价层就可以表示射线穿射介质的本领，即可以用它表示 X（γ）射线的射线质。临床剂量学中，一般应结合 X 射线机管电压的

大小和所使用的滤过板，用铝或铜材料的厚度来表示半价层，如 2mmAl、0.5mmCu 等。半价层相同的射线质，其 X 射线的能谱不一定相同，百分深度剂量分布也可能不同。因此，中低能 X 射线质除用半价层表示外，还应给出管电压。为了获得临床所需要半价层的 X 射线质，可通过改变 X 射线机管电压及与管电压相应的滤过板组合来实现[5, 6]。

千伏级电压的 X 射线机主要用于浅表组织的治疗。为了与深部治疗机区别，将管电压为 50～150kV 的机器定义为浅层治疗机，其产生的射线半价层一般为 1～8mmAl。深部治疗机的管电压通常在 200～350kV，它的深度剂量介于浅层治疗机和超高压治疗机之间，也称为中电压治疗机[7]。

5.2.2　同位素远距离治疗机

使用 γ 辐射源进行外照射放射治疗的设备为远距离治疗机，这类机器通常为等中心安装且射线束能够以固定的源轴距（SAD）绕患者作旋转，现代远距离治疗机的源轴距为 100cm，少见也有 80cm。

远距离治疗机的主要组成部分有：放射性辐射源、包括射线准直器和辐射源驱动机构的源容器、可作等中心旋转的机架的支座机构，患者支撑系统和机器控制台。临床广泛使用的同位素远距离治疗机是钴-60 治疗机，其外形结构如图 5.3 所示。它主要由以下几部分组成：①一个密封的钴-60 放射源；②一个源容器和防护机头；③具有开关的遮线器装置；④具有定向限束的准直器；⑤支持机头的治疗机架，用来调节线束方向；⑥治疗床；⑦计时器及运动控制系统；⑧辐射安全及联锁系统。

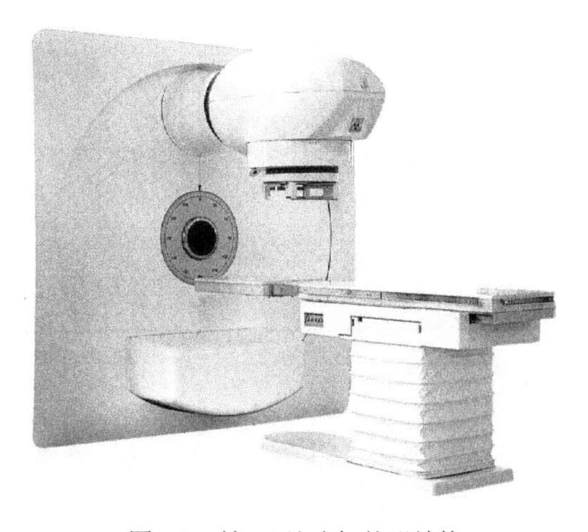

图 5.3　钴-60 治疗机外形结构

典型的远距离放射治疗用圆柱形放射源，直径通常为 1～2cm，圆柱体的高度为 2.5cm 左右。辐射源的直径越小，物理半影越小，价格也越贵。远距离治疗用钴-60 源的放射性活度一般在 5000～10 000Ci（185～370TBq）范围内，在距离源 80cm 处可提供 100～200cGy/min 的剂量率。

同位素远距离治疗机普遍使用钴-60 源，其射线的半衰期为 5.27 年，平均每月大约衰变 1%，射线平均能量为 1.25MeV。它具有以下优点。①穿透力强：高能射线通过吸收介质时的衰减率比低能 X 射线低，因此高能射线剂量随深度变化比低能 X 射线慢，就是说比低能 X 射线有较高的百分深度剂量，由于百分深度剂量高，所以钴-60 治疗时射野设计比低能 X 射线简单，剂量分布也比较均匀。②保护皮肤：钴-60 射线最大能量吸收发生在皮肤下 4～5mm 深度，皮肤剂量相对较小，引起的皮肤反应比 X 射线轻得多。③骨和软组织有同等的吸收剂量：低能 X 射线中，由于光电效应占主要优势，骨中每伦琴剂量吸收比软组织大得多。而对于钴-60 射线，康普顿效应占主要优势，因此每单位剂量的吸收在每克骨中与软组织近似相同。钴-60 这一优点保证了当射线穿过正常骨组织时，不引起骨损伤；另外，由于骨和软组织有同等吸收能力，在一些组织交界面处，等剂量曲线形状变化较小，治疗剂量较精确。④钴-60 射线的次级射线主要向前散射，射线几何线束以外的旁向散射比 X 射线小得多，剂量下降快，因此保护了射野边缘外的正常组织和降低了全身的积分剂量。⑤经济、可靠、结构简单、维护方便。

钴-60 治疗机有三种半影：几何半影、穿射半影和散射半影，如图 5.4 所示。半影就是射野边缘剂量随离开中心轴距离的增加而急剧变化的范围，通常用 P90%～10%或 P80%～20%表示，它可以是沿射中心轴上 80%等剂量线与 20%等剂量线之间的距离。①几何半影：源有一定尺寸，经准直器限束后，射野边缘各点分别受到面积不等的源的照射，因而产生由高到低的剂量渐变分布。②穿射半影：即使是点状源，由于准直器端面与边缘射束不平行，射束穿透厚度不同，也造成剂量渐变分布。③散射半影：即使用点状源和球面准直器消除几何半影和穿透半影，组织中的剂量分布仍然有渐变，这主要是组织中的散射造成的。散射半影无法消除，只是随入射线能量的增大而减小。

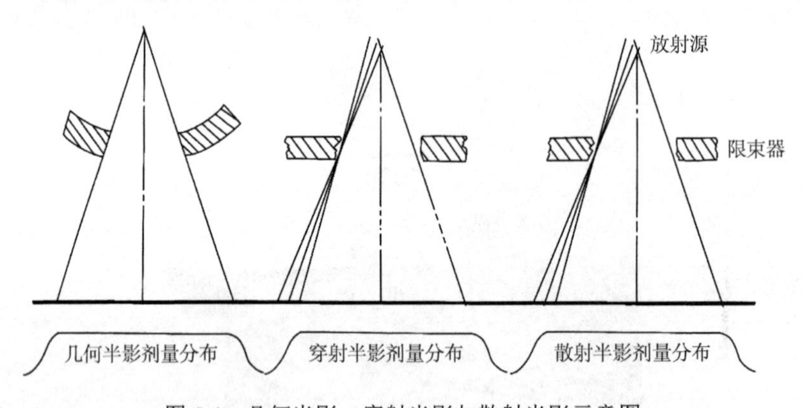

图 5.4　几何半影、穿射半影与散射半影示意图

5.3　医用电子直线加速器

5.3.1　医用加速器概述

加速器是带电粒子加速器的简称。从微观上来说，我们无法用人工方法控制不带电的

粒子（如中子），但可以通过电场和磁场让带电的粒子（如电子、质子等）加速或改变运动方向，所以加速器是指带电粒子加速器。其理论基础是：带电粒子在电场中必然会受到电场力的作用，使得带电粒子的速度增加，能量提高。而带电粒子在磁场中受到洛伦兹力的作用，使其运动方向改变。

医用加速器，按粒子类型可分为电子加速器、质子加速器、重离子加速器和中子治疗加速器四类；按加速路径可分为直线加速器和回旋加速器两类；按用途可分为放射治疗用加速器、为 PET 提供诊断专用核素的加速器两类。

质子加速器和重离子加速器的最大特点和优势在于输出的射线具有“布拉格峰”，即质子束和重离子束达到最大射程以后的剂量会迅速降低到零点，从而可以有效地保护后面的正常组织，比较适合于重要器官周围病灶的治疗。但由于其造价昂贵，适应证较窄，目前还难以广泛推广应用。

中子治疗加速器的输出特性与电子直线加速器输出的高能 X 射线的深度剂量特性比较接近，曾在 20 世纪 40 年代在临床上有过小范围的应用，但由于中子束的综合性能指标不如高能 X 射线，而且造价很高，所以临床上早已不再使用中子治疗加速器了。

医用电子直线加速器的基本特点是：可以输出不同能量的 X 射线和电子射线，输出的能量可以从几兆电子伏到几十兆电子伏灵活选择；可以固定野治疗，也可以变换射野、旋转机架和机头进行治疗，基本可以满足绝大多数病例的临床需求；另外，通过增加辅助装置，在现代计算机技术的配合下，可以实现“适形调强”和“X 刀治疗”等精确放疗技术，性价比较高。因此，其在医用加速器中占绝对优势。目前，国内外临床上应用的放射治疗设备主要是电子直线加速器。

因此，本节将对医用电子直线加速器作重点介绍，对其他加速器不作陈述。

5.3.2　医用电子直线加速器优势

医用电子直线加速器之所以在肿瘤放射治疗中得到广泛的应用，主要有如下优点[8]。

（1）加速器的射线穿透能力强，各种射线穿透组织的能力与其本身所具备的能量成正比。一般 X 射线治疗机输出的射线能量只有 200kV 左右，^{60}Co 治疗机发生的 γ 射线也只能达到 1.25MV，而加速器输出的能量则可达到 6MV 甚至更高，且可根据患者不同情况对输出能量的大小进行调整。因此，加速器对深部体积较大的肿瘤病灶能够给以更有效的杀灭。

（2）加速器既可输出高能的 X 射线，也可输出高能电子线。电子线到达预定部位后能量迅速下降，因而能减少射线对病变后面正常组织的危害，特别适于体表或靠近体表的各种肿瘤。例如，采用电子线治疗乳腺癌，对肺部及心脏损害就比 ^{60}Co 小得多。

（3）皮肤并发症显著减少。放疗引起的皮肤并发症与射线具备的能量成反比。X 射线以皮肤吸收能量最高，^{60}Co γ 射线最大能量吸收在皮下 4～5mm 的深度，而加速器的高能 X 射线最大能量吸收在皮下 15～30mm 的深度。因此，其在治疗内脏肿瘤时，皮肤及皮下组织吸收的射线很少，会显著减少皮肤及皮下组织的损伤。

（4）加速器的射线能够被有效控制。由于加速器配有精准的肿瘤病灶定位装置，可保证射线集中于肿瘤组织，肿瘤旁的正常组织影响很小。特别是肿瘤病灶附近有重要器官时，加速器的这一优点尤其突出。

（5）加速器一次可输出很高的能量，能缩短照射时间。手术切除肿瘤时，有时难免有肉眼看不见的肿瘤细胞或手术难以切净的肿瘤病灶残留在患者体内，可能导致日后局部复发或转移。一般的放疗设备对此无能为力，而加速器可以相对容易地消灭这些肿瘤细胞。

（6）加速器停机后放射线即消失。加速器不存在 ^{60}Co 等具有的射线泄漏和衰减问题，有利于保护环境和保证疗效。

正是由于医用电子直线加速器具有明显的优点，其受到肿瘤治疗专家的普遍欢迎。又由于电子计算机在医用电子直线加速器和治疗计划系统等附属设备中的广泛应用，医用电子直线加速器剂量计算的精确性明显提高，治疗方法更加多样化，治疗效果显著提高，所以医用电子直线加速器在肿瘤治疗中得到广泛应用，并发挥着巨大的作用。

5.3.3　基本功能

医用电子直线加速器按照输出能量的高低，一般分为低能机、中能机和高能机三种类型。①低能单光子（4～6MV）直线加速器；②低能单光子（6MV）带电子束直线加速器；③中、高能（单、三）双光子带电子束直线加速器。不同能量的加速器 X 射线能量差别不大，一般为 4MV、6MV 和 8MV，有的达到 10MV 以上。按加速管工作原理方式不同，医用电子直线加速器可分为行波加速方式和驻波加速方式。此外，按照 X 射线能量的挡位划分，医用电子直线加速器可分为单光子、双光子和多光子。现代医用电子直线加速器可以设计成为输出高能和低能双光子甚至三光子 X 射线，并有多挡电子线可供选择。比较典型的射线组合是：X 射线为低能 4MV 或 6MV；高能 10MV 或 15MV。电子射线能量的典型组合是最低 4MeV，最高 21MeV，中间再穿插几挡，形成较为合理的能量阶梯，如电子射线能量为 4MeV、6MeV、8MeV、10MeV、12MeV、15MeV、18MeV、21MeV 等。通常，腹部或胸部较深部位病灶可选用高能 X 射线，较浅部位病灶选用低能 X 射线；而皮肤或皮下较浅部位病灶则按照需要选择不同能量电子射线进行放射治疗，这样就可以做到一机多用，可以充分满足不同的临床需求。

另外，为了能够实现多角度、全方位照射，以达到既能躲避重要器官，又能得到所期望的剂量分布状态，现代医用加速器机架、辐射头和治疗床都可以做 360° 旋转，并且三条中心轴线相交于一点，这个三线合一的交汇点就称为“等中心”。当把病灶置于等中心位置时，就可以在任何角度和任何方位进行照射，以达到最佳剂量分布，从而得到最好的治疗效果。

可见，现代医用电子直线加速器既可以输出双光子甚至三光子 X 射线，又可以输出多挡电子线，这是以往任何放疗设备都不能比拟的。同时，既可以单角度静止照射，也可以多角度旋转照射，或等中心立体照射，能够达到最佳的三维剂量分布状态，可以取得最好的治疗效果。现代医用电子直线加速器的基本特点是：多种能量的射线可以灵活选择，等中心旋转照射能够保证最佳剂量分布和最佳治疗效果，这是医用电子直线加速器在放疗设备中占绝对优势的主要原因。

5.3.4　主要性能指标

医用电子直线加速器主要性能指标可以分为射线质量指标和机械精度指标两部分。

射线质量指标除了规定光子或电子射线各挡能量之外，还包括射野（照射区域）内射线平坦度和对称性指标。一般来说，光子的射线平坦度和对称性都不能超过±3%；电子射线平坦度不能过 5%，对称性不能超过±2%。

机械精度指标主要规定了等中心精度和射野精度。通常规定等中心精度不能＞±1mm。光子的射野半影不能＞8mm。

5.3.5　直线加速器原理概述

医用电子直线加速器的原理是利用高功率交变微波电场对电子在直线上进行加速，产生高能射线，其是用于人类医学实践中远距离外照射放射治疗活动的大型医疗设备。其中“医用”表示设备的用途是用于人体肿瘤治疗，应符合医疗设备的特殊要求；“电子”表示被加速的粒子是电子，而非质子或其他重离子；“直线”表示电子束在加速过程中的运动轨迹是一条直线；“加速器”表示是一种应用高能物理理论进行束流加速装置。它能产生高能 X 射线和电子线，具有剂量率高，照射时间短，照射野大，剂量均匀性和稳定性好，以及半影区小等特点，广泛应用于各种肿瘤的治疗，特别是对深部肿瘤的治疗。

其详细工作原理为利用三相市电通过主电源箱加到调压器和高压电源，高压电源将该电压升高，经过整流和滤波，产生 12kV 直流电压输出到脉冲调制器。脉冲调制器将得到的直流高压转变为大功率脉冲供给磁控管或速调管，由磁控管振荡产生一定频率的微波功率，经微波传输系统馈入加速管，在加速管中建立起加速电场。加速管电子枪阴极表面发射的电子被阴极与阳极间的电场加速，注入加速管加速腔，处于合适相位的电子受到微波电磁场的加速，其能量不断增加，发生韧致辐射，产生 X 射线，将电子直接引出，就得到高能电子线。高能 X 射线或电子线经过辐射头的控制准直使其进一步适合放疗。

5.3.6　直线加速器基本结构

电子直线加速器是采用微波电场把电子加速到高能的装置，其加速管实际上是一个微波波导管。按加速原理区分，电子直线加速器有行波加速和驻波加速两种。

电子直线加速器结构复杂，涉及多学科和技术，其结构由加速管系统、微波系统、电子放射系统、高压脉冲调制系统、束流控制系统、真空系统、辐射系统、机械系统、温度制动控制系统、电器操作与安全保护系统、计算机网络系统等组成，如图 5.5 所示。其中，加速管、磁控管或速调管、闸流管及电子枪是加速器的核心部件。

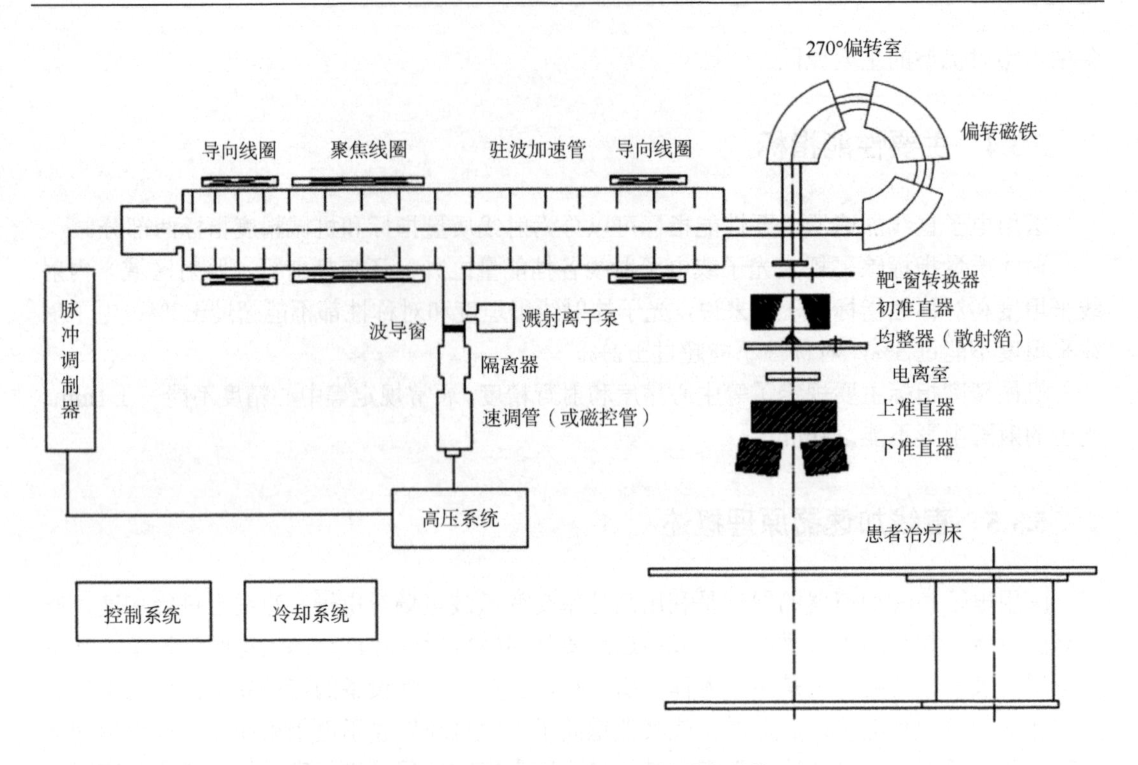

图 5.5　医用电子直线加速器的基本结构

加速管：加速管也叫加速结构或加速波导，是电子加速器的关键部件，根据其加速原理，分为行波加速器和驻波加速器。

微波源：医用电子加速器的微波功率源在低能时用磁控管，高能时用速调管。磁控管是一种正交场微波管，外形设计成圆形，所加直流磁场方向与电子运动方向相互垂直，电子流将势能转换成微波能量。速调管是对电子注进行速度调制的一种微波功率放大管，它将电子注直流能量转换为微波能量。

电子枪：电子枪将电子注入加速管，为医用电子直线加速器提供加速的电子。行波医用电子直线加速器的电子枪阴极采用钨制成，有直热式、间接式和轰击式三种加热方式。驻波医用电子直线加速器的电子枪由氧化物制成。

束流系统：由偏转线圈、聚焦线圈等组成，控制束流运动方向，提高束流品质。

真空系统：确保加速电子不因与空气中分子碰撞而损失能量。一般使用离子泵保持医用电子直线加速器的运行真空。

充气系统：加速管和微波管道之间是由波导窗来连接的，波导管内充入绝缘气体氟利昂，以防微波电场在传输中打火。

恒温冷却系统：加速器在运行过程中消耗的功率较大，为保证加速器正常稳定，需要有恒温冷却系统保持不受环境温度的影响。恒温冷却系统包括内水循环冷却和外水循环冷却。

准直器：准直器的目的是限定照射野的大小，以适应治疗需要。根据国际放射防护委员会推荐，准直器的厚度应使漏射量不超过有用照射量的 5%。实际治疗机中，多数准直器厚度比此厚度大，使漏射线剂量不超过有用射线剂量的 1%，以减少穿射半影。

5.3.7　加速结构原理

电子直线加速器分为行波加速管和驻波加速管，加速管系统是整套设备的核心部件，其主要功能是加速电子，使电子获得所需的能量。虽然行波加速器和驻波加速器结构相似，均是采用微波电场把电子在加速管中加速到高能的装置，但整体结构还是有差异的。下面分别介绍行波加速器和驻波加速器的基本原理。

行波（traveling wave）是按一定方向传播的电磁波，其强度和方向在时间和空间上都是交变的。在行波导管中，微波从电子枪端注入，沿加速管的传播类似于波浪向海滩传播。剩余的微波能量从加速管的终端输出，可以反馈到输入端，通常采用吸收负载吸收掉。

行波加速管也称为盘荷波导管，是由规律放置中心开口的铜圆盘组成，该铜圆盘类似于垫圈，在中心开一个孔，电子可以从中心孔穿过。铜质波导管具有良好的导电率，可以减少微波传输时的功率损耗，同时圆盘结构能够降低微波的传播速度，使得电子与波的速度在波导管的起始位置能够同步。微波功率通过中央孔耦合到相邻腔向前传播，进而传播到整根加速管，形成轴向电场，如图 5.6 所示。如果相位合适，在 t_1 时刻电子进入 B 和 F 腔将获得加速，然后向前进入 C 和 G，由于波也向前移动，在 t_2 时刻电场翻转，电子将继续被加速，沿着加速管电子就可以一直处于行波电场的加速相位上，不断获得能量，得到加速，这就是行波加速的基本原理。

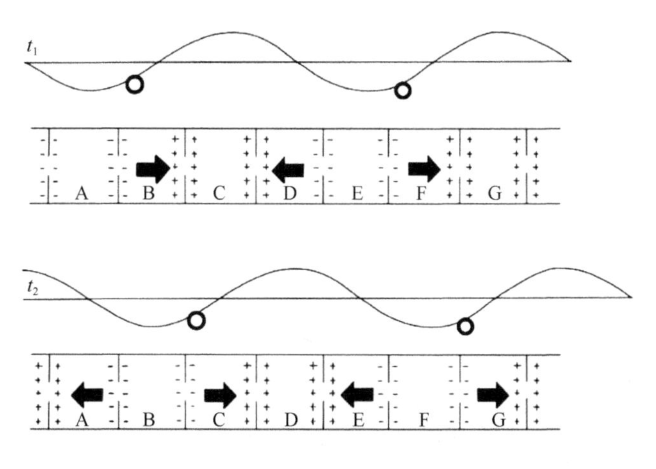

图 5.6　行波加速管工作原理

驻波加速管的始端和末端都接短路面，能够让行波在其中来回反射，如果加速结构的长度合适，入射波和反射波相位相同，通过相互干涉叠加可形成驻波。驻波具有固定的点，不会随波的振荡而移动被称为波节，这是两列行波互相干涉的结果，在节点处相互抵消。在两个连续节点中间，振幅最大的位置称为波腹，波腹在最大正负位移之间来回摆动。当形成驻波的两列波相位相同时，最大振幅是入射波振幅的两倍。如果入射电子进入时机合适，就可以在驻波场的作用下沿轴线方向不断加速前进，能量不断提高。电子要在驻波加速结构中得到持续加速，必须满足同步条件：电子渡越长度为 D 的腔体的时间等于微波振荡周期 T 的一半，即满足 $D/c = T/2$，式中 D 表示腔体的长度，c 表示电子的速度，近似为光速。

驻波加速管的工作原理与行波加速管基本相同，均是由行波在波导中产生正负电场的区域，电子在其中受到加速或减速。如图 5.7 所示，假设在 t_1 时段，1 号腔处于加速半周，2 号腔处于减速半周，电场随时间从大到小；在 t_2 时段，1 号腔变成减速半周，2 号腔处于加速半周。如果 $t = 0$ 时刻 1 号腔电场随时间从零变大，电子此时进入该腔，在 $t = T/4$ 时刻到达 1 号腔中央，电子将从不断增强的加速场中获得能量，加速向前运动。此后加速场逐步变小，在 $t = T/2$ 时刻，电子运动到 1 号腔末端时，加速场变为零，而此时 2 号腔加速场却开始从零变大，电子进入 2 号腔。在 $t = 3T/4$ 时刻，电子到达 2 号腔中央，电子不断获得能量，得到加速。此后加速场逐步变小，当电子运动到 2 号腔末端时，加速场变为零，电子进入下一个腔。这样，如果电子进入每个腔时都处于加速半周，则电子可以不断得到加速。在理想情况下，在加速管第一个腔内的驻波电场应该正好从负变正的瞬间注入电子，此时电子将获得最大的加速。

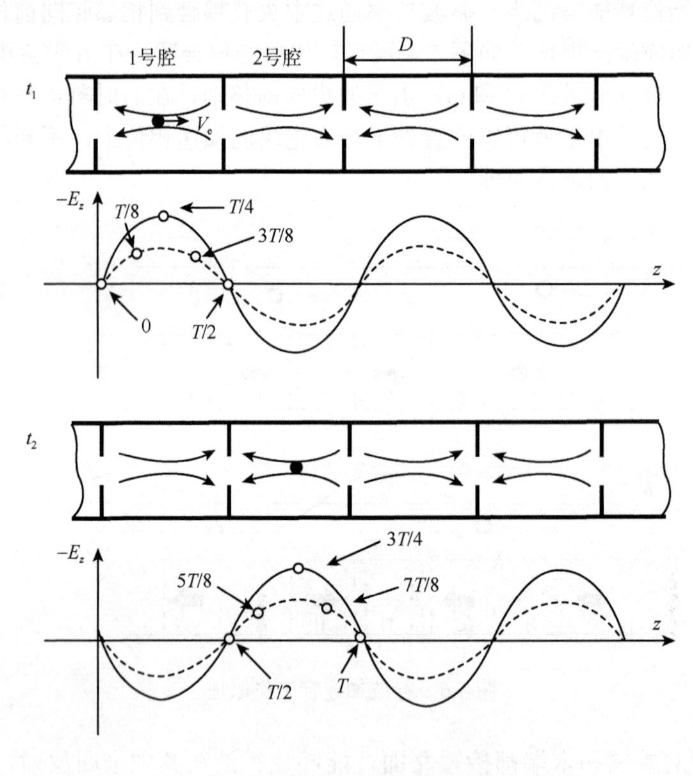

图 5.7　驻波加速管工作原理

5.3.8　加速系统工作原理

现代高能医用电子直线加速器，不论是行波结构还是驻波结构，从整机构成和工作原理上来讲，基本上是一样的。每一台电子直线加速器的三大基本要素是：加速管、微波源和电子枪。电子直线加速器的基本工作原理是：在“高压脉冲调制系统”的统一协调控制下，一方面，“微波源”向加速管内注入微波功率，建立起动态加速电场；另一方面，“电子枪”向加速管内适时发射电子。只要注入的电子与动态加速电场的相位和前进速度（行波）或交变速度（驻波）都能保持一致，即达到同步加速条件，那么，就可以得到所需要的电子能量。如果被加速后的电子直接从辐射系统的“窗口”输出，就是高能电子射线，若为打靶之后输出，就是高能 X 射线。这就是高能医用电子直线加速器的基本工作原理。

当然，为了让电子束能按照预定目标加速并得到所需要的能量，还必须有许多附加系统的协调配合：微波系统是为了传输微波功率并将微波频率控制在允许的范围之内；电子发射系统是为了控制电子的发射数量、发射角度、发射速度和发射时机等；真空系统可以保持电子运动区域和加速管内的高度真空状态，一方面避免电子发射系统的灯丝因氧化而烧断，另一方面避免电子与空气分子的碰撞而损失能量，此外防止极间打火也是设置真空系统的主要目的之一；束流控制系统的作用是让被加速的电子束聚焦、对中和偏转输出；辐射系统的作用是按照需要对电子束进行 X 射线转换和均整输出，或直接均整后输出电子射线，并对输出的 X 射线或电子射线进行实时监测和限束照射；温度自动控制系统的作用是让加速管、微波源（磁控管或速调管）、聚焦线圈、导向线圈、偏转线圈和 X 射线靶等产热部件保持恒温，以达到稳定工作的基本条件。显然，机械系统、电气控制与安全保护系统和计算机网络系统等都是医用电子直线加速器能够持续稳定工作的必备条件[9]。

5.3.9　束流形成系统

束流形成系统也称为辐射系统，是指医用电子直线加速器上机头的部分，其作用是把经过加速、偏转之后引出的高能电子束按照临床需求进行辐射处理。医用电子直行加速器可以产生电子束和 X 射线束，用于临床辐射治疗。其中，电子束是指加速管中的电子加速后，从引出窗输出，不作用于靶，经扩散后形成治疗束。X 射线束是指电子加速后作用于靶，将电子束转换为 X 射线辐射。但是，不论输出的是电子线还是 X 射线，用于临床放射治疗均需经过均整、计量和限束输出等过程。医用电子直线加速器辐射头基本结构原理见图 5.8。辐射系统的主要部件有偏转磁铁（偏转型系统）、准直器、束流均整过滤器、电离室，以及辐射野光学模拟系统等。

（1）偏转磁铁。直线加速器的加速管呈水平放置，电子在其中获得加速后引出，用于治疗之前需要改变其运动方向为垂直方式。电子离开加速管后进入飞行管，将其转移到偏转系统，偏转系统由偏转磁铁组成。根据其引出方式不同，常用的偏转方式有三种：90°偏转、270° 偏转和滑雪式偏转。电子束流在加速管中获得能量不是单能的，在偏转电磁中受电磁场的强度会不同，通过调整偏转磁铁的磁场强度，就可以获得所需能量的电子束，有效提高输出电子线能谱的特性。

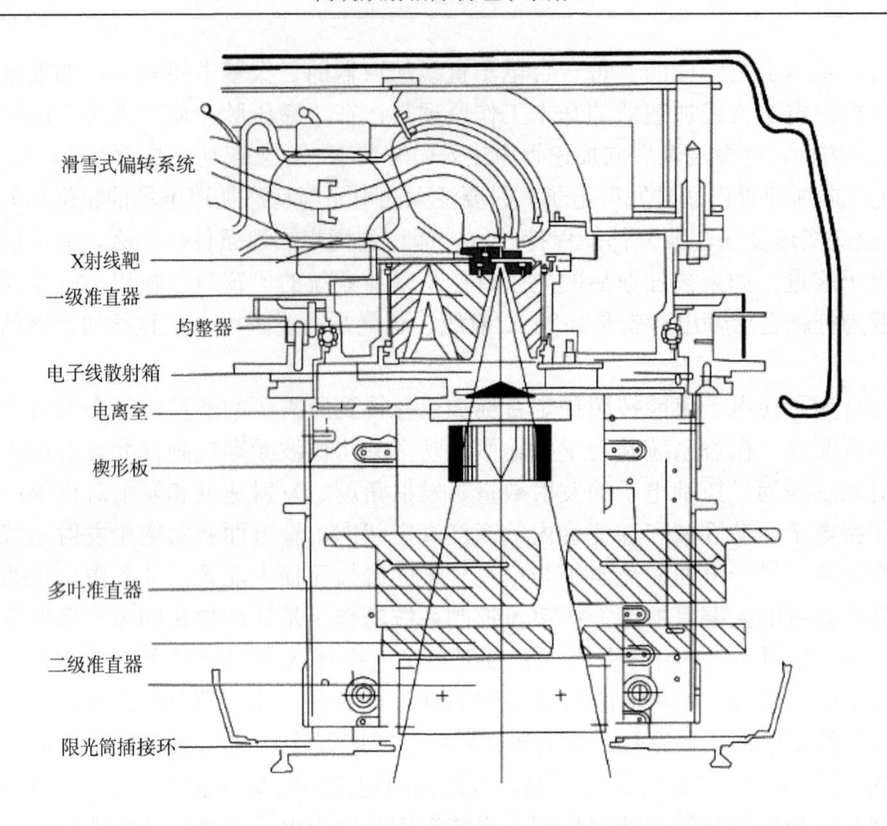

图 5.8　医用电子直线加速器辐射头基本结构原理图

（2）电子束的形成。电子治疗时，X 射线靶移开，均整器旋转托盘旋转到相应能量的散射箔位置。加速管中电子束的直径约为 3mm，临床应用时必须把电子束的截面扩展，且 80%野面积上的平坦度不得低于 5%，散射箔（或扫描系统）就是要扩大射束的直径以满足治疗要求。电离室监测散射后的电子。附件架装在治疗头，然后使用合适的限光筒限制照射野的大小。通常，电子限光筒与 X 射线光阑一起安装在治疗头上，X 射线光阑野一般比光筒野大。这同时提高了电子野的均整性，特别是浅层部分。限光筒太大可能在治疗区外引起漏辐射问题。从限光壁散射出来的电子改善了浅层野周围的均整性，但穿透电子减少了。这种野的深层均整性较差。采用电子束扫描系统也可以得到合适的电子线治疗野[10]。

（3）X 射线治疗束的形成。X 射线是靠高能电子轰击 X 射线靶而产生的，经均整器与准直器形成治疗用治疗束，X 射线靶与均整器一起决定 X 射线治疗束的重要特性。一般来说，X 射线治疗野大小为 0～40cm×40cm。X 射线要经过两级准直才到达治疗部位。初级准直器位于加速管电子引出窗口下，大小固定不变，是 X 射线和电子线共用的。二级准直器是可变的。为了减少 X 射线束的穿射半影，准直器的内端面必须与靶（或虚源位置）为圆心的径向线一致。根据需要，还可以在加速器机头上安装内置或外挂式的多叶准直器，这种准直器有自动和手动两种，为满足复杂的治疗技术需求，现代放疗设备普遍采用内置自动多叶准直器。一级准直器：也叫主准直器，主要用于减少机头的漏辐射；二级准直器：俗称“铅门”，主要用于限定照射野范围和减少漏射线，有上、下两对（分别为 *Y* 和 *X* 方向）。二级准直器由传统的上、下两对对称运动发展到独立式运动。最早的直线加速器中，二级准直器只用于 X 射线治疗模式，当转换到电子线治疗时，它自动开到最大射野位置。由于独立准直器的相对铅门能够彼此跨过线束中心轴向对侧运动一段距离（10～20cm），可以利用它们的运动产生动态或虚拟楔形照射野，即产生一维调强分布。如果两对独立准直器都能跨过对侧，可以利用它来产生二维调强分布。

（4）束流的监测。束流剂量和剂量率是加速器最基本、最重要的参数。剂量监控系统的功能就是利用电离室检测和显示加速器的剂量率和累积剂量，并在达到设定的剂量时终止出束。有的机器还可以通过伺服系统对射束的对称性和剂量率的稳定性进行调整。直线加速器使用的电离室一般是平板型透射式电离室，位于射束经初级准直和均整或散射后，二级准直器之前。电离室是一种密封的腔体，主要由收集极和高压电极组成，两极之间充满探测气体，剂量率不受温度和压强的影响。直线加速器具有两个独立通道的积分剂量监测电离室，相互监测，当两者之间差异超过限定范围时会终止出束，以保证治疗安全。

（5）多叶准直器。在放疗中为实现非规则射野与非均匀强度的射野分布满足射束治疗需求，普遍使用多叶准直器（MLC）。在计算机的控制下，MLC 可以实现静态和动态的调强放射治疗。MLC 位于二级准直器下，在二级准直器形成的规则野中，实现不规则野，图 5.9 为 MLC 结构示意图。MLC 由许多材料为钨的叶片组成，常见的 MLC 由 20～60 对叶片组成，每对叶片在等中心处对应的投影宽度为 0.5cm 或 1cm，对于微型 MLC 也有采用低至 0.25cm 宽的叶片。叶片的宽度决定了 MLC 形成不规则射野与靶区形状的几何适合度，叶片宽度越薄，适形度越好。叶片纵截面的设计非常重要且复杂，叶片间存在间隙时会产生射线泄漏，为降低叶片间的漏射，其形状设计为阶梯状重叠结构。此外，MLC 无法像次级准直器一样设计成弧形移动以降低穿透半野，MLC 的叶尖设计为圆弧形，由于射野越大，叶片所需的圆弧曲率就越大，使得这样的设计仍然会有一部分射线能穿过叶尖[11]。

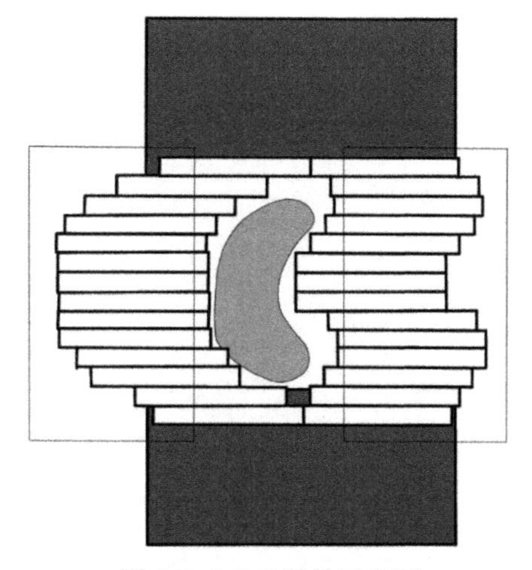

图 5.9　MLC 结构示意图

参考文献

[1] （英）威尔逊. 镭疗的物理基础与放射性同位素. 刘泰福译. 上海：上海卫生出版社，1958.
[2] Williamson J F. Dosimetry，treatment planning and quality assurance in gynecological intracavitary therapy. Ln：Purdy JA（ed），Advances in radiation oncology physics：Medical Physics Monograph 19：New York：American Institute of Physics，1992.
[3] 胡逸民. 肿瘤放射物理学. 北京：原子能出版社，1999.
[4] 宫良平. 放射治疗设备学. 北京：人民军医出版社，2010.
[5] 黄光辉. 滤过板对受检者 X 线防护中作用的研究. 浙江临床医学，2005，（3）：250-251.
[6] 黄光辉，李可女. 滤过板与摄片 KV 关系的实验研究. 中华放射医学与防护杂志，2005，25（5）：464-465.
[7] 曾自力. X 射线治疗机剂量的测量. 中国辐射卫生，2006，（1）：58-59.
[8] 万国应. 医用电子直线加速器. 现代科学仪器，1989，（1）：10-12.
[9] 亢锐，任承祖，张峻峰等. 简述医用直线加速器的结构与故障维护. 计量与测试技术，2015，（12）：71-73.
[10] Rhule T. Practical radiotherapy，physics and equipment. Radiography，2010，16（3）：256.
[11] Clark B G，Teke T，Otto K. Penumbra evaluation of the Varian Millennium and BrainLAB M3 multitleaf collimators. Int J Radiat Oncol Biol Physics，2006，66（4 suppl）：S71-S75.

第 6 章　放射生物学

放射生物学是在辐射生物学基本理论基础上，结合临床放射治疗时肿瘤及正常组织的放射生物特性及治疗结束以后诸因素发生变化的研究，是研究电离辐射在集体、个体、组织、细胞、分子等各种水平上对生物作用的科学。主要研究对象和内容为：电磁射线，如紫外线、X 射线、γ 射线的作用；粒子射线，如电子射线、质子射线、重氢射线、α 射线等高速带电粒子射线的作用；此外还有中子射线的作用等，以达到不断提高肿瘤治疗效果和患者生存质量的目的。

宇宙中、地球上均有天然放射线，人类生存于这个空间中，电离辐射便伴随着整个人类进化史。随着自然科学的发展，到了 19 世纪末，人们才逐渐意识到电离辐射的存在。到 20 世纪 40 年代，电离辐射原理被广泛应用，为人类生活增添了不少便利。但是随着电离辐射在医疗上的应用越来越广泛，如何有效保护患者和工作人员免受不必要的伤害？低剂量电离辐射引起的慢性损伤的阈值是什么？在一个特定环境中，长期受到低剂量辐射的医护人员会有哪些危害？都是需要逐渐重视的问题。那么想要清楚这些问题，要从电离辐射如何作用于人体开始，本章从电离辐射对生物大分子的作用、影响简述电离辐射作用于人体的过程，并简单介绍辐射损伤与修复[1]。

6.1　电离辐射对生物大分子的作用原理

6.1.1　电离辐射的种类和相互作用

我们学习生活的环境中，辐射无处不在。按照辐射与物质相互作用方式不同，我们将辐射分为电离辐射和非电离辐射两种；按照本质和性质，分为电磁辐射和粒子辐射。电离辐射包括本底（即宇宙射线）、X 射线和来自放射性物质的辐射，非电离辐射包括紫外线、热辐射、无线电波和微波。电离辐射是指物质原子或分子受到辐射效应使其所携带的电子变为自由态，从而使这些原子或分子发生电离的现象。电磁辐射是以相互垂直的电场和磁场随时间变化而交变振荡，形成向前运动的电磁波。高能粒子通过消耗自身的动能把能量传递给其他物质的过程称为粒子辐射。

6.1.2　电离和激发

电离辐射包括两种方式：电离和激发。入射带电粒子与物质发生相互作用后损失一部分能量，核外电子获得能量，当电子获得足够多的能量时就脱离原子核的束缚成为自由电子，这个过程就是电离。当电子获得的能量不足以脱离原子核的控制时，只单纯在轨道间跳跃，则为激发。电离辐射对机体的作用主要通过水分子和生物大分子实现，生物大分子包括 DNA、RNA 和蛋白质，其中对 DNA 的辐射效果最为重要。同时水分子占据身体的70%，其电离辐射作用举足轻重。

6.1.3　基本原理

电离辐射作用于生物大分子有两种方式：直接作用和间接作用。由电离辐射的能量直接沉积于生物大分子上，引起生物大分子的电离和激发，导致机体的核酸、蛋白质和酶类等分子结构的改变和生物活性的丧失，这种直接由射线造成的生物大分子损伤效应称为直接作用（direct effect）。电离辐射的间接作用（indirect effect）指电离辐射首先作用于水，使水分子产生一系列辐射分解产物（H_2O_2、H_2、$\cdot OH$等），然后这些辐射分解产物再作用于生物大分子，使其发生物理或者化学变化。在电离辐射的间接作用中，辐射能量沉积于水分子，生物效用发生在生物大分子上。由于机体多数细胞含水量丰富，细胞内含有大量水分子，所以间接作用在电离辐射生物学效应中具有重要意义。体外实验溶液中的稀释效应和电离辐射旁效应能够证明间接作用的存在[2]。

1. 直接作用

直接作用的方式通常是电离和激发，射线将能量直接沉积在生物分子上，使生物分子电离产生生物分子的阳离子和电子，进一步分解为中性自由基、氢离子和电子。还可以通过激发的方式，使变为激发态的生物分子进一步分解为生物分子的自由基和氢自由基。

$$T \xrightarrow{\text{电离}} T^{+} + e^{-} \longrightarrow T\cdot + H^{+} + e^{-} \tag{6.1}$$

$$T \xrightarrow{\text{激发}} T^{*} \longrightarrow T\cdot + H\cdot \tag{6.2}$$

2. 间接作用

间接作用是 X 射线作用的主要形式，它是指电离辐射作用于机体细胞内的原子、分子，主要是水，产生自由基和其他分子。自由基可以损伤关键靶物质。产生的自由基和分子统称为水的原初辐解产物。

如图 6.1 所示，H_2O^* 代表被激发的水分子；$H\cdot$ 代表氢自由基；$\cdot OH$ 代表羟自由基；$e^{-}_{水合}$ 代表水合电子。游离的电子在碰撞过程中丧失其大部分能量，当其能量水平在 100eV 仍未被捕获时，可吸收水分子形成水合电子。

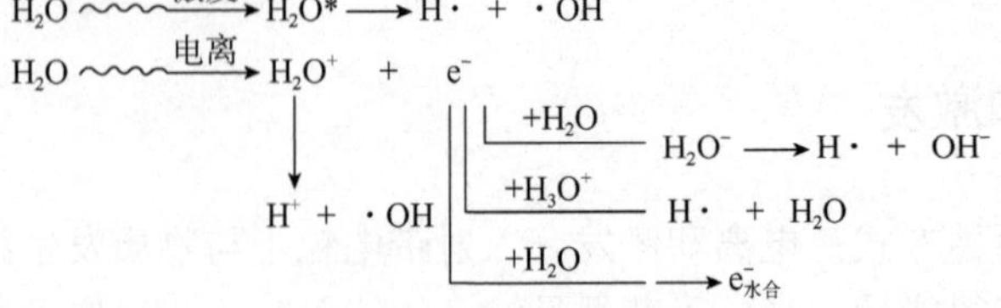

$$H_2O \xrightarrow{\text{激发}} H_2O^{*} \longrightarrow H\cdot + \cdot OH$$

$$H_2O \xrightarrow{\text{电离}} H_2O^{+} + e^{-}$$

$$H_2O^{+} \longrightarrow H^{+} + \cdot OH$$

$$e^{-} \xrightarrow{+H_2O} H_2O^{-} \longrightarrow H\cdot + OH^{-}$$

$$e^{-} \xrightarrow{+H_3O^{+}} H\cdot + H_2O$$

$$e^{-} \xrightarrow{+H_2O} e^{-}_{水合}$$

图 6.1　水的电离过程

我们将能独立存在且带有一个或一个以上未配对电子的任何原子、分子、离子或原子团，如羟自由基（•OH）、氢自由基（H•），称为自由基。自由基在书写时，一般在原子或分子符号旁加上“•”。“•”表示未成对的单电子，写在具有单电子的那个原子符号旁。电离辐射直接或间接作用于生物大分子，产生自由基。自由基带有未配对的电子，更容易获取或失去电子以达到配对电子的趋势，因此其化学性质活泼，寿命短，不稳定性强。

当不配对电子位于氧分子上时为氧自由基，人体内氧自由基含量占总自由基数 95%。同时，氧在生物体内的氧化过程中也会产生一些氧代谢产物或衍生物的含氧物质，即活性氧，包括以下几类：①氧的单电子还原物，如超氧化物阴离子自由基（O_2^-•）和过氧阴离子自由基（O^-•），以及氢过氧基 HO_2• 和 •OH；②氧的双电子还原物过氧化氢自由基 H_2O_2；③烷烃过氧化物（ROOH）及其均裂产物烷氧自由基（RO•）、烷过氧自由基（ROO•）[3]。

自由基对生物分子主要包括 6 种作用方式：抽氢反应、加成反应、电子俘获反应、歧化反应、还原反应、（过）氧化反应。

自由基因带有未配对的电子，化学性质活泼，能够参与细胞一系列的连锁反应，能够与机体内大量的不饱和脂肪酸上的共价键发生相互作用，引起细胞生物膜上的脂质过氧化，从而引起细胞损伤。

6.1.4　自由基对细胞的破坏

1.自由基对脂类和细胞膜的破坏

细胞膜和亚细胞器是脂质过氧化损伤的主要部位，因为生物膜的类脂中有大量的多不饱和脂肪酸（PUFA），容易受到自由基的攻击发生脂质过氧化反应，膜结构遭到破坏，使载体蛋白的选择通透性、主动运输能力和协助扩散能力受损。氧化还原剂 Fe（Ⅱ）等可引发线粒体脂质过氧化，导致线粒体膨胀、溶解等损伤，脂质过氧化可导致红细胞膜发生溶血。微粒体脂质过氧化作用后有多聚核糖体的解聚、脱落和蛋白质合成的抑制、溶酶体膜受损，释放水解酶造成细胞自溶。脂质过氧化的最终产物丙二醛（MDA）可作为交联剂与一些蛋白质、核酸、脑磷脂等反应，导致分子间的交联聚合，造成遗传信息的改变。

2. 自由基对蛋白质和酶的损害

自由基直接作用于蛋白质，使其多肽链断裂，或与邻近的氨基酸反应发生蛋白质过氧化，或通过 LOOH 间接作用于蛋白质使其发生交联而产生聚合作用，导致蛋白质结构发生变化造成细胞功能紊乱。例如，若胶原蛋白遭到破坏，其结构和功能发生变化，生理上会发生皮肤起皱、骨骼变脆等现象。绝大多数酶的化学本质是蛋白质，因此自由基和自由基反应的产物同时也能影响酶的活性。

3. 自由基对核酸和染色体的损害

自由基可与碱基生成碱基自由基，使碱基遭到破坏、丢失，或与五碳糖发生反应在 DNA 的脱氧核糖部分形成自由基，最终使 DNA 链断裂，破坏核酸分子的完整性和构型，造成遗传信息的改变，使生物体发生突变或产生病变；若 DNA 严重损伤，则无法修复，最终造成细胞死亡。DNA 的结构改变可导致染色体变异。

4. 自由基对糖分子的损害

自由基可与核酸的核糖、脱氧核糖相互作用形成脱氢自由基，导致 DNA 主链断裂或碱基破坏；自由基可使细胞膜中的糖分子羟基化，使多糖结构变异，改变细胞功能；自由基可通过氧化降解多糖，影响其组织功能，如脑组织中的多糖遭到破坏就会影响大脑的正常功能。

6.1.5 电离辐射对生物大分子的影响

电离辐射作用的生物大分子主要包括遗传物质、蛋白质和酶。下面将从三个方面介绍生物大分子的改变：生物大分子的结构、分解代谢及合成代谢[4]。

1. DNA 的电离辐射

电离辐射作用于 DNA，通过碱基的改变、DNA 链断裂、分子交联、二聚体的形成及氢键断裂的方式改变其分子结构。

对于碱基，原发自由基能够使嘧啶碱基 5，6 双键发生加成作用，使胸腺嘧啶上的甲基氧化成羧基，从而改变碱基的分子结构使碱基受损，糖基酶作用于糖苷键将受损的碱基水解，造成碱基的脱落。除此之外，经照射后碱基失去与糖结合的稳定性，在 DNA 复制期间，一些碱基拟似物可以取代碱基，从而干扰和破坏 DNA 链上正常的核苷排列，引发突变。

DNA 双螺旋结构中一条链的断裂称为单链断裂（single strand break，SSB），两条互补链同一对应处和相邻处同时断裂称为双链断裂（double strand break，DSB）。图 6.2 为 DNA 双链示意图。

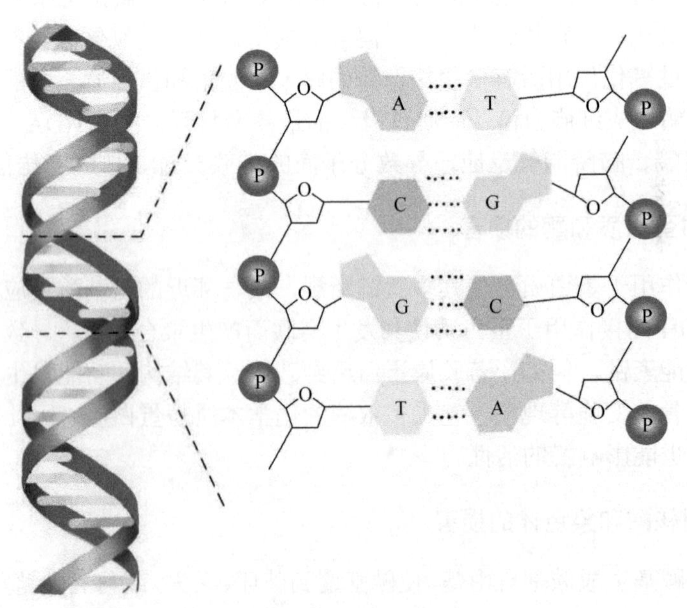

图 6.2　DNA 双链示意图

DNA 链断裂可以直接由脱氧戊糖的破坏和磷酸二酯键断裂形成，也可以间接由碱基的破坏或脱落所致。碱基损伤可引起 DNA 双螺旋的局部变性，经过特异的核酸内切酶能识别和切割这种损伤，产生链断裂。DNA 单链、双链断裂有以下几个特点。

（1）射线对于链断裂的强度影响：中子>γ 射线，LET 升高，DSB 增多，SSB 减少。

（2）氧效应增强，DNA 链断裂增加：由于氧增加了羟自由基的产量，DNA 链断裂概率增大。

（3）DNA 链断裂部位并非随机产生，除碱基不稳定性位点，碱基本身的种类也对链断裂位置产生影响。

（4）DNA 链断裂与细胞辐射敏感性无直接关系。单位 DNA 接受一定射线能量引起的链断裂不因细胞种类不同而有较大差异，也不因 DNA 是在完整细胞中或处于游离状态而有很大差异。

分子交联（cross-linking）指原位置没有化学键相互结合的位置出现化学键，例如 DNA 两条链之间，或 DNA 和蛋白质之间，发生分子交联后，其生物学功能受到影响导致无法正常表达，从而引起生物学受损。二聚体（dimer）是分子交联的一种形式，常见胸腺嘧啶与胸腺嘧啶二聚体、胸腺嘧啶和胞嘧啶二聚体、胞嘧啶二聚体，一般是 10∶7∶2 的出现频率，紫外线中的 UVC 会引起皮肤表面产生二聚体，当部分人体内没有解聚酶时，产生的二聚体无法解聚，会引起皮肤癌。除此之外，医疗行业内的消毒灯照射到人体，也会导致二聚体的形成。氢键 A＝T、G≡C 是维持分子结构稳定性的基础，当氢键被照射受到损伤时，双螺旋结构受到破坏导致 DNA 的损伤。

2. 蛋白质和酶的电离辐射

电离辐射作用于蛋白质，引起肽键断裂、二硫键还原、羟基氧化，造成蛋白质分子结构被破坏。经照射后的蛋白质，其合成大部分受到抑制，但少数例外，其合成呈现增强的现象，有些先增强再降低。例如血清蛋白，经照射后总量几乎不变，但组分变化很明显，白蛋白减少，球蛋白显著增多，原因暂不明确。临床治疗患者时，大部分患者经照射后食欲不振、胃肠道消化吸收功能减弱，由于恶心、呕吐等胃肠道功能紊乱，常处于饥饿状态。除此之外，辐射生成的自由基使蛋白质肽键断裂，使胞质内溶酶体膜破坏释放大量的蛋白质分解酶类，加速蛋白质的分解，从而导致经照射后的蛋白质分解代谢增强，在临床检验中，氨基酸尿是低水平照射的敏感指标。

6.2　正常组织的放射生物学

6.2.1　电离辐射的细胞效应

1. 细胞周期及畸变

从一次有丝分裂完成开始到下一次有丝分裂开始的过程称为细胞周期，分为分裂间期和分裂期。分裂间期是真核细胞进行有丝分裂或减数分裂的准备时期，完成 DNA 复制和蛋白质合成，分为 G_1、S、G_2 三个时期。G_1 代谢活跃，主要完成 DNA 合成所需的各种 RNA、核糖体，以及复制所需酶；S 期主要完成 DNA 复制及组蛋白等的合成，继续合成 RNA，并形成有丝分裂所需的细胞器，例如中心粒等；G_2 为有丝分裂的准备期，主要进行 RNA 和蛋白质的大量合成，中心粒移向两极。M 期持续时间较短，大约为 1h，占细胞周期很小的一部分。同样 M 期分为前、中、后、末四个时期，前期染色体浓缩成染色单体，胞质内出现中心粒和纺锤体；中期染色体排列在赤道部形成中期板，纺锤丝开始和中期板上的着丝点相连，中心粒移向细胞两极；后期胞体变成椭圆形，各对着丝粒沿纺锤体向两极分化，开始将子染色体拖向两极；末期子染色体到达两极，细胞表面出现裂沟，纺锤体消失，形成两个子核，核膜核仁出现，细胞一分为二[5]。

电离辐射会引起一个非常重要的可逆性周期阻滞，即 G_2 阻断，如图 6.3 所示，是受照射细胞由 G_1 和 S 期进入 G_2 期的过程中，因为剂量不同而延缓不同时期进入 M 期，在分裂前被阻滞于靠近 G_2 期中期的某一特定点的现象。由上述所知，S 期主要完成 DNA 的复制工作，若细胞在 S 期受到照射，则导致产生的 DNA 受损，若不能够及时修复，则复制产生新的子代 DNA 均结构异常，容易引发癌变，例如发生在生殖细胞中，会产生不健康的带有先天性疾病的孩子，因此将其阻滞于 G_2 期完成 DNA 的修复工作是非常重要的。

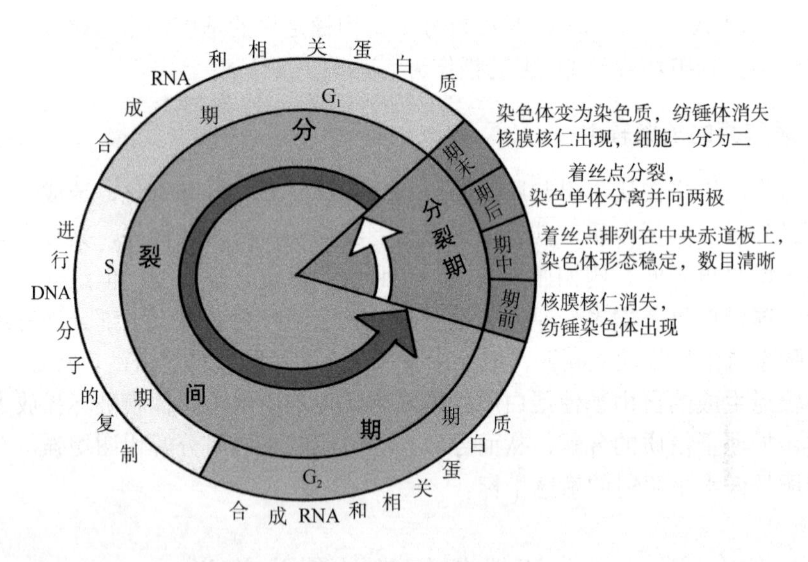

图 6.3　细胞周期示意图

细胞在分裂过程中由于电离辐射的作用，染色体数量和结构也会发生相应变化，即染色体畸变，包括染色体数量的改变和染色体结构的改变。染色体数目改变往往是由于分裂过程中着丝粒不分离，在中心粒牵引着 DNA 进入两个不同的细胞时，由于着丝粒没有分离，细胞内存在非整倍体染色体。结构的畸变包括两种：染色体型畸变、染色单体型畸变。在 G_1 和 S 早期时，染色体是单一丝状状态，此时受到电离辐射的作用，经过 S 晚期的 DNA 复制和有丝分裂期，产生畸变的染色体，即为染色体型的畸变，这种畸变是最常见的并且存在于子代细胞中。染色单体的畸变是指染色体经过 S 期和 G_2 期，已完成复制，此时受到电离辐射的作用使染色单体一条臂发生断裂畸变的过程。但这种畸变不稳定，染色单体的畸变最终会在 DNA 复制的过程中变为染色体型的畸变[6]。

2. 正常组织及肿瘤放射敏感性

细胞辐射敏感性与其有丝分裂能力、细胞更新速率呈正相关，如上所述，细胞在有丝分裂分为四个时期：G_1、S、G_2、M，在不同时期细胞的辐射敏感性不同，细胞在接近和处于有丝分裂时最活跃，因此 M 期最为敏感，G_2 通常也是敏感的，但敏感性较 M 弱一些，如果 G_1 时间较长，则在早期敏感程度低，晚期敏感程度高，S 早期敏感性高，S 后期具有抗性，如图 6.4 所示。

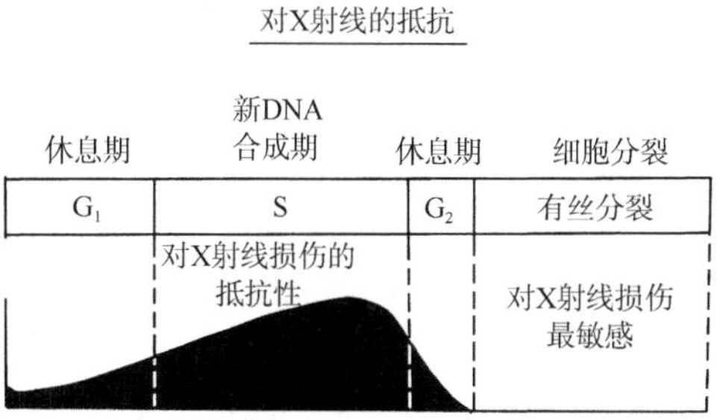

图 6.4　细胞周期不同时相对放射损伤的敏感性

按细胞更新速率可大致分为三类：第一类细胞的放射敏感性非常高，这类细胞具有不断分裂、不断更新的特点，例如造血细胞、胃肠黏膜细胞和生殖细胞等；第二类细胞放射敏感性较低，一般是不分裂的细胞群体，如神经细胞、肌肉细胞、成熟的红细胞等，这些细胞从形态上看对辐射反应较“迟钝”，但并非不发生反应，例如神经细胞在功能上对辐射较敏感，较小的剂量就可引起其功能反应；第三类细胞是一般情况下不分裂，但受到刺激后迅速分裂，从而辐射敏感性也从低转为高，典型的例子是再生肝，当肝脏部分切除或者受损不完整时，剩余肝细胞的敏感性高于正常肝细胞。

上述均为正常组织、细胞的放射敏感性，对于肿瘤来说，也可分成三类：放射敏感的肿瘤、中等敏感的肿瘤及不敏感肿瘤。高度放射敏感的肿瘤一般具有分化程度差的特点，常常是恶性程度高的肿瘤，这些肿瘤容易远处转移，虽然局部治疗效果好，但是远处转移率高，所以治愈率低，具有局部肿瘤容易被消灭、正常组织受损小的特点，例如白血病、小细胞肺癌、恶性淋巴瘤、肾母细胞瘤、骨髓瘤等，肿瘤致死剂量为 20～35Gy。相对来说，中度敏感的肿瘤既具有一定的敏感性又很少发生远处转移的情况，因而治愈率高，放射治疗效果好，但肿瘤被消灭时正常组织受损较重，可恢复或不影响正常功能，例如宫颈癌、乳腺癌、基底细胞癌、鼻咽癌等，肿瘤致死剂量为 55～70Gy。不敏感的肿瘤一般不会选择放射治疗，其对放射无明显反应，例如高分化腺癌、大多数神经系肿瘤等。

6.2.2　辐射损伤与修复

1. 基本概念

肿瘤控制概率（tumor control probability，TCP）即杀死肿瘤细胞的概率，肿瘤致死剂量 TCD_{95} 定义为肿瘤控制率达到 95%所需的剂量。正常组织并发症概率（normal tissue complication probability，NTCP）即为正常组织受到放射损伤发生并发症的概率，例如肺炎、冠心病、直肠炎等，随剂量的变化而变化。正常组织的耐受剂量 $TD_{5/5}$、$TD_{50/5}$ 定义为发生相应 5%或者 50%损伤的概率所需的剂量。一个好的消除肿瘤的治疗方案应同时具备高 TCP 和尽量低的 NTCP，即最大的肿瘤治愈率和最小的并发症发生概率，可以定义为无并发症的肿瘤控制率 P_{UTC}，可表示为肿瘤控制率和正常组织并发症概率的乘积：

$$P_{UTC} = TCP - NTCP + \delta(1 - TCP) \cdot NTCP \tag{6.3}$$

δ 为两种概率相关系数。

2. 早反应组织和晚反应组织

Thames 等在 1982 年的小鼠实验中发现，早反应组织和晚反应组织存在系统性差异，晚反应组织等效应曲线更陡峭，对分次剂量的变化更敏感。因此在临床放疗中，改变分次剂量的照射时，应充分注意晚反应组织的耐受性。早反应组织是机体内分裂、增殖活跃并对早期放射线反应强烈的组织，包括小肠、皮肤（基底细胞）、黏膜、骨髓、精原细胞。相对而言，晚反应组织是机体内失去再增殖能力的组织，包括脊髓、肺、肝、骨和脉管系统等。

3. 细胞存活曲线

经射线照射后，细胞仍具有无限增殖等能力，称为细胞存活。如失去无限增殖的能力，即使形态完整、具有有丝分裂的能力，能够合成 DNA、蛋白质，仍称为细胞死亡。反映照射剂量和细胞存活率之间关系的曲线称为剂量存活曲线，图 6.5 为哺乳动物细胞存活曲线。

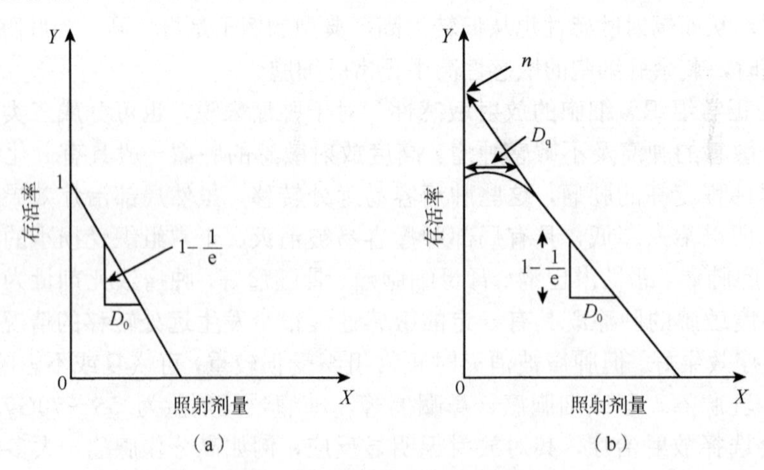

图 6.5　哺乳动物细胞存活曲线

（a）简单指数曲线；（b）带有肩区的指数曲线

图 6.5（a）为单机单靶模型，描述一次击中所需的照射剂量。横坐标均表示照射剂量，按线性标度绘制；纵坐标均表示存活率，按对数标度绘制。D_0 为平均致死剂量（mean lethal dose），是剂量存活曲线直线部分斜率的倒数。

描述公式为

$$S = \exp\left(-D / D_0\right) \tag{6.4}$$

当 $D = D_0$ 时，式（6.4）变为

$$S = \exp\left(-D / D_0\right) = \exp（-1） = 0.368 \tag{6.5}$$

因此，D_0 也可理解为存活率每降低到原来的 37%时所需的照射剂量。D_0 值越小，细胞越敏感。通常此模型可描述高 LET 电离辐射（如 α 粒子）所致细胞存活曲线。图 6.5（b）为单机多靶模型，D_q 为阈剂量（quasi-threshold dose），是剂量存活曲线的直线部分的反向延长线与 100%存活率所做的 X 轴平行线的交点对应的剂量，D_q 代表存活曲线的肩宽。D_0 表示细胞存活率从 100%降低到 37%所需要的剂量。图 6.5（b）中直线部分的反向延长线与 Y 轴交于点 n，称为外推值，反映细胞内的敏感位点。图 6.5（a）中因为没有肩区的存在，所以存在 $D_0 = D_{37}+D_q$ 的数量关系。

6.2.3　细胞放射损伤与修复

电离辐射引起的正常组织和器官的放射损伤分为三类：第一类为致死性损伤（lethal damage，LD），即使用任何办法都不可完成细胞修复，不可逆不可修复的损伤最终导致细胞死亡。致死性损伤分为间期死亡和增殖死亡两种，间期死亡（intermitotic death，interphase death）又称非有丝分裂死亡、即刻死亡等，指细胞受到较大剂量（100Gy 或更大）的照射后，不经过有丝分裂，在几个小时内走向死亡。造成即刻死亡的主要原因是非常大剂量照射直接击穿细胞核，导致细胞核结构被破坏，核膜被破坏导致细胞通透性障碍及失去获取能量的能力。增殖死亡（reproductive death）又称有丝分裂死亡、分裂死亡、延缓死亡或代谢死亡，即细胞受到照射后经历 1 个或几个有丝分裂，丧失继续增殖的能力而引起的死亡，机制是细胞受到照射后，DNA 结构发生变化、修复错误、染色体畸变，从而无法进行有丝分裂。第二类为亚致死性损伤（sublethal damage，SLD），即照射后一段时间能完全被修复的损伤。在正常情况下可以在几个小时内修复，将一次照射剂量分为两次，间隔一定时间进行照射，可观察到细胞存活率提高，若在未完全修复时或间隔时间不够长时给予二次照射，细胞转向死亡。第三类为潜在致死性损伤（potentially lethal damage，PLD），这部分细胞照射后其损伤程度受环境影响，或可以修复，或导致细胞死亡，其发生机制还需进一步研究。

将某一既定单次照射剂量分为两次照射，并间隔足够的时间导致存活细胞数增加的现象称为亚致死性修复（sublethal damage repair，SLDR），通常低 LET 射线照射会产生亚致死性损伤及修复的现象。用 α/β 值可直接观察到亚致死性损伤的修复能力，用亚致死性损伤半修复时间 $T_{1/2}$，即 50%细胞损伤得到修复所需的时间表示速度。不同组织的 $T_{1/2}$ 是不同的，即不同组织修复速度不同。例如，小肠上皮细胞为早反应组织，$T_{1/2}$ 为 0.5h 左右，脊髓属于晚反应组织，$T_{1/2}$ 为 2.4h 左右。

对于亚致死性修复，间隔的时间不能过长也不能过短，当在正常的温度下培养细胞，间隔时间过长时，细胞存活率下降，原因是初始放射敏感时相的细胞被杀死，存活细胞趋于放射敏感性低的时期，6h 进行第二次照射，细胞群在周期内行进，达到 G_2 或 M 期，放射敏感程度超过亚致死损伤修复效应，导致细胞存活率下降。如图 6.6 所示，三个过程同步存在，亚致死性损伤快速修复，分次照射期间细胞在周期内的行进称为细胞再分布，若分次照射时间间隔为 10～12h，由于细胞分裂或再群体化，细胞存活率上升。

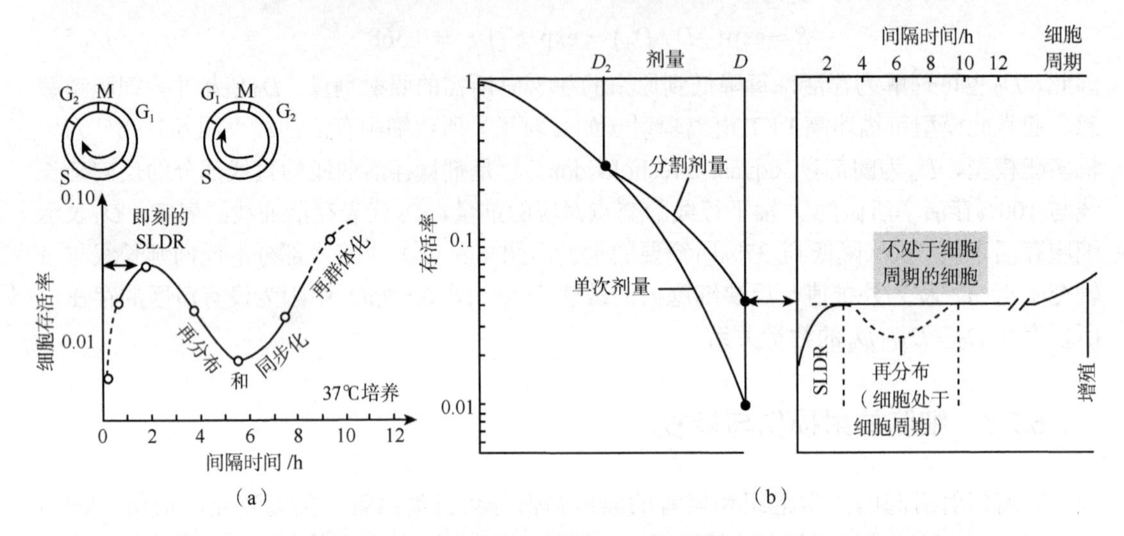

图 6.6　分割剂量实验显示亚致死性损伤修复过程

对于具有潜在致死性修复（potentially lethal damage repair，PLDR）能力的细胞，其在照射后理应死亡，但由于其照射后处于非增殖状态，细胞又具有更多的时间进行 DNA 的修复。

6.3　放射治疗的时间剂量分割模式

6.3.1　线性二次方程的原理

单次辐射剂量（d）的对应效应（E）为

$$E = \alpha d + \beta d^2 \tag{6.6}$$

上式为线性二次模型，可由如下细胞存活关系推导。导致细胞死亡的 DNA 双链断裂有两种方式：一种是射线一次击中两条链，生物效应以 αd 表示；另一种是射线分别击中两条链，生物效应以 βd^2 表示。因此 L-Q 公式为

$$S = \mathrm{e}^{-\left(\alpha d + \beta d^2\right)} \tag{6.7}$$

式中，S 为存活比例；e 为自然对数；α 为单次所产生的细胞死亡，即细胞存活曲线的初斜率；β 为由于损伤累计而导致的细胞死亡；d 为分次照射的剂量。

当照射次数为 n 时，D 为总剂量，$D = nd$：

$$E = n\left(\alpha d + \beta d^2\right) = \alpha D + \beta dD \tag{6.8}$$

由式（6.8）和图 6.7 表明，n 次辐射产生的生物效应与剂量成正比，表示 DNA 单击双键断裂，在细胞存活曲线上与剂量为线性关系，α 表示单击生物效应系数。$e^{-\beta D^2}$ 产生的生物效应与剂量平方成正比，表示 DNA 多击单链断裂，与可修复的损伤累积有关，存活曲线非线性，β 表示多击生物效应系数。

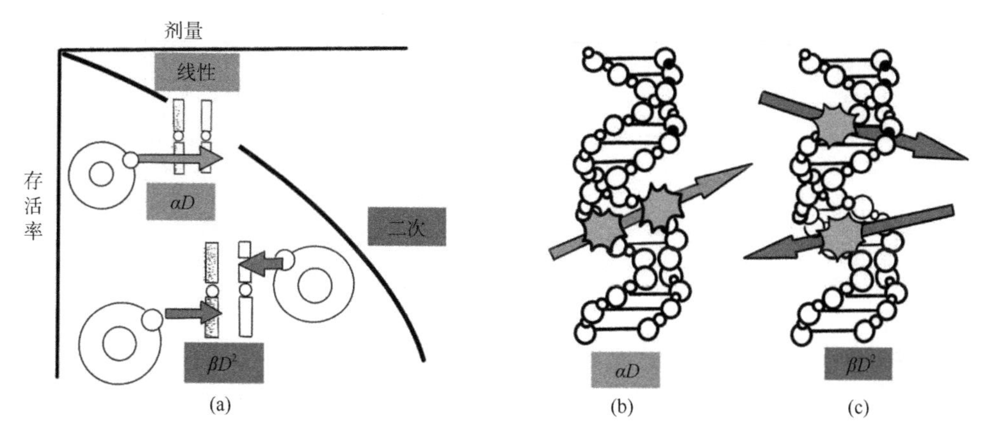

图 6.7　线性二次方程示意图

式（6.8）可变为

$$\frac{E}{\alpha} = D\left(1 + \frac{d}{\alpha/\beta}\right) \tag{6.9}$$

$\frac{E}{\alpha}$ 是具有剂量单位的数量（E 为无量纲，α 的单位为 Gy^{-1}），当 $d \to 0$，$\frac{E}{\alpha} \to D$ 时，则可以理解为在所能给予的极低剂量率或无穷次的无限小的分次剂量下产生相等生物效应所需的剂量。Fowler 命名 $\frac{E}{\alpha}$ 为等效生物剂量（biologically effective dose，BED），对于一种给定的生物组织，它是效应 E 的一种度量，单位是 Gy，α 和 β 是常数[7]。

正常组织和肿瘤组织对分次剂量的变化敏感度不同，产生这种现象的原因可能是二者再增殖能力的差异，可能与线性二次方程中 α/β 值相关。对于单一剂量的变化，晚反应组织相对于早反应组织更敏感，晚反应组织具有较小的 α/β 值或 α 系数，早反应组织 α/β 值较大。因此，早反应和晚反应正常组织中靶细胞的存活曲线具有系统性的差异，如图 6.5（b）所示。α 代表细胞存活曲线的初始斜率，β 代表曲率度，α/β 表示曲线弯曲程度。Fowler（1989）表示，由于 α/β 值具有不确定性且某些组织出现相同的 α/β 值，因此就目前而言，对于大多数早反应组织和晚反应组织较合理的 α/β 值为 10Gy 和 3Gy。对 α/β 值进行计算得到剂量范围，了解其对处方剂量的影响，如果 β 系数对剂量的影响远小于 α 系数，则应该重点研究和定义 α 系数的潜在机制。

α/β 代表修复能力，α 型损伤是致死性损伤，β 型损伤是亚致死性损伤。α/β 越大，说明发生的亚致死性损伤越小，即能够继续进行修复的细胞越少。正常早期反应组织修复能力弱，具有较高的 α/β 值，一般在 7～15Gy，受损伤后一般以活跃增殖来维持组织中细胞数量的稳定，存活曲线弯曲程度较小。正常晚反应组织修复能力强，α/β 值较低，一般在 1～7Gy，详细见表 6.1。通常认为大多数肿瘤对分次剂量的敏感性类似于早反应组织，α/β 值较高，但如黑色素瘤、脂肪肉瘤的 α/β 值较低，如表 6.2 所示[8]。

表 6.1　正常组织的 α/β 值

组织/器官	损伤	α/β 值/Gy
早反应组织		
皮肤	脱屑	11.2
	红斑	8.8～12.3
口腔黏膜	黏膜炎	8～15
晚反应组织		
皮肤/血管	毛细血管扩张	2.6～2.8
皮下组织	纤维化	1.7
肌肉/血管/软骨	肩部运动障碍	3.5
脊髓	脊髓炎	＜3.3
眼	角膜损伤	2.9
肺	肺炎	3.3
	纤维化（放射性）	3.1
口腔、口咽	各种晚期反应	0.8

表 6.2　肿瘤的 α/β 值

组织/器官	α/β 值/Gy	组织/器官	α/β 值/Gy
头颈部		皮肤	
喉	14.5	黑色素瘤	0.6
声带	～13	脂肪肉瘤	0.4
口咽	～16	胸部	
鼻咽	16	食管、肺	～10
		乳腺	4.6

6.3.2　放射治疗的剂量分割

1. 分次放疗中的“4R”原则

在分次放射治疗的基础之上，总结出放射治疗的“4R”原则，包括细胞放射损伤的修复、细胞周期时相再分布、氧效应及乏氧细胞再氧合、再增殖或再群体化。

1）细胞放射损伤的修复

如上述所讲，三种放射损伤只有两种可进行修复，亚致死性损伤主要是 DNA 单链断裂，任何情况下都能够恢复细胞原始形态。潜在致死性损伤一般为 DNA 双链断裂，在合适的环境和条件下具有修复能力，二者均可逆[9]。

影响亚致死性损伤和潜在致死性损伤修复的因素：①射线的品质，高 LET 射线没有亚致死性损伤和潜在致死性损伤，以及相应的修复过程；②细胞氧合状态，乏氧细胞的修复能力相对氧合状态好的细胞较差；③细胞增殖能力，细胞增殖能力强的细胞，修复能力相对较强。

2）细胞周期时相再分布

研究发现，分次放射治疗中存在着处于相对放射抗拒时相的细胞向放射敏感时相移动的再分布现象。这有助于提高射线对肿瘤的杀伤效应。在分次照射期间细胞在周期内的行进，称为细胞的再分布。细胞所处时相不同，其放射敏感性有所不同，通常处于 M 和 G_2 时期的细胞放射敏感性最高，S 期的细胞放射抵抗性最强[10]。

3）氧效应及乏氧细胞的再氧合

A. 氧固定学说

在有氧的情况下，氧与自由基（R •）作用形成有机过氧基（RO_2 •），最终在靶分子中形成 ROOH，此过程不可逆，于是认为该损伤被化学固定下来，因此认为氧对照射的损伤起“固定”作用，称为“氧固定学说”。

B. 氧效应

放射性和生物体的相互作用过程中，氧在其中所起的作用称为氧效应。氧增强比（oxygen enhancement ratio，OER）指乏氧与有氧情况下，照射时产生相同生物效应所需剂量之比，OER 可用于比较不同射线氧效应的大小。

C. 乏氧细胞再氧合

为了获得实体肿瘤生长所需要的氧气和其他营养物质，肿瘤细胞会分泌一些促进血管生成的物质来诱导血管新生，由于肿瘤细胞生长迅速，当肿瘤生长到一定大小后，肿瘤中的细胞氧供得不到满足，便处于乏氧状态。如果用单次大剂量照射，肿瘤内大多数放射敏感性高的氧合好的细胞将被杀死，剩下的活细胞均是乏氧细胞，因此，照射后即刻的乏氧细胞分数将会接近 100%，然后逐渐下降并接近初始值，这种现象称为再氧合[11]。

4）再增殖或再群体化

A. 正常组织

正常组织损伤后，组织的干细胞及子代细胞在机体调节机制作用下增殖、分化、恢复组织原来形态的过程称为再群体化。

B. 肿瘤组织

照射后可启动肿瘤内存活的克隆源细胞，使之比照射或用药以前分裂更快，称为加速再群体化。换言之，临床进行分次照射时，每次照射剂量不可能达到破坏全部肿瘤细胞的目的，在此期间，肿瘤细胞的再生或再群体化是不可避免的。

肿瘤组织是早反应组织，修复能力弱但是修复速度快，理论上以消除肿瘤为目的的照射方案应采用单次大剂量照射或大分割放射治疗，缩短治疗时间，以减弱甚至消除其细胞修复能力、修复速度，提高肿瘤局部控制率。但由于肿瘤内乏氧细胞的存在，大剂量或大分割放射治疗不能将其全部杀灭，而且周围有正常组织的存在和剂量限值，所以必须采用恰当的剂量和分割方式[12]。

2. 临床放射治疗中的分割方式

1）常规分割模式

放射治疗的目的是在杀死肿瘤细胞的同时尽量减少正常组织受照剂量，临床放射治疗通常采用分次放射治疗，把一次放射总剂量分割成数次，利用分次放射治疗间的亚致死性修复，以及正常组织干细胞的再增殖，尽最大能力降低正常组织的受照剂量，同时利用分次放射治疗间肿瘤细胞的再氧合和再分布，加大对肿瘤组织的杀伤力。最常采用的分割方式是每次剂量 1.8～2.0Gy，每天一次，每周 5 次。

2）非常规分割模式

除常规分割放射治疗，也有其他不同的分割方式试图增加肿瘤组织放射生物学效应，同时达到降低正常组织受照剂量的目的。主要包括：①超分割放射治疗（hyperfractionated radiation therapy），每天照射 2～3 次，每次放射剂量较低，低于正常分割剂量，分次间间隔＞6h，总剂量增加 15%～20%，总治疗时间接近于常规分割，这样的照射方式能够降低分次剂量，减轻晚期反应；②加速分割放射治疗（accelerated fractionated radiation therapy），给予与常规相同的总剂量，即在 1/2 常规照射治疗的总时间内，一天照射 2 次或多次。这样的分割方式能够缩短治疗时间而抑制肿瘤细胞的加速再增殖。经临床研究，此分割方式局部控制率更好[13]。

参 考 文 献

[1] 胡逸民，张红志，戴建荣. 肿瘤放射物理学.北京：原子能出版社，1999：538-572.

[2] Polanek R，Varga Z，Foclorb E，et al. Improved FBX chemical dosimeter system with enhanced radiochemical yield for reference dosimetry in radiobiology and radiotherapy research. Radiation Physics and Chemistry，2020，174：108899.

[3] Boissonnat G，Fontbonne J M，Balanzat E，et al. Characterization and performances of DOSION，a dosimetry equipment dedicated to radiobiology experiments taking place at GANIL. Nuclear Instruments and Methods in Physics Research，A，2017，856（1）：1-6.

[4] 陈兵，吕孝敏. 低剂量电离辐射生物效应分析. 辐射研究与辐射工艺学报，2013，31（5）：1-6.

[5] 张鹏卷. 简析电离辐射对分体健康的影响. 科技视界，2019，（14）：189-192.

[6] Huang L，Wei M，Zaman S，et al. Well-connection of micro-platinum and cobalt oxide flower array with optimized water dissociation and hydrogen recombination for efficient overall water splitting. Chemical Engineering Journal，2020，398：125669.

[7] 郭连洪，赵素花，李斌，等. 大剂量和常规分割剂量调强适形放疗联合 89SrCl2 静脉注射治疗肺癌骨转移的效果. 中国医学物理学杂志，2020，（09）：1111-1114.

[8] 邵莹. 不同优化方法在乳腺癌大分割放疗中的剂量学研究. 中国医学物理学杂志，2020，（07）：843-849.

[9] Haseltine J M，Rimner A，Gelblum D Y. Fatal complications after stereotactic body radiation therapy for central lung tumors abutting the proximal bronchial tree. Pract Radiat Oncol，2016，6（2）：27-33.

[10] Kowalchuk R O，Waters M R，Richardson M，et al. Low-dose hilar and mediastinal stereotactic body radiation therapy for non-small cell lung cancer：Analysis of outcomes in patients receiving one or multiple courses of treatment. Thoracic Cancer，2020，11（7）：2005-2013.

[11] 刘春梅，郭春，朱法良，等. 乏氧-再氧合树突状细胞通过腺苷受体通路介导炎症反应//第九届全国免疫学学术大会论文集. 中国免疫学会，山东济南，2014：223-224.

[12] 姚原，张光贵，巩合义，等. 放射生物学. 北京：人民卫生出版社，2020.

[13] 李兵，罗立民，於文雪，等. 放射治疗 NTCP 和 TCP 生物学模型进展. 东南大学学报，2008，27（5）：382-387.

第 7 章　外照射的剂量计算

7.1　概　　述

辐射对人体的照射方式一般分为外照射和内照射两种。外照射也称为远距离放疗，指辐射源在人体外一定距离，对人体内靶区进行照射的过程。外照射一般使用 X（γ）射线进行放射治疗，一部分使用电子束，少部分使用质子束、重离子或中子。ICRU 第 24 号报告指出，人体靶区内剂量变化不得超过±5%。为了满足靶区内精确性变化小于±5%这一要求，受照体积内任意一点剂量计算的误差应在±3%以内。因此，准确地计算人体靶区的剂量分布至为重要。剂量计算指计算人体在放疗过程中能量沉积的空间分布，包括剂量计算和剂量优化两部分内容。剂量计算是放疗计划系统（TPS）的核心部分，剂量计算所获得的剂量分布是评价治疗计划设计和医生决策的关键依据，对实现精确放疗具有重大意义。目前，确定人体靶区内剂量分布的方法主要分为两大类：测量和计算。随着科技的发展，剂量计算的方法已从测量数据计算点剂量的阶段发展到运用蒙特卡罗等数学模型计算三维空间剂量分布的阶段。本章将会阐述剂量学的相关概念与定义，介绍一些 X（γ）射线外照射及电子束照射的剂量计算方法。

7.2　百分深度剂量

7.2.1　百分深度剂量的定义

如图 7.1 所示，百分深度剂量（PDD）指模体内射野中心轴上指定深度 d 处的吸收剂量率 $\dot{D}_d$ 与参考点深度 d_0 处吸收剂量率 $\dot{D}_{d_0}$ 的比值乘以 100%：

$$\mathrm{PDD}=\frac{\dot{D}_d}{\dot{D}_{d_0}}\times 100\% \tag{7.1}$$

对于能量小于 400kV 的 X 射线，参考点取在模体表面（$d_0 = 0$）。对于高能 X 射线，参考点取在射野中心轴上最大剂量点位置（$d_0 = d_m$），此时

$$\mathrm{PDD}=\frac{\dot{D}_d}{\dot{D}_{d_m}}\times 100\% \tag{7.2}$$

其中，$\dot{D}_{d_m}$ 为射野中心轴上最大剂量点深度处的吸收剂量率。通常，最大剂量点深度 d_m 随着射线能量增加而增加。表 7.1 列出 5cm×5cm 照射野下不同射线能量的最大剂量点深度。

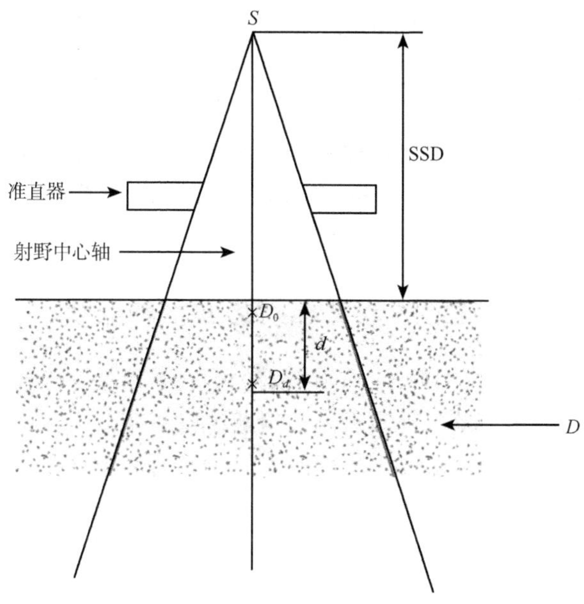

图 7.1　PDD 定义的示意图

表 7.1　5cm×5cm 照射野下不同射线能量的最大剂量点深度

射线能量	1.25MeV	4MV	6MV	10MV	15MV	18MV	25MV
d_m/cm	0.5	1	1.5	2.5	3.0	3.3	5

7.2.2　剂量建成效应

兆伏级 X（γ）射线百分深度剂量随深度的变化情况如图 7.2 所示。以最大剂量点深度处为界，将曲线分为剂量建成区和指数衰减区。剂量建成区指模体表面到最大剂量点深度处的区域。指数衰减区指剂量在最大剂量点深度 z_{max} 处达到最大值后，几乎以指数形式衰

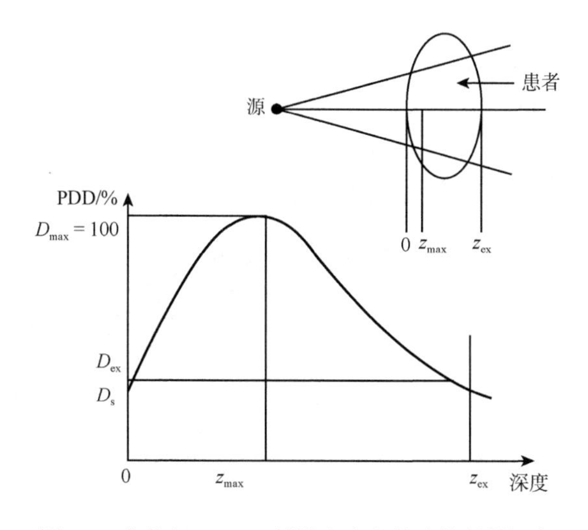

图 7.2　兆伏级 X（γ）射线在患者体内的剂量沉积

减的区域。在射线与人体相互作用的物理过程中，高能 X（γ）射线照射人体组织产生具有一定射程的初级电子，初级电子在一定范围内会不断消耗能量直到最大射程处停止，使吸收剂量在一定深度范围内随深度增加而增加，这一深度范围称为剂量建成区。又因 X（γ）射线强度在人体内按指数和平方反比定律衰减，产生的次级电子随深度的增加而减少，所以当深度大于最大剂量深度时，吸收剂量逐渐减小。由于剂量建成区的剂量变化梯度较大，放射治疗时一般把患者病灶放在最大剂量点之后。

7.2.3　百分深度剂量随射线能量、射野面积和形状、源皮距的变化

图 7.3 展示了 10cm×10cm 射野下不同能量的 X（γ）射线在组织等效模体表面下几毫米的百分深度剂量变化情况。可以观察得出，射线能量越高，人体或模体表面剂量越小，最大剂量点深度越大。对于高能射线，表面剂量较低，有利于保护皮肤，最大剂量点处的百分深度剂量为 100。在 SSD = 100cm，10cm×10cm 射野条件下，不同能量射线的百分深度剂量随深度变化的情况如图 7.4 所示[1]，射线能量越高，穿透能力越大。在剂量建成区外同一深度处比较，能量越高，百分深度剂量越大。

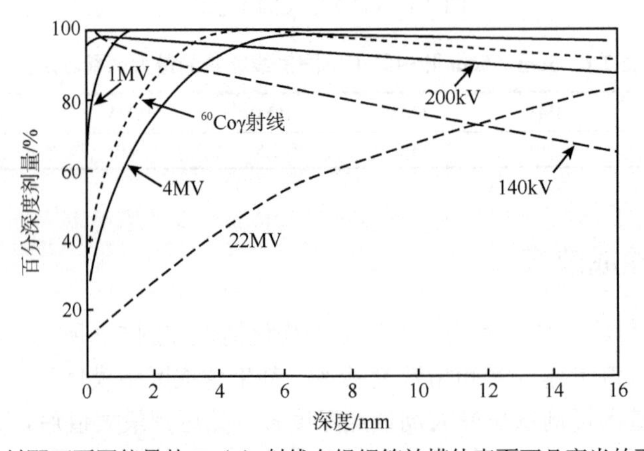

图 7.3　10cm×10cm 射野下不同能量的 X（γ）射线在组织等效模体表面下几毫米的百分深度剂量变化情况

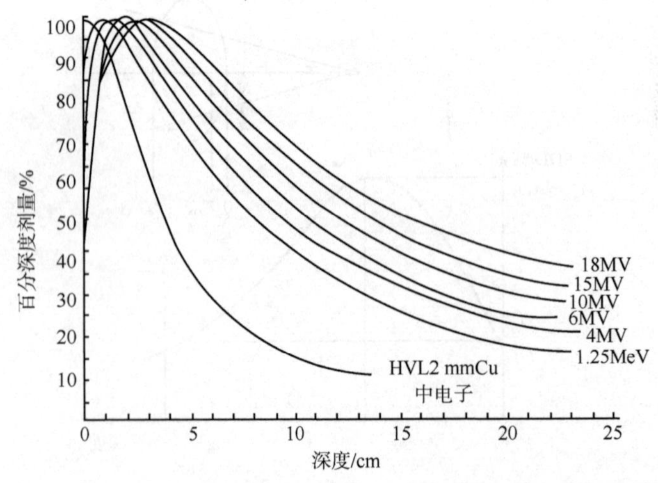

图 7.4　SSD = 100cm，10cm×10cm 射野条件下不同能量射线的百分深度剂量随深度变化情况

能量较小时，百分深度剂量随射野面积的增大而增大。当照射野面积从小变大时，百分深度剂量在开始时随射野面积增加剧烈，当射野面积较大时，百分深度剂量增加缓慢；当射野面积增加到一定时，百分深度剂量随射野面积的增大不再增大。低能时，散射线向各方向几乎相等，射野面积对百分深度剂量的影响较大；高能时，散射线主要向前，射野面积对百分深度剂量的影响较小。随着射野面积的增大，能量越高，百分深度剂量从剧烈增大到缓慢增大，最后不再变化这一过程越快完成。图 7.5 展示了射野面积变化对三种不同能量射线百分深度剂量的影响，可以看出，当射野面积改变时，低能射线的百分深度剂量变化较大，而高能射线的百分深度剂量变化较小。

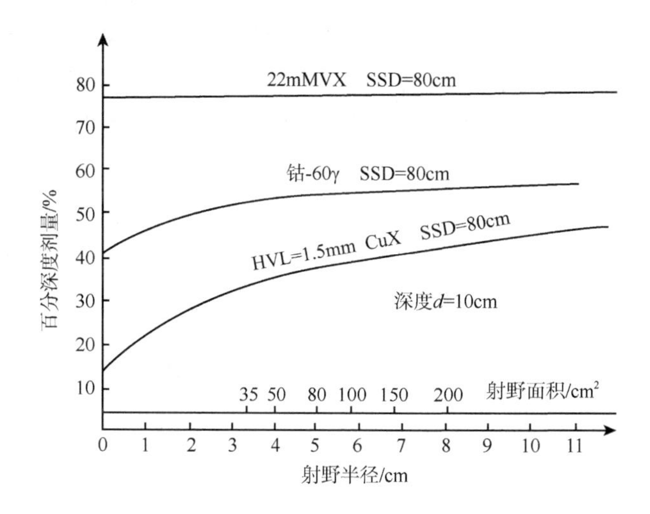

图 7.5　三种不同能量射线的百分深度剂量随射野面积的变化情况

临床上通常使用不同大小的方形野列表来表示百分深度剂量随组织深度的变化，但放疗中大多数照射野为矩形和不规则形状，这时常用换算法来完成方形野和实际照射野之间的等效转换。对于长、宽分别为 a、b 的矩形野，根据面积周长比法，当矩形野的面积周长比和一个方形野的面积周长比相等时，认为两者互相等效，即认为射野中心轴上同一深度的百分深度剂量相同。设矩形野的面积：$A=a\times b$，周长：$P=2(a+b)$，面积/周长比值：$\frac{A}{P}=\frac{a\times b}{2(a+b)}$，根据面积周长比法则可以推导出等效方形野边长 S 为

$$S=\frac{2ab}{a+b} \tag{7.3}$$

对于半径为 r 的圆形野，使用面积相等原理换算成边长为 f 的等效方形野，即

$$\pi r^2=f^2 \rightarrow f=1.8r \tag{7.4}$$

还可以直接通过查表法得出矩形野的等效边长，见表 7.2。通过验证，使用换算法得出的方形野边长与表中的数据近似。对于窄长条矩形野，计算得出的等效方形野边长值虽然偏离表 7.2 较远，但建议使用表 7.2 中的数据。

表 7.2　矩形野的等效边长

边长/cm	1	2	4	6	8	10	12	14	16	18	20	22	24	26	28	30
2	1.4	2.0														
4	1.7	2.7	4.0													
6	1.9	3.1	4.8	6.0												
8	2.1	3.4	5.4	6.9	8.0											
10	2.2	3.6	5.8	7.5	8.9	10.0										
12	2.2	3.7	6.1	8.0	9.6	10.9	12.0									

根据距离平方反比定律和百分深度剂量的特性，源皮距越大，射线的照射率减少，同一深度处的百分深度剂量越高。图 7.6 为源皮距对百分深度剂量影响示意图。假设放射源 S_1、S_2 是点源，照射在组织的 P_1、P_2 点上，在最大剂量点深度 d_m 处面积均为 A_0，在组织表面下某深度 d 处，面积分别为 A_0、A_0。当源皮距从 f_1 增大到 f_2 时，两种源皮距下的百分深度剂量比值（又称为 F 因子）为

$$F=\frac{\mathrm{PDD}(d_1,A_0,f_2)}{\mathrm{PDD}(d_1,A_0,f_1)}=\left(\frac{f_2+d_\mathrm{m}}{f_2+d}\right)^2\times\left(\frac{f_1+d}{f_1+d_\mathrm{m}}\right)^2 \tag{7.5}$$

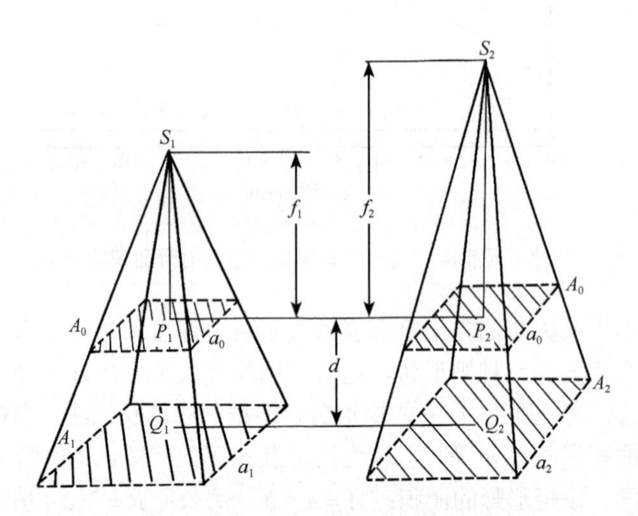

图 7.6　源皮距对百分深度剂量影响示意图

由于源皮距不同，在深度 d 处，源皮距较短的射野比源皮距较长的射野大，两者散射条件不同，所以实际上百分深度剂量随源皮距的增幅小于 F 因子[2]。

例 7.1　患者肿瘤中心位于表面下 $d=10$cm 处，肿瘤中心剂量（D_T）需要 300cGy/次，使用 6MV X 射线，源皮距 SSD = 100cm，照射野大小 FSZ = 6cm×12cm，则射野中心轴上参考点剂量 D_m（cGy）是多少？（FSZ = 8cm×8cm 时，$\mathrm{PDD}_{10\mathrm{cm}}=65.6\%$。）

解　先求出照射野的方形野等效边长 S：

$$S=\frac{2ab}{a+b}=\frac{2\times6\times12}{6+12}=8(\mathrm{cm})$$

根据 PDD 定义求出参考点剂量 D_m（cGy）：

$$D_{\text{m}} = \frac{D_{\text{T}}}{\text{PDD}_{10\text{cm}}} = \frac{300}{65.6\%} \approx 457(\text{cGy}/\text{次})$$

例 7.2　使用 X 射线照射时，$d=10\text{cm}$，中心轴射野大小为 15cm×15cm 条件下给予 100cGy 的剂量，求射野中心轴 5cm 深度处的剂量大小。[其中 PDD（5，15，100）= 84.4%，PDD（10，15，100）= 64.3%。]

解　根据 F 因子：

$$\frac{\text{PDD}(5,15,100)}{\text{PDD}(10,15,100)} = \left(\frac{f_2+d_{\text{m}}}{f_2+d}\right)^2 \times \left(\frac{f_1+d}{f_1+d_m}\right)^2 = \frac{D_5}{D_{10}} = \frac{84.4\%}{64.3\%} \approx 1.31$$

所以

$$D_5 = 1.31 D_{10} = 1.31 \times 100\text{cGy} = 131\text{cGy}$$

7.3　组织空气比

7.3.1　组织空气比的定义

在固定源皮距照射时，可以利用百分深度剂量来计算射野中心轴上任意一点的剂量。但旋转照射或等中心照射时，源皮距和入射面积不断改变，很难使用百分深度剂量的方法计算剂量，此时需要利用组织空气比的概念来计算旋转中轴的剂量。组织空气比为肿瘤中心（旋转中心）处的吸收剂量 D_t 或吸收剂量率 $\dot{D}_t$ 与空气中同一位置的一小块组织的吸收剂量 D_{t_a} 或吸收剂量率 $\dot{D}_{t_\text{a}}$ 之比，即

$$\text{TAR} = \frac{D_t}{D_{t_\text{a}}} = \frac{\dot{D}_t}{\dot{D}_{t_\text{a}}} \tag{7.6}$$

图 7.7 为 TAR 定义示意图。TAR 是测量空气中与组织内距放射源相同距离处一小块体积的剂量比值，但因为吸收和散射条件不同，在实际测量中较困难。

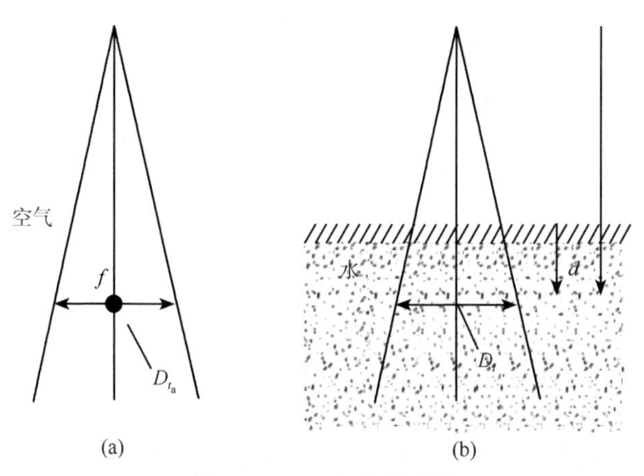

图 7.7　TAR 定义示意图

当等中心位于射野中心轴上最大剂量点深度时，组织空气比定义为反散因子（BSF），即射野中心轴上最大剂量点深度处，模体内吸收剂量率和空气中吸收剂量率之比：

$$\mathrm{BSF}=\frac{\dot{D}_m}{\dot{D}_{m_a}}=\mathrm{TAR}\left(d_\mathrm{m},\mathrm{FSZ}_{d_\mathrm{m}}\right) \tag{7.7}$$

其中，$\mathrm{FSZ}_{d_\mathrm{m}}$ 为最大剂量深度处的射野大小。反散因子实际上是组织空气比的一个特例。

7.3.2 源皮距、射野能量、组织深度、射野大小对组织空气比的影响

组织空气比是同一空间位置在两种不同测量条件下的吸收剂量或吸收剂量率比值，TAR 的大小不依赖于源皮距，之所以要求到放射源的距离相等，是因为射束的散射贡献随距离的不同而不同。

对于 X（γ）射线，射线能量、组织深度、射野大小对组织空气比的影响类似于百分深度剂量。组织空气比随深度增加而增加，达到最大剂量点深度 d_m 后，随深度的增加而减少。当窄束或零野照射时，组织空气比在达到最大值后近似呈指数衰减。深度不变，射束能量不变，射野增大时，D_t 由于散射贡献增加而增大，而 $\mathrm{D}_{t_\mathrm{a}}$ 不变，所以组织空气比随射野增大而增大。

7.3.3 组织空气比与百分深度剂量的关系

设 $\mathrm{TAR}\left(d,\mathrm{FSZ}_d\right)$ 为 Q 点的组织空气比，根据组织空气比定义

$$\mathrm{TAR}(d,\mathrm{FSZ}_d)=\frac{\dot{D}_d(Q)}{\dot{D}_{d\,空气}(Q)} \tag{7.8}$$

根据距离平方反比定律

$$\frac{D_{d\,空气}(Q)}{D_{d_\mathrm{m}\,空气}(P)}=\left(\frac{f+d_\mathrm{m}}{f+d}\right)^2 \tag{7.9}$$

深度 d 处的射野大小 FSZ_d 和皮肤表面处的射野大小 FSZ 的关系为

$$\mathrm{FSZ}_d=\mathrm{FSZ}\cdot\frac{f+d}{f} \tag{7.10}$$

根据反射因子定义

$$\mathrm{BSF}(\mathrm{FSZ})=\frac{\dot{D}_\mathrm{m}(P)}{\dot{D}_{\mathrm{m}空气}} \tag{7.11}$$

如图 7.8 所示，百分深度剂量与组织空气比的关系为

$$\mathrm{TAR}(d,\mathrm{FSZ}_d)=\mathrm{PDD}(d,\mathrm{FSZ}f)\cdot\mathrm{BSF}(\mathrm{FSZ})\cdot\left(\frac{f+d}{f+d_\mathrm{m}}\right)^2 \tag{7.12}$$

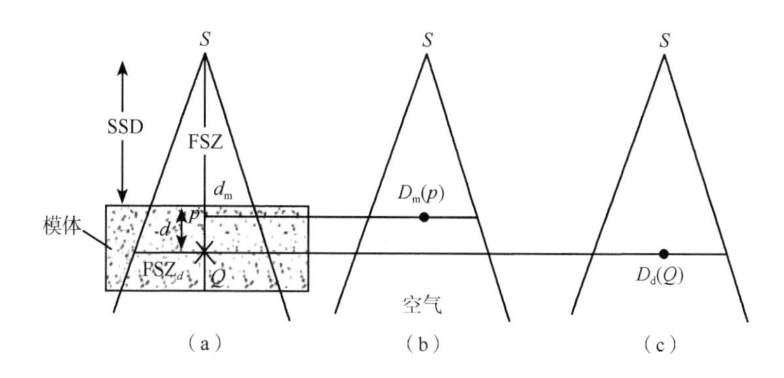

图 7.8　TAR 与 PDD 关系示意图

7.3.4　散射空气比

模体内某一点的总吸收剂量等于该点的散射剂量与原射线剂量之和，散射空气比通过计算有限射野和零野的组织空气比之差，反映该点散射线的剂量贡献。散射空气比（scatter-air ratio，SAR）定义为体模内某一点处的散射剂量率与空气中相同位置处一小块组织的吸收剂量率之比：

$$\mathrm{SAR}\left(d,\mathrm{FSZ}_d\right)=\mathrm{TAR}\left(d,\mathrm{FSZ}_d\right)-\mathrm{TAR}\left(d,0\right) \tag{7.13}$$

式中，$\mathrm{TAR}(d,0)$ 为深度 d 处零野的组织空气比，相当于原射线部分的 TAR。

与组织空气比相似，散射空气比与源皮距无关，也受射野能量、射野大小、组织深度影响。

例 7.3　表面与旋转轴之间的组织厚度为 15cm，试求出使用 6MV X 射线，SAD = 100cm 时 10cm×10cm 射野的组织空气比。（$d_m = 1.5\mathrm{cm}$）

解　因为射野边长随距离线性变化，所以表面的射野大小为

$$\begin{aligned}A &= A_1\left(\mathrm{SSD}/\mathrm{SAD}\right)^2\\ &=\left(10\mathrm{cm}\times10\mathrm{cm}\right)\times\left[\left(100\mathrm{cm}-15\mathrm{cm}\right)/100\mathrm{cm}\right]^2\\ &=72.25\mathrm{cm}^2\text{或者}8.5\mathrm{cm}\times8.5\mathrm{cm}\end{aligned}$$

对于 8.5cm×8.5cm 射野，6MV X 射线，在 SSD = 85cm 处的百分深度剂量为 49%。反向散射因子为 1.01，所以组织空气比是

$$\begin{aligned}\mathrm{TAR} &= \mathrm{PDD}_{\mathrm{SSD=85cm}}\cdot\mathrm{BSF}\cdot\left(\frac{\mathrm{SAD}}{\mathrm{SSD}+d_m}\right)^2\\ &=49\%\times1.01\times\left(\frac{100\mathrm{cm}}{85\mathrm{cm}+1.5\mathrm{cm}}\right)^2\\ &\approx0.661\end{aligned}$$

例 7.4　患者使用 ^{60}Co 射线等中心（SAD = 100cm）照射治疗，等中心处射野大小为 6cm×6cm，$d = 8\mathrm{cm}$，对应 TAR 为 0.736，等中心小块组织的剂量率为 80cGy/min。求给 200cGy 肿瘤剂量时所需照射时间。

解　$$D_d = \text{TAR} \cdot D_{\text{air}} = (80\text{cGy/min}) \times 0.736 \approx 58.9\text{cGy/min}$$

$$照射时间 = \frac{肿瘤剂量}{肿瘤处剂量率} = \frac{200\text{cGy}}{58.9\text{cGy/min}} \approx 3.4\text{min}$$

7.4　组织最大剂量比

7.4.1　准直器散射因子 S_c、模体散射因子 S_p、总散射校正因子 $S_{c,p}$

模体内某一点的剂量由原射线和散射线的剂量贡献组成。原射线指来自放射源的 X（γ）射线光子，这部分剂量贡献不受照射野大小的影响，遵从指数吸收定律和平方反比定律。散射线贡献主要包括模体散射和机头散射（准直器散射）。模体散射指 X（γ）射线光子与模体发生相互作用后产生的散射线，照射野增大时，模体的受照面积增大，模体中的散射剂量也随之增大。机头散射，又称准直器散射，主要是光子与一级准直器、均整器、治疗准直器和射野挡块作用产生的。准直器开口越大，射束与均整器作用产生的散射线越多，剂量率越大。

准直器散射因子 S_c 可以通过带有建成帽的电离室在不同大小的照射野下测量，如图 7.9 所示。为满足电离室在介质中收集的净电荷与剂量率成比例，剂量建成帽需要足够厚以提供给定能量射线的最大剂量建成。当照射野很小时，可在距离放射源较远的位置测量，照射野要完全覆盖电离室和建成帽。在归一化条件中，准直器散射因子在标称源皮距、10cm×10cm 射野下归一化到 1，当射野大于 10cm×10cm 时 S_c 大于 1，当射野小于 10cm×10cm 时 S_c 小于 1。将电离室在空气中测量的输出剂量率与 10cm×10cm 参考射野下测量的输出剂量率相除后得出准直器散射因子。

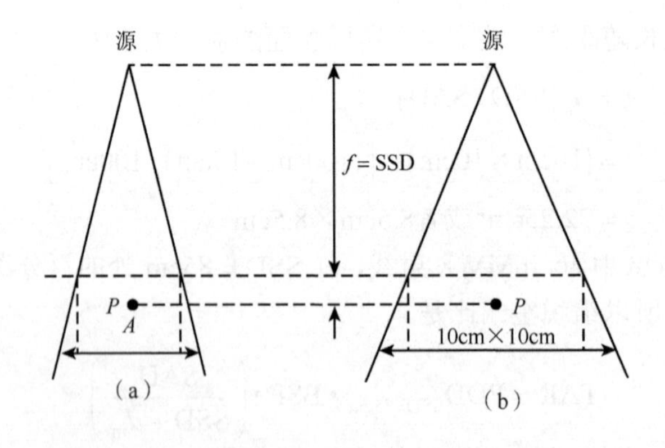

图 7.9　准直器散射因子 S_c 测量示意图

模体散射因子 S_p 定义为一定大小射野下，模体内参考点处的输出剂量率与相同准直器设置下 10cm×10cm 参考射野模体内相同位置的输出剂量率之比（图 7.10）。模体散射因子反映受照物质体积改变时散射线贡献的变化。实际上，改变模体的散射范围非常困难，S_p 通常由 $S_{c,p}$ 与 S_c 的比值求出，即

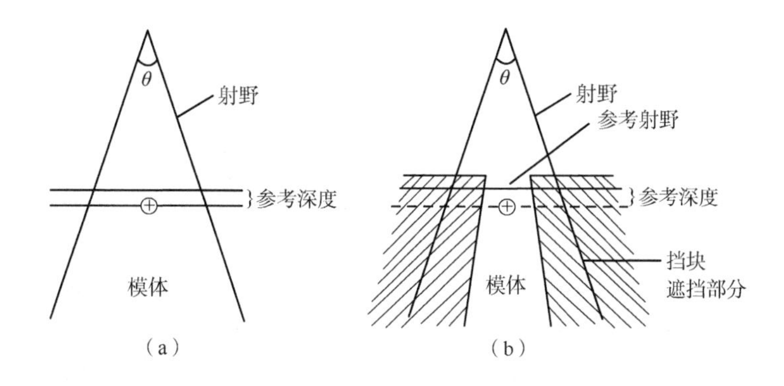

图 7.10　模体散射因子 S_p 定义示意图

$$S_{p}=\frac{S_{c,p}}{S_{c}} \tag{7.14}$$

其中 $S_{c,p}$ 为总散射校正因子，是一定大小射野在模体内参考点处的输出剂量率与 10cm×10cm 参考射野在模体内的输出剂量率之比，是模体散射因子和准直器散射因子共同贡献的结果，即

$$S_{c,p}=\frac{\dot{D}_{d_0}\left(\mathrm{SAD}+d_0,f\right)}{\dot{D}_{d_0}\left(\mathrm{SAD}+d_0,10\right)}=S_p\times S_c \tag{7.15}$$

式中，$\dot{D}_{d_0}\left(\mathrm{SAD}+d_0,10\right)$ 通常归一化为1.0cGy / MU 。上述 S_c 和 S_p 的测量仅用于方形野。对于矩形野，要先通过面积周长比法转换成等效方形野，再确定 $S_{c,p}$ 的值。

7.4.2　组织模体比和组织最大剂量比

组织模体比（tissue-phantom ratio，TPR）定义为模体内给定深度射野中心轴上任意一点的剂量或剂量率与相同射野、相同位置模体内射野中心轴上参考点深度处剂量或剂量率之比。如图 7.11 所示，D_d 和 $\dot{D}_d$ 分别为深度 d 处、射野大小为 f 的剂量和剂量率，D_{d_r} 和 $\dot{D}_{d_r}$ 分别为射野中心轴上参考点深度处、射野大小为 f 的剂量和剂量率，TPR 定义为

$$\mathrm{TPR}\left(d,f\right)=\frac{D_d}{D_{d_r}}=\frac{\dot{D}_d}{\dot{D}_{d_r}} \tag{7.16}$$

TPR 的参考点深度一般取在 5cm 或 10cm，当取在最大剂量的建成深度时，组织模体比又称为组织最大剂量比（tissue-maximum ratio，TMR），TMR 定义为

$$\mathrm{TMR}\left(d,f\right)=\frac{D_d}{D_{d_m}}=\frac{\dot{D}_d}{\dot{D}_{d_m}} \tag{7.17}$$

组织模体比和组织最大剂量比都是在距放射源相同距离的情况下测量的，所以其数值大小与源皮距 SSD 和源轴距 SAD 无关，仅与射野大小和形状、射线能量和下方组织的深度有关。当射线能量和深度不变时，TPR 和 TMR 随射野增大而增大；当射线能量和射野大小不变时，TPR 和 TMR 随深度增大而减小；当射野大小和深度不变时，TPR 和 TMR 随射线能量增大而增大。

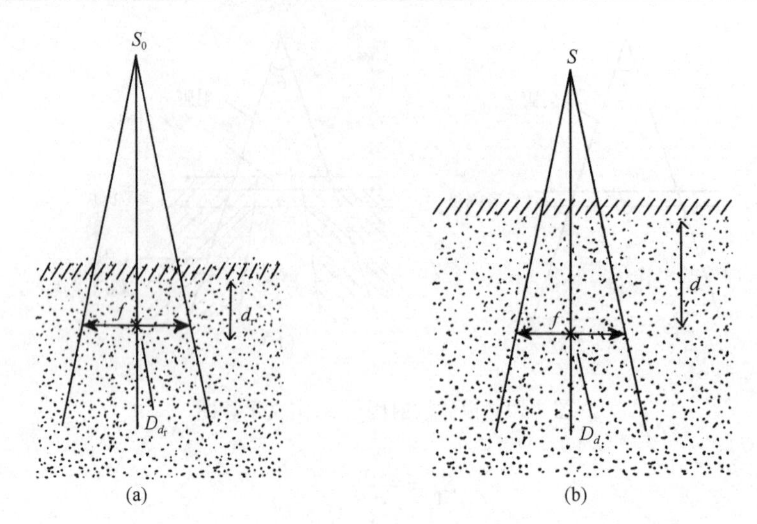

图 7.11 TPR 定义示意图（两个测量点的射野面积相同、距放射源距离相等）

7.4.3 散射最大剂量比

组织空气比分成原射线部分组织空气比和散射空气比，同样，组织模体比也可以分成原射线部分 TPR 和散射模体比（SPR）。散射模体比指模体内给定深度射野中心轴上任意一点处由散射辐射引起的剂量或剂量率与同一空间位置模体内射野中心轴上参考点深度处剂量或剂量率之比。散射最大剂量比（SMR）定义为模体内射野中心轴上某点的散射剂量率与同一空间位置模体内射野中心轴上最大剂量点深度处散射剂量率之比，即

$$\mathrm{SMR}\left(d,\mathrm{FSZ}_d\right)=\mathrm{TMR}\left(d,\mathrm{FSZ_m}\right)\frac{S_\mathrm{p}\left(\mathrm{FSZ_m}\right)}{S_\mathrm{p}\left(0\right)}-\mathrm{TMR}\left(d,0\right) \tag{7.18}$$

对于 ^{60}Co 射线，散射模体比与散射最大剂量比近似。对大于 ^{60}Co 能量的 X 射线，SMR 必须由上式求出。当 SMR 在最大剂量点测量时，TMR = 1，SMR 值为

$$\mathrm{SMR}\left(d_\mathrm{m},\mathrm{FSZ_m}\right)=\frac{S_\mathrm{p}\left(\mathrm{FSZ_m}\right)}{S_\mathrm{p}\left(0\right)}-1 \tag{7.19}$$

7.5 等剂量分布与射野离轴比

7.5.1 等剂量分布

将模体内百分剂量分布相同的点连接起来，形成等剂量曲线。十几条对应不同剂量的等剂量曲线组成一张等剂量图，在一个平面上显示空间的剂量分布。图 7.12 为射线能量 4MV，20cm×20cm 射野，在标称源皮距下射束从上往下垂直入射所形成的等剂量分布图，在 d_m = 1.2cm 处剂量归一化到 100%。可以观察出，同一深度处，射野中心轴上的剂量最高，剂量随离轴距离增大而减少。射野边缘处的剂量渐变区域又称为物理半影，通常用 20%和 80%等剂量线间的侧向距离表示。物理半影主要由几何半影、准直器漏射、侧向散射造成，受射束能量、放射源尺寸、放射源到准直器距离、源皮距、模体内深度影响。

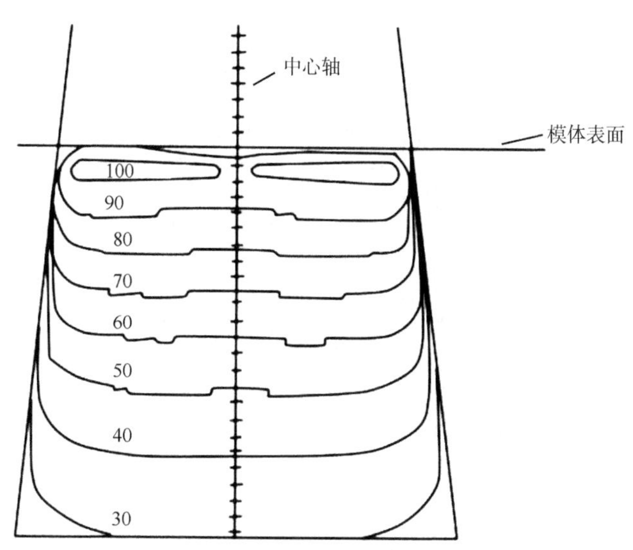

图 7.12　20cm×20cm 射野，射线能量 4MV，标称源皮距下射束从上往下垂直入射所形成的等剂量分布图，体模表面平坦，剂量在 d_m = 1.2cm 处归一化到 100%。刻度线间距为 1.0cm

等剂量分布可以用绝对剂量或百分数显示，剂量设定为 100%的点称为归一化点。在相同条件下，归一化点的改变只影响等剂量线的标注，而相对剂量分布不变。等剂量分布的特点受射野能量、射野大小、放射源大小、源皮距、源到准直器距离等因素影响。由于高能 X 射线散射主要向前，低能 X 射线散射各个方向都有，随着射线能量的升高，百分深度剂量的大小、物理半影宽度和等剂量分布形状均会改变，表现为等剂量曲线在射野中心轴部分由弯曲逐渐平直，并贴近射束边缘。图 7.13 展示三种能量的等剂量分布。在射野面积和源皮距不变的情况下，放射源尺寸增大时，由于几何半影，半影区也随之变化，如图 7.14 所示。

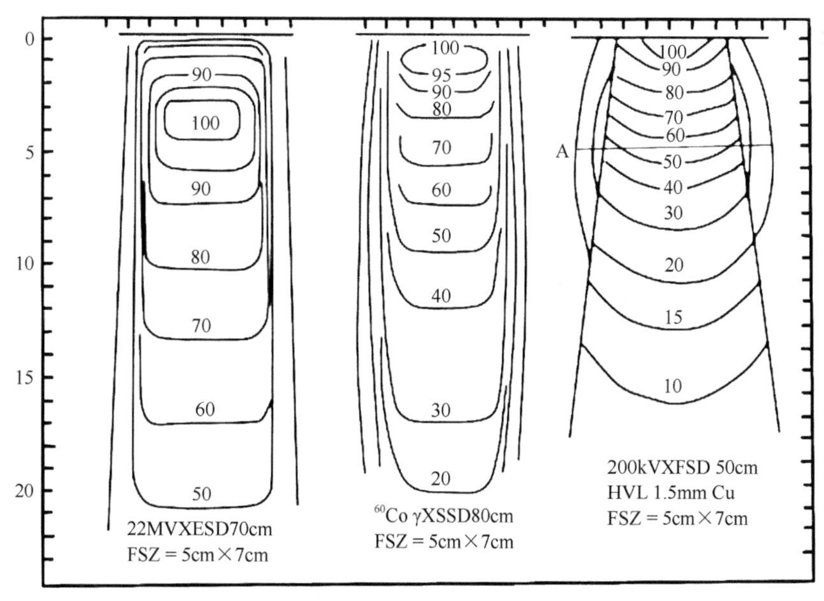

图 7.13　三种能量 X（γ）等剂量分布对比
从左到右依次为 22MV X 射线、^{60}Co γ 射线、200kV X 射线

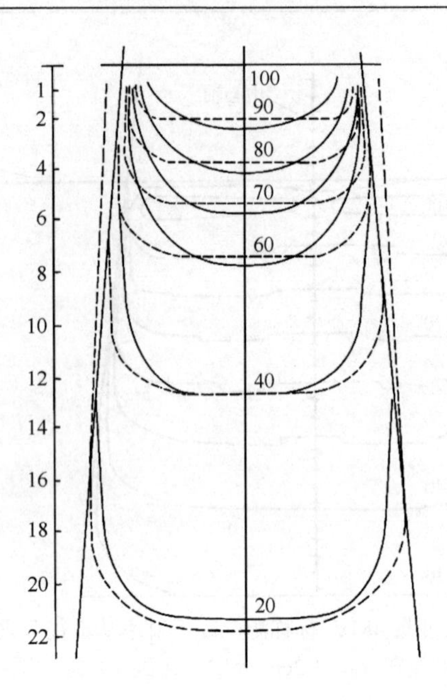

图 7.14　放射源大小对等剂量分布的影响

实线代表直径为 1cm 的放射源，虚线代表直径为 2cm 的放射源，两射束射野大小均为 10cm²，SSD = 50cm

7.5.2　射野平坦度和对称性

射野平坦度和对称性是描述射野剂量分布的重要指标，两者均可通过附加剂量建成帽的电离室在空气中测量。射野平坦度 F（图 7.15）定义为在标称源皮距（SSD = 100cm）或等中心处模体内 10cm 深度处，最大射野（一般为 40cm²）的 80%宽度范围内，剂量最大值与最小值偏离射野中心轴剂量的相对百分数 m，即

$$F = 100 \times \frac{m_{\max} - m_{\min}}{m_{\max} + m_{\min}} \tag{7.20}$$

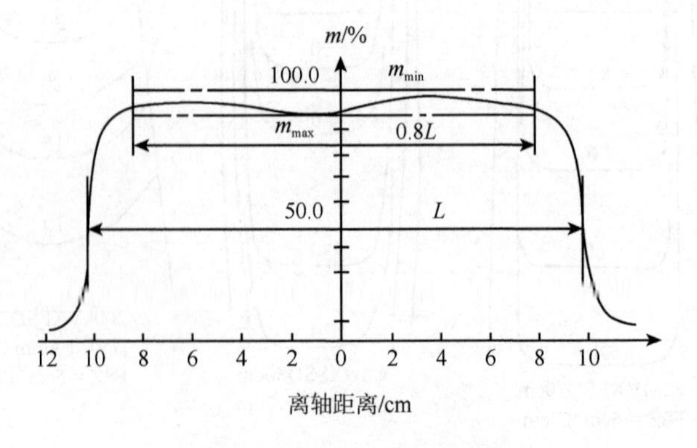

图 7.15　射野平坦度示意图

按照国际电子委员会（IEC）标准，标准直线加速器的射野平坦度应小于±3%。

射野对称性 S（图 7.16）指在射野大小 80%宽度范围内，偏离射野中心轴对称的两点剂量率差值与射野中心轴上剂量率之比的百分数。射野对称性也可以由最大剂量深度 d_{max} 处，左右两侧自中心轴到 50%中心轴剂量所包括的面积确定，再根据下式计算得出：

$$S = 100 \times \frac{A_L - A_R}{A_L + A_R} \tag{7.21}$$

式中，A_L 和 A_R 为左侧和右侧自中心轴到 50%中心轴剂量所含面积，该面积可以通过扫描水箱、面积测量器等确定。对称性大小应小于±3%，位于射野剂量分布曲线且与射野中心轴对称的任意两点剂量差值应小于 2%。

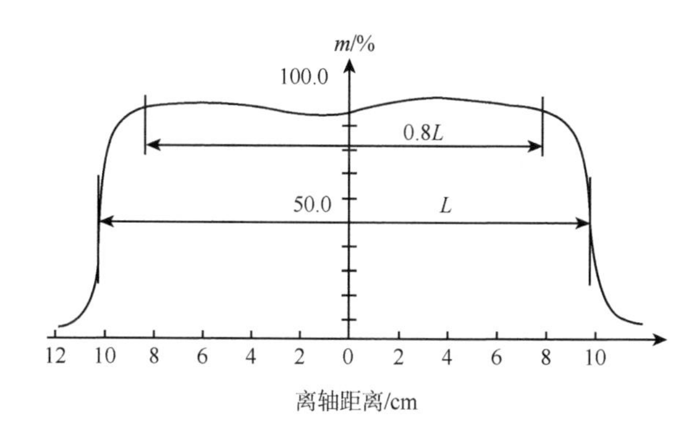

图 7.16　射野对称性示意图

目前，国内外验证射野平坦度和对称性主要采用二位电离室矩阵、胶片验证系统、三维水箱扫描系统三种方法。

7.5.3　射野离轴比

射野离轴比（off-axis ratio，OAR）定义为射野中三维空间上任意离轴点剂量率 $\dot{D}(x,y,d)$ 与同一深度处射野中心轴上的剂量率 $\dot{D}(0,0,d)$ 之比，即

$$\mathrm{OAR}(x,y,d) = \frac{\dot{D}(x,y,d)}{\dot{D}(0,0,d)} \tag{7.22}$$

图 7.17 展示了模体内某深度截面的射野离轴比大小 OAR（x，y，d），反映该截面内的剂量分布信息。射野离轴比除了能反映某深度截面的剂量分布情况外，还能显示出射野平坦度和对称性、半影区等情况，是等剂量分布的另一种表达方式。将不同深度处相同射野离轴比值的点连接成线，构成等离轴比线。如图 7.18 所示，等离轴比线与等剂量线性质相同，^{60}Co 和高能 X 射线的等离轴比线近似成一条直线。随着离轴比的减少，等离轴比线与射野中心轴夹角增大。

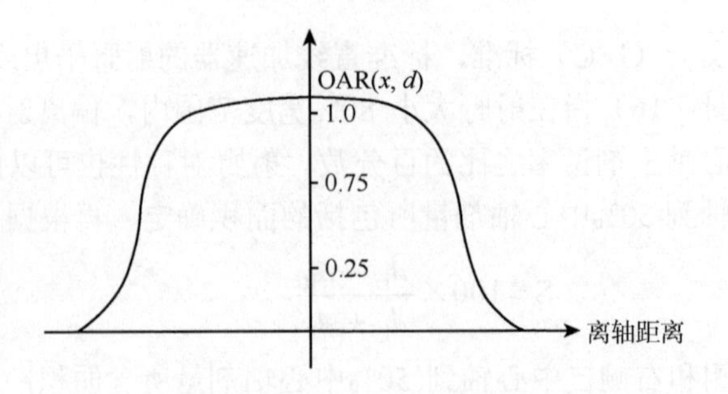

图 7.17　模体内某深度截面的射野离轴比示意图

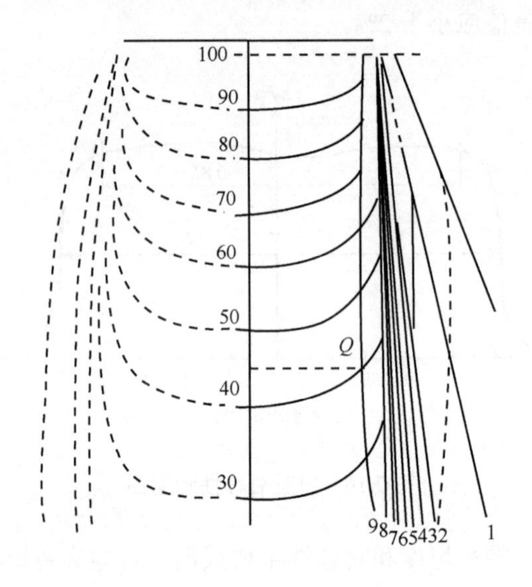

图 7.18　等离轴比线与等剂量分布

7.6　处方剂量计算

7.6.1　处方剂量的定义

处方剂量指将给定患者治疗方案中靶区剂量 D_T 换算到标准水模体内各射野的射野中心轴上最大剂量点处的剂量 D_m，单位为 cGy。患者所需要的照射剂量通常由时间和 MU 数来设定。对于剂量率稳定的 ^{60}Co 治疗机，在标称源皮距和标称源轴距处测量单位时间内的输出剂量确定剂量率后，在计时器上预设时间以给予患者目标剂量，处方剂量由照射时间（min）来表示[3]。而加速器的剂量率不如 ^{60}Co 治疗机稳定，处方剂量由放置在加速器上的剂量检测仪跳数（monitor unit，MU）表示。MU 指一定大小的射野满足目标剂量时机器需要预设的某个数值，一般的归一化条件为：在 10cm×10cm 射野下，标称源皮距（SSD = 100cm）或标称源轴距处，水中特定深度 d_0 处 1cGy = 1MU。

7.6.2　固定源皮距照射（SSD 照射）剂量计算

在 10cm×10cm 射野、标称源皮距照射下（SSD = 100cm），模体内射野中心轴最大剂量点深度处，用标准的加速器剂量仪将输出剂量标定为 1MU = 1cGy。由深度 d 处的靶区（肿瘤）剂量 D_T，通过下式确认处方剂量 D_m 的值，单位是 MU。

$$D_m = \frac{D_T}{\text{PDD} \cdot S_p(\text{FSZ}) \cdot S_c(\text{FSZ}_0) \cdot (\text{SSD因子})} \tag{7.23}$$

式中准直器射野 FSZ_0 与表面射野 FSZ 关系为 $\text{FSZ}_0 = \text{FSZ} \times \frac{\text{SAD}}{\text{SSD}}$。若 S_c 在 SAD 处测量且 SSD = SAD，则 $\text{FSZ}_0 = \text{FSZ}$。$\text{SSD因子} = \left(\frac{\text{SCD}}{\text{SSD} + d_m}\right)^2$，SCD 指校准测量时源到电离室中心的距离。当测量在 SSD = 100cm 处进行时，SSD 因子等于 1。

例 7.5　设 Varian 2100C/D 6MV 的 X 射线，加速器剂量仪在 SSD = 100cm，参考射野尺寸为 10cm×10cm，深度 $d_m = 1.5\text{cm}$ 处归一化为 1MU = 1cGy。若在射野中心轴 $d = 10\text{cm}$ 处，用 15cm×15cm 射野照射，SSD = 100cm，求给予肿瘤量 D_T 为 200cGy 时的处方剂量 D_m。

解　根据已知条件查表得：$\text{PDD}(100, 10, 15 \times 15) = 69.6\%$，$S_c(15 \times 15) = 1.023$，$S_p(15 \times 15) = 1.012$。

$$D_m = \frac{D_T}{\text{PDD} \cdot S_p(\text{FSZ}) \cdot S_c(\text{FSZ}_0) \cdot (\text{SSD因子})} = \frac{200\text{cGy}}{69.6\% \times 1.012 \times 1.023 \times 1.0} \approx 278(\text{MU})$$

例 7.6　若例 7.5 中改用 SSD = 120cm 照射，求相应的处方剂量。

解　SSD = 120cm 时，准直器射野 $\text{FSZ}_0 = \text{FSZ} \times \frac{\text{SAD}}{\text{SSD}} = 15 \times \frac{100}{120} = 12.5$，查表得 $S_c(12.5 \times 12.5) = 1.015$，$S_p(15 \times 15) = 1.013$。

$$\text{SSD因子} = \left(\frac{\text{SCD}}{\text{SSD} + d_m}\right)^2 = \left(\frac{100 + 1.5}{120 + 1.5}\right)^2 \approx 0.698$$

$$\begin{aligned}\text{PDD}(120, 10, 15 \times 15) &= \text{PDD}(100, 10, 15 \times 15) \times F\text{因子} \\ &= \text{PDD}(100, 10, 15 \times 15) \times \left(\frac{f_2 + d_m}{f_2 + d}\right)^2 \times \left(\frac{f_1 + d}{f_1 + d_m}\right)^2 \\ &= 69.6\% \times \left(\frac{120 + 1.5}{120 + 10}\right)^2 \times \left(\frac{100 + 10}{100 + 1.5}\right)^2 \approx 71.4\%\end{aligned}$$

$$D_m = \frac{D_T}{\text{PDD} \cdot S_p(\text{FSZ}) \cdot S_c(\text{FSZ}_0) \cdot (\text{SSD因子})} = \frac{200\text{cGy}}{71.3\% \times 1.013 \times 1.015 \times 0.698} \approx 391(\text{MU})$$

7.6.3　等中心照射（SAD 照射）剂量计算

等中心给角治疗时，患者的肿瘤中心与机架等中心处重合，在治疗过程中仅需旋转机架就可以完成对患者的治疗。SAD 照射时，加速器剂量仪仍按照前述的归一化条件校准，这时采用 TMR 值计算处方剂量更方便：

$$D_{\mathrm{m}}=\frac{D_{\mathrm{T}}}{\mathrm{TMR}\left(d,\mathrm{FSZ}_{d}\right)\cdot S_{\mathrm{p}}\left(\mathrm{FSZ}_{d}\right)\cdot S_{\mathrm{c}}\left(\mathrm{FSZ}_{0}\right)\cdot\left(\mathrm{SAD因子}\right)} \tag{7.24}$$

式中，$\mathrm{SAD因子}=\left(\frac{\mathrm{SCD}}{\mathrm{SAD}}\right)^{2}$，$\mathrm{FSZ}_{d}$ 为等中心处（$\mathrm{SAD}=100\mathrm{cm}$）的射野，不加挡铅时 $\mathrm{FSZ}_{d}=\mathrm{FSZ}_{0}$，添加挡铅时 $\mathrm{FSZ}_{d}<\mathrm{FSZ}_{0}$。

例 7.7 一名肿瘤深度为 8cm 的患者接受加速器能量为 6MV X 射线的等中心治疗，在射野大小 15cm×15cm 下，在射野中心轴 5cm 处给予患者 $D_{\mathrm{T}}=180\mathrm{cGy}$，求 D_{m}。

解 根据已知条件，查相应表格得：$S_{\mathrm{c}}(15\times15)=0.994$，$\mathrm{TMR}(5,15)=0.935$，$S_{\mathrm{p}}(15)=1.015$，$S_{\mathrm{c}}(15)=1.015$，$\mathrm{SAD因子}=\left(\frac{\mathrm{SCD}}{\mathrm{SAD}}\right)^{2}=\left(\frac{100+1.5}{100}\right)^{2}\approx1.030$

$$\begin{aligned}D_{\mathrm{m}}&=\frac{D_{\mathrm{T}}}{\mathrm{TMR}\left(d,\mathrm{FSZ}_{d}\right)\cdot S_{\mathrm{p}}\left(\mathrm{FSZ}_{d}\right)\cdot S_{\mathrm{c}}\left(\mathrm{FSZ}_{0}\right)\cdot\left(\mathrm{SAD因子}\right)}\\&=\frac{180}{0.935\times1.015\times1.015\times1.030}\\&\approx181(\mathrm{MU})\end{aligned}$$

7.6.4 离轴点的剂量计算（Day 氏法）

上述固定 SSD 和等中心照射的计算方法只讨论了射野中心轴上的点剂量，对于射野内的离轴点和射野外某点的剂量，除了使用等剂量分布或射野离轴比值计算得出，还可以通过中心轴上的百分深度剂量——Day 氏法计算得出[4]。如图 7.19 所示，拟计算射野内离轴点 Q 的剂

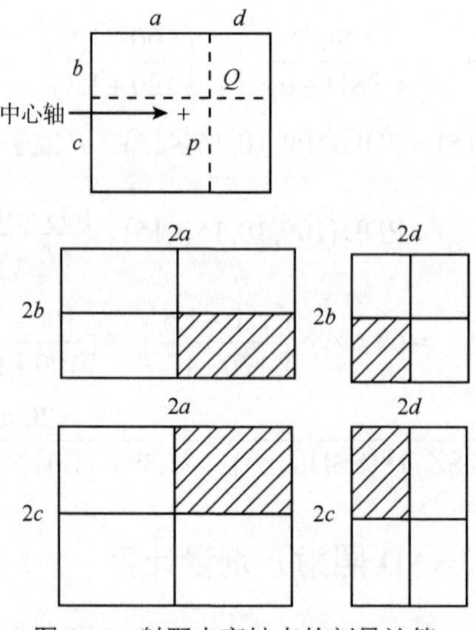

图 7.19 射野内离轴点的剂量计算

量，过 Q 点作平行线并以每部分边长的二倍分别建立矩形野 $2a\times2b$、$2b\times2d$、$2a\times2c$、$2d\times2c$，则 Q 点的百分深度剂量 PDD_Q 等于四个矩形野 PDD 之和的 1/4，即

$$\mathrm{PDD}_Q=\frac{\mathrm{POAR}_Q}{4\times S_\mathrm{p}\left[(a+d)\times(b+c)\right]}\times\sum_i^4 S_\mathrm{p}(i)\mathrm{PDD}(i,d) \tag{7.25}$$

式中，POAR_Q 为 Q 点原射线的射野离轴比，定义为无限大射野内离轴点的剂量率与同一深度射野中心轴处剂量率的比值；i 为四个射野 $2a\times2b$、$2b\times2d$、$2a\times2c$、$2d\times2c$。

对于射野外某点 Q 剂量的计算，如图 7.20 所示，射野外一点 Q 与射野距离为 c，过 Q 点作以 Q 点为中心轴的矩形野 $2c\times b$，在此射野右侧作 $a\times b$ 的矩形野，Q 点剂量为同一深度处，大矩形野 $2(a+c)\times b$ 的剂量与射野 $2c\times b$ 的剂量差值的 1/2。

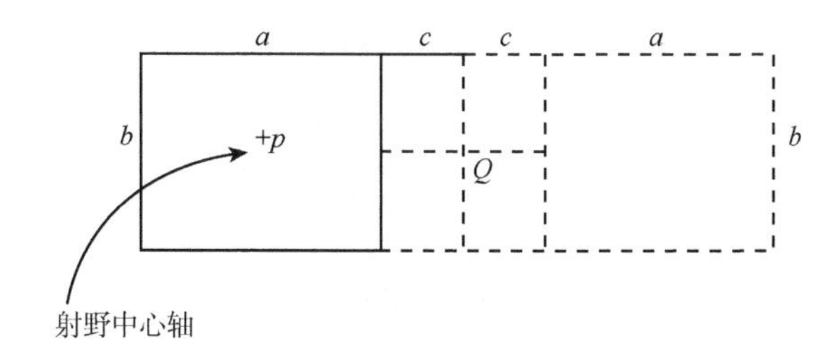

图 7.20 射野外任意点 Q 的剂量计算

例 7.8 设图 7.19 中的 $a=6\mathrm{cm}$，$b=4\mathrm{cm}$，$c=16\mathrm{cm}$，$d=5\mathrm{cm}$，在 $\mathrm{SSD}=80\mathrm{cm}$，深度为 10cm 处使用 $^{60}\mathrm{Co}$ 射线，已知 Q 点原射线的射野离轴比为 0.98，求 Q 点的百分深度剂量。

解 查相关资料得

$$S_\mathrm{p}(12\times8)=1.0,\ \mathrm{PDD}(12\times8,10)=56.4\%$$
$$S_\mathrm{p}(8\times8)=0.994,\ \mathrm{PDD}(8\times8,10)=54.8\%$$
$$S_\mathrm{p}(12\times32)=1.019,\ \mathrm{PDD}(12\times32,10)=60.0\%$$
$$S_\mathrm{p}(8\times32)=1.009,\ \mathrm{PDD}(8\times32,10)=58.2\%$$
$$S_\mathrm{p}(10\times20)=1.009$$

所以

$$\begin{aligned}\mathrm{PDD}_Q&=\frac{\mathrm{POAR}_Q}{4\times S_\mathrm{p}\left[(a+d)\times(b+c)\right]}\times\sum_i^4 S_\mathrm{p}(i)\mathrm{PDD}(i,d)\\&=\frac{0.98}{1.009\times4}(1\times56.4\%+0.994\times54.8\%+1.019\times60.0\%+1.009\times58.2\%)\\&\approx56.02\%\end{aligned}$$

7.7 人体表面和组织不均匀性的修正

由于人体的皮肤轮廓不像模体表面一样平坦，当实际治疗中应用到模体内测量的数据

时，需要进行曲面校正。同时，因均匀模体只模拟人体的肌肉软组织，与人体各组织的密度存在差别，所以对于计算所得的剂量还需作组织不均匀性的校正。下面简述人体表面弯曲和组织不均匀性修正的常用方法。

7.7.1 人体表面弯曲的修正算法

修正人体表面弯曲的算法主要有 TAR 或 TMR 法、有效源皮距法、等剂量曲线移动法。

1. TAR 或 TMR 法

对射野内任一点计算所得的剂量乘以曲面校正因子 C_F 进行人体表面弯曲校正，曲面校正因子 C_F 定义为

$$C_F = \frac{\mathrm{TAR}(d, \mathrm{FSZ}_d)}{\mathrm{TAR}(d+g, \mathrm{FSZ}_d)} = \frac{\mathrm{TMR}(d, \mathrm{FSZ}_d)}{\mathrm{TMR}(d+g, \mathrm{FSZ}_d)} \tag{7.26}$$

式中，FSZ_d 为深度 d 处所测得的钨门等效野；d 与 d+g 定义如图 7.21 所示，空气间隙 g 表示 P 点上方缺少的组织厚度。因此，射野中任意一点 Q 的实际百分深度剂量：$\mathrm{PDD}'_P = \mathrm{PDD}_P \cdot C_F$，$\mathrm{PDD}_Q$ 为标准条件下均匀模体表面置于 AB 时在 d+g 深度处测量的百分深度剂量。

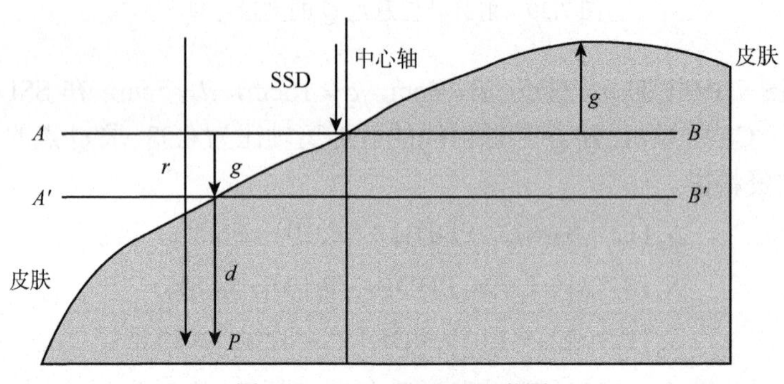

图 7.21　TAR 法几何示意图

2. 有效源皮距法

对于源皮距 SSD 照射下，深度为 d_0 处，射野内任意一点 P，P 点的实际剂量可以通过有效源皮距法确定：

$$\mathrm{PDD}''_P = \mathrm{PDD}_P \cdot \left(\frac{\mathrm{SSD}+d_0}{\mathrm{SSD}+g+d_0}\right)^2 \tag{7.27}$$

式中，$\left(\frac{\mathrm{SSD}+d_0}{\mathrm{SSD}+g+d_0}\right)^2$ 为距离平方反比修正因子；PDD_P 为标准条件下均匀模体表面置于 $A'B'$ 时测得的百分深度剂量；PDD''_P 为取在 AB 平面时的百分深度剂量。

3. 等剂量曲线移动法

等剂量曲线平移所得的剂量分布是最简单的修正方法。由于人体表面弯曲，高度为 g 的空气间隙代替了组织，图 7.21 中的 P 点剂量值升高，等剂量曲线下移，移动距离 t 可以通过移动系数 K 计算得出：

$$t = K \cdot g \tag{7.28}$$

式中，K 为移动系数，取决于射线能量。表 7.3 列出了不同能量的等剂量移动系数。当 g 小于 0 时，组织超出，等剂量曲线向放射源方向平移；当 g 大于 0 时，组织缺损，等剂量曲线向远离放射源的方向平移。

表 7.3　不同能量的等剂量移动系数 *K*

光子能量	K	光子能量	K
150kV～1MV	0.8	15～30MV	0.5
1～5MV	0.7	＞30MV	0.4
5～15MV	0.6		

7.7.2　组织不均匀性的修正

人体主要结构包括肌肉、脂肪、骨、气腔、肺组织等，不同组织的密度不同，X 射线在各组织中的衰减程度不同，主要体现在：①对射束的吸收和散射不同；②与射束产生的次级电子通量不同。模体的组成成分、密度是均一的，在均匀模体中测量得出的剂量分布与人体内实际的剂量沉积有偏差，因此对于模体测量的剂量，不同的组织要作不同的密度校正。

1. 组织空气比或组织最大剂量比法

如图 7.22 所示，设射线通过三层相对电子密度分别为 ρ_1、ρ_2、ρ_3 的平板模体，此时 P 点的实际深度 $d = d_1 + d_2 + d_3$，等效校正厚度 d' 为每层深度乘以相应的相对电子密度之和：

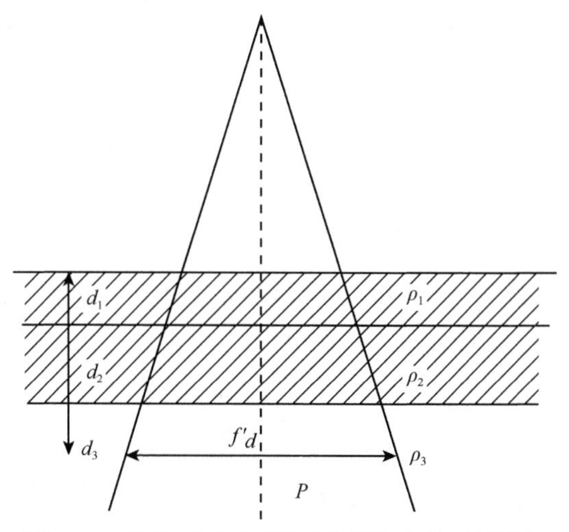

图 7.22　具有三层不同相对电子密度的平板模体

$$d' = \rho_1 d_1 + \rho_2 d_2 + \rho_3 d_3 \tag{7.29}$$

根据 TAR 法，可得 P 点的校准因子为

$$CF_P = \frac{\mathrm{TAR}\left(d', \mathrm{FSZ}_d\right)}{\mathrm{TAR}\left(d, \mathrm{FSZ}_d\right)} = \frac{\mathrm{TMR}\left(d', \mathrm{FSZ}_d\right)}{\mathrm{TMR}\left(d, \mathrm{FSZ}_d\right)} \tag{7.30}$$

其中，FSZ_d 为模体内深度为 d 处射野的等效方形野大小。P 点校正后的剂量为未校正前剂量乘以校正因子，即

$$D_{P'} = D_P \times CF_P \tag{7.31}$$

2. 有效衰减系数法

使用有效衰减系数法求校正因子 CF 为

$$CF = \mathrm{e}^{\bar{\mu}(d-d')} \tag{7.32}$$

其中，$\bar{\mu}$ 为所用射线的平均线性衰减系数，数值大小如表 7.4 所示；d 为校正点的实际深度；d' 为校正点的有效深度。

表 7.4 四种射线的平均线性衰减系数值

射线能量	$\bar{\mu}$ /cm^{-1}	射线能量	$\bar{\mu}$ /cm^{-1}
22MV X 射线	0.025	钴-60 γ 射线	0.050
4MV X 射线	0.050	铯-137 γ 射线	0.060

3. 同等剂量曲线移动法

不均匀组织的存在会影响患者体内的剂量分布，导致等剂量线上移或下移。移动距离 t 可以通过不同组织的移动系数 k 计算，t 为 k 与不均匀组织厚度的乘积。不同组织的移动系数 k 的数值在表 7.5 中列出，负值表示等剂量曲线下移动，正值表示等剂量曲线向上移动。

表 7.5 不同组织的移动系数 k

不均匀组织	k	不均匀组织	k
气腔	−0.6	硬质骨	0.5
肺	−0.4	海绵骨	0.25

4. 组织空气比指数校正法（电子密度法）

设 ρ_0 为单位体积内不均匀组织中的电子数与水中电子数之比，即不均匀组织相对水的电子密度，校正因子 CF 可以通过下式计算得出：

$$CF = \left[\frac{\mathrm{TAR}(d_2 + d_3, \mathrm{FSZ}_d)}{\mathrm{TAR}(d_3, \mathrm{FSZ}_d)}\right]^{\rho_0 - 1} \tag{7.33}$$

式中，d_3 为校正处的物质厚度；$d_2 + d_3$ 为校正点到上层物质上表面的距离。

除了使用上述四种校正因子外，表 7.6 列出了肺、骨组织在不同射线能量下校正因子

的近似值。

表 7.6　不同射线能量的校正因子

射线能量	*CF*/(%/cm)*	
	肺	骨
1.25MeV	+4.0	−2.5
4～6MV	+3.0	−2.0
10MV	+2.5	−1.5
18～25MV	+1.5	−1.0

*穿过每厘米组织的剂量百分变化。

7.7.3　组织补偿

在实际的临床工作中，经过曲面校正后仍然不能得到均匀的剂量分布，需要外加组织补偿器，以得到较好的剂量分布。常见的组织补偿器有楔形板、组织填充物、补偿块[5]。

楔形滤过板是特殊的一维补偿滤过板，包括物理楔形板和动态楔形板两种。物理楔形板通常由铜、铝、铅制成，用于修正射线束的倾斜与皮肤表面的弯曲。物理楔形板提供 15°、30°、45°和 60°四种楔形角度，其中楔形角定义为参考深度 10cm 处等剂量线和射野宽度 1/2 的交点连线与射野中心轴垂直线的夹角。动态楔形板通过直线加速器中的遮线器达到楔形效果，可以提供 0°和 60°之间任意的楔形角。添加楔形板后，射野中心轴上某点剂量率为

$$\dot{D}_{dW} = \dot{D}_d \cdot F_W \tag{7.34}$$

式中，楔形因子 F_W 定义为模体中射野中心轴参考深度处有和没有楔形板的剂量率之比。

组织填充物一般指放置在患者身上的组织替代物，常是薄膜塑料水袋、小米袋、石蜡等组织等效材料。组织填充物用于修正患者皮肤表面弯曲，为入射射线提供一个平坦的表面。当入射射线为 200～400kV X 射线或填充物用于修正剂量建成时，组织填充物需直接放置在患者的皮肤表面[6]。但对于高能 X 射线和 ^{60}Co 射线，为了保护射线的建成效应，组织填充物必须远离皮肤。

7.8　常用光子束剂量计算算法

剂量计算作为放射治疗系统的核心部分，早已从测量计算点剂量的阶段发展到建立数学模型模拟各种射线在人体中剂量分布的阶段。ICRU 第 24 号报告表明，人体靶区内剂量变化±5%就会引起肿瘤控制率的显著改变。因此，临床对剂量计算算法的精确度和运算时间具有较高要求。目前最精确的光子束剂量计算算法是在三维空间内进行的，同时考虑组织不均匀性和次级电子输运的问题。以下将介绍此类算法中的卷积叠加法和蒙特卡罗法。

7.8.1　卷积叠加法

卷积叠加法因其精确度较高而计算速度较快的优点，已被广泛应用于放射治疗计划系

统中。卷积叠加算法假设模体内某一点的剂量沉积由输入的能量注量分布和能量沉积核进行卷积运算获得。由于人体组织密度不均匀，实际剂量计算时要先对卷积核作适当修正，再进行剂量计算，这个过程称为叠加。卷积叠加算法所使用的能量沉积核，又称核函数模型，指原射线与模体相互作用后在作用点附近的能量分布模式，包括点核、笔形束核、平面核等[7]。

在电子平衡的条件下，卷积叠加算法的基本公式可表示为

$$D(r)=\int K_{\mathrm{c}}(r')H_{\mathrm{c}}(r-r')\mathrm{d}^3r' \tag{7.35}$$

其中，r 表示组织内任意点的位置；$D(r)$表示 r 点处的剂量；$K_{\mathrm{c}}(r')$ 为原射线入射人体时，作用点 r' 处微分体积元 d^3r' 中的碰撞动能；$H_{\mathrm{c}}(r-r')$ 为光子在作用点 r' 处产生的次级电子到达 r 点单位体积内被吸收的能量沉积分数，又称为能量沉积核，通常由蒙特卡罗算法模拟得到。若剂量计算时点核对于空间保持不变，可以利用快速傅里叶变换算法进行计算。而对于叠加算法，卷积核不满足空间不变性的条件，不能采用傅里叶变换进行卷积。卷积叠加算法因其在计算速度和精确度方面的优势，目前是临床上最常使用的方法。

7.8.2 蒙特卡罗方法

蒙特卡罗（Monte Carlo，MC）方法是一种基于随机抽样技术模拟粒子输运过程的方法，由数学家冯·诺伊曼在第二次世界大战结束时提出并命名[8]，主要用于核武器的辐射传输。传统的蒙特卡罗技术计算时间较长，这限制了 MC 技术在临床中的应用。随着计算机性能的提升、针对放射治疗计算方法的开发和优化，蒙特卡罗模拟技术的计算时长被大大缩减，MC 技术的应用呈指数增长。

蒙特卡罗算法使用大量的粒子实验模拟粒子穿过加速器机头在介质中的输运和能量沉积过程，其中包括初级粒子和次级粒子的输运[9]。蒙特卡罗技术是最精确的剂量计算方法，其模拟粒子输运的过程包括四个步骤：①选择到下一个相互作用位置的距离；②考虑几何约束将粒子传输到相互作用部位；③选择相互作用的类型；④模拟所选的相互作用。重复上述四个步骤，直到原始粒子和所有次级粒子离开几何体或被局部吸收。当粒子的能量低于制定的阈值能量时，它被认为是被局部吸收的。

蒙特卡罗技术的计算量庞大，一次计算时需要模拟上亿的粒子事件才能满足精确性要求，所以 MC 算法存在计算强度大、计算耗时长的问题。目前许多公司在加紧开发并优化基于蒙特卡罗算法的治疗计划系统，日后有望在商业治疗计划系统中嵌入 MC 光子/电子计划模块。

7.9 常用电子束剂量计算模型

许多用于光子束的计算模型也可以用于电子束的剂量计算，包括蒙特卡罗方法等。其他常用的电子束剂量计算模型有年龄扩散方程模型、笔形束模型、经验模型、原射线和散射线剂量分离法等。目前，采用蒙特卡罗方法进行电子束的剂量分布计算是最准确的，相

比光子束的计算，电子束模拟较少的粒子事件就可以达到精确度要求，这使电子束蒙特卡罗方法应用于治疗计划方面具备较大潜力。

7.9.1　年龄扩散方程模型

许多适用于带电粒子剂量学问题的近似计算方法中，最普遍最简单的近似方法是年龄扩散方程（age-diffusion theory）。该方程能够描述粒子在均匀介质中的注量分布，一般的年龄扩散方程由下式给出：

$$\frac{\partial D(r,\tau)}{\partial \tau}=\kappa\nabla^2 D(r,\tau)+q(r,\tau) \tag{7.36}$$

式中，$D(r,\tau)$ 是点 r 处的剂量分布；κ 是扩散系数；∇ 是拉普拉斯算子；q 是介质中的电子产生；τ 是随电子路程增加而增加的“年龄”参数。

对于电子束，剂量分布公式可以表示为

$$D(x,z,\tau)=A\left[\operatorname{erf}\left(\frac{X_0-x}{z(\kappa\tau)^{\frac{1}{2}}}\right)+\operatorname{erf}\left(\frac{X_0+x}{z(\kappa\tau)^{\frac{1}{2}}}\right)\right]\times\cos\left(\frac{2\pi}{3R_0}z-\frac{\pi}{6}\right)\exp\left\{-\left[\frac{2\pi}{3R_0}(\kappa\tau)^{\frac{1}{2}}\right]^2\right\} \tag{7.37}$$

式中，A 是剂量归一化参数；erf(x)是误差函数，定义为

$$\operatorname{erf}(x)=-\frac{2}{\sqrt{\pi}}\int_0^x e^{-t^2}\mathrm{d}t \tag{7.38}$$

年龄扩散方程模型能有效地描述电子束在均匀介质中的剂量分布，如果对每个实验室或每家医院中每台机器相关的物理常数设置合适的值，该模型能够生成令人满意的空间电子剂量分布，这对治疗计划的设计非常有用。

7.9.2　笔形束模型

大多数放射治疗电子束可以在概念上描述为从加速器射出的窄束，通过扫描磁体或散射箔片转换为宽束，并入射到一组准直装置上，最终通过的多叶光栅可能是不规则的，此时入射光束可被视为垂直入射到准直平面的平行笔形光束的集合。笔形束（pencil beam）指穿过无限小区域 $\Delta x \cdot \Delta y$ 的那部分粒子，每个笔形束由平均发射角为 $\theta_x \cdot \theta_y$ 的单能电子组成[10]。对于准直后射束的剂量分布，可以通过每个笔形束产生的剂量分布求和得到。具体由下式计算：

$$D(X,Y,Z)=\iint_{\text{collimator at }Z} S(X',Y')d(X'-X,Y'-Y,Z)\mathrm{d}X'\mathrm{d}Y' \tag{7.39}$$

其中，$S(X',Y')$ 是笔形束在（X',Y'）的相对强度；$d(X'-X,Y'-Y,Z)$ 是 X',Y' 处笔形束在（X，Y，Z）处的剂量贡献。

人体的组织密度不均匀，剂量计算时，可以假设笔形束在（X',Y'）处对每个点的剂量贡献沿该射线的不均匀结构在横向范围内是无限大的[11]。因此，在一定大小的射野中，

人体内某一点的剂量可以由下式计算：

$$
\begin{aligned}
D(X,Y,Z) &= \int_{-\infty}^{\infty}\int_{-\infty}^{\infty} \mathrm{d}x''\mathrm{d}y'' w(x'',y'') \\
&\times \left\{ \frac{1}{2\pi\sigma_{\mathrm{air}}^2} \int_{\mathrm{collimator}\ at\ Z} \mathrm{d}x'\mathrm{d}y' \exp\left[-\frac{(x'-x'')^2+(y'-y'')^2}{2\sigma_{\mathrm{air}}^2} \right] \right\} \\
&\times D_{\mathrm{e}}^{\mathrm{meas}}[0,0,Z_{\mathrm{eff}}(x'',y'',z)] \cdot \left[\frac{\mathrm{SSD}+Z_{\mathrm{eff}}(x'',y'',z)}{\mathrm{SSD}+Z} \right]^2 \\
&\times \frac{1}{2\pi a_2(x'',y'',z)} \exp\left[-\frac{(x'-x'')^2+(y'-y'')^2}{2a_2(x'',y'',z)} \right]
\end{aligned}
\tag{7.40}
$$

式中，$x=y=0$ 定义了 SSD = 100cm 处射野中心轴深度 $z=0$；$D_{\mathrm{e}}^{\mathrm{meas}}$ 是标称源皮距下测量射野中心轴剂量推测出的剂量；$w(x'',y'')$为(x'',y'')处笔形束的权重；$Z_{\mathrm{eff}}(x,y,z)$为点（x,y,z）的有效深度。笔形束散射角分布由空气中的散射和患者或模体中的散射组成，即位于准直器端平面的射束分布 $\sigma^2=\sigma_{\mathrm{air}}^2+a_2$。

参 考 文 献

[1] Cohen M. Central axis depth dose data for use in radiotherapy：General introduction. Br J Radiol，1972，11：8-17.

[2] Hayakawa T，Yamada T，Sakai H，et al. Investigation of the influence of the conversion method to equivalent square field on the depth direction of phantom scatter factor. Nihon Hoshasen Gijutsu Gakkai Zasshi，2019，75（6）：525-535.

[3] Day M J. A note on the calculation of dose in X-ray fields. Br J Radiol，1950，23（270）：368-369.

[4] Shine N S，Paramu R，Gopinath M. Out-of-field dose calculation by a commercial treatment planning system and comparison by Monte Carlo simulation for varian truebeam®. J Med Phys，2019，44（3）：156-175.

[5] 吴伟伟，张群贵，吴修洪，等. 乳腺癌术后不同厚度补偿膜调强放疗剂量学分析. 医疗卫生装备，2016，37（9）：91-93，112.

[6] 胡作怀，付建东，陈芳，等. 组织补偿膜添加方式引起的放疗剂量差异研究. 中华放射肿瘤学杂志，2016，25（4）：388-390.

[7] Hardcastle N，Oborn B M，Haworth A. On the use of a convolution-superposition algorithm for plan checking in lung stereotactic body radiation therapy. The Journal of Applied Clinical Medical Physics，2016，17（5）：99-110.

[8] Manser P，Frauchiger D，Frei D，Dose calculation of dynamic trajectory radiotherapy using Monte Carlo. Z. Med Phys，2019，29（1）：31-38.

[9] Huang J Y，Dunkerley D，Smilowitz J B. Evaluation of a commercial Monte Carlo dose calculation algorithm for electron treatment planning. J. Appl. Clin. Med Phys，2019，20（6）：184-193.

[10] Liang B，Li Y，Liu B. A pencil beam dose calculation model for CyberKnife system. Med Phys，2016，43（10）：5380.

[11] Zhang H，Dai Z，Liu X，et al. A novel pencil beam model for carbon-ion dose calculation derived from Monte Carlo simulations. Phys Med，2018，55：15-24.

第 8 章　光子线外照射计划的设计与执行

8.1　肿瘤放射治疗的医学影像图像

放射治疗计划设计首先要获取患者信息，主要包括三个方面：①患者位置信息及照射靶区、正常组织的轮廓信息；②能进行剂量计算的数据；③患者图像中有可以精确确定肿瘤位置的信息。

8.1.1　患者体位及固定方式

整个放疗过程中，患者体位的固定性和重复性贯穿始终。在对患者进行放疗定位之前就要确定好患者的体位及固定方式。患者体位及固定方式的选择必须有利于进行照射野设计，并且不会和治疗床或者治疗机头的其他附件产生位置冲突。

放疗定位时，有些患者仅仅用一个比较舒适放松的姿势，并且保持静止不动就可以满足放疗位置固定性和重复性的要求；但更多情况下，患者需要额外的固定装置才能保持放疗体位的固定性和重复性。

常见的放疗定位固定装置有：头枕、头颈肩膜、体膜、乳腺托架、真空袋、体架等。对于立体定向放射治疗，还需要有专用的位置固定装置（包括线上定位系统）。目前放疗定位中使用的体架、乳腺托架等大部分材料都是碳纤维制成的。碳纤维可以有效减少射线的衰减；头颈肩膜、体膜等都是根据每个患者的形体特征热塑成形，一次性使用。

放疗定位中，常见的体位是仰卧位和俯卧位，其中又以仰卧位居多。有些腹部肿瘤患者会采取俯卧位，以减少直肠、小肠的放射反应。对于头部、颈部肿瘤患者，多采用头颈肩膜固定；对于胸腹部肿瘤患者，多采用体膜加体架的固定方式；对于乳腺肿瘤患者，则多采用乳腺托架的固定方式。

对于一些小的表浅肿瘤，比如皮肤肿瘤，放疗医生通过观察和触摸就可以确定肿瘤大小和范围。但绝大多数时候，放疗医生需要通过一系列医学影像和生化检查结果来确定肿瘤的大小、形状和边界。放疗所使用的医学图像具备以下几个特征：①可以快速获取和传输；②对于软组织和骨有强烈的对比差别；③图像没有几何形变和失真；④可以用来三维重建；⑤可以进行剂量计算。

8.1.2　CT 断层扫描图像

CT 图像在几何精度方面是放疗使用图像的金标准。CT 图像是 19 世纪 70 年代起用于放疗的。图 8.1 是一个头部的 CT 图像，使用增强 CT 图像更容易准确地勾画肿瘤。图 8.1

的软组织对比度非常明显，图像的高分辨率使小像素显示得非常清晰。如果头部肿瘤对头盖骨有侵犯，使用骨窗对肿瘤进行勾画非常方便。

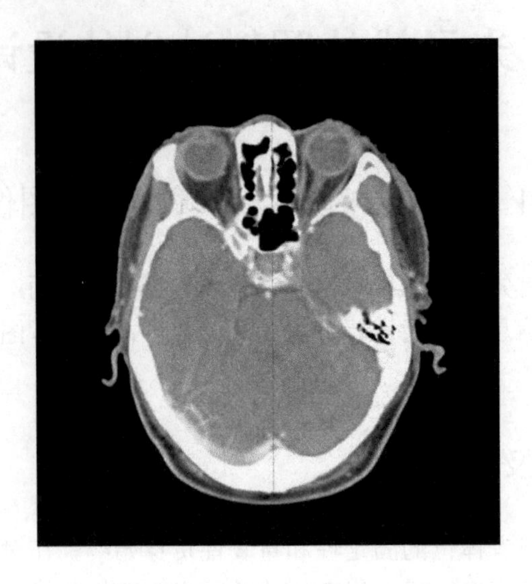

图 8.1　头部 CT 图像

所有的商用放射治疗计划系统都可以方便快速地处理 CT 图像。CT 图像分辨率高，不会丢失 CT 定位点（通常为三个体积较小的铅点）的位置信息，从而准确找出肿瘤的等中心点。CT 的另外一个突出优势是，它的像素值可以间接反映出人体组织的电子密度。兆伏级射线与人体组织发生反应时，康普顿散射占优势，剂量沉积分布主要与人体组织的电子密度相关。通常情况下，每个 CT 图像都有自身的组织密度校正曲线，经过该曲线校正后的 CT 密度值就可以反映出该人体组织的电子密度，校正后的 CT 像素值可以直接用来进行剂量计算。这个特性非常重要，从模体角度来说，人体是一个密度十分不均匀的模体。当照射的范围包括肺部、骨、软组织时，射线的衰减程度大相径庭。

使用 CT 的电子密度值计算剂量的精准度远高于对每个器官进行手动的密度修正然后再计算剂量的精准度。CT 像素值的单位是 Hounsfield，简写为 HU。通常设定为：HU = −1000 时，介质为空气；HU = 0 时，介质为水。每台 CT 设备的组织电子密度值和与之相应的 HU 校正系数都不相同。图 8.2 显示了 CT 密度校正表。

通常情况下，由 CT 扫描获得的一系列横断面图像，它的分辨率被沿患者头脚方向的层厚所限制。现代绝大部分 CT 采用螺旋扫描的方式更快地获取患者解剖数据。需要成像的范围由肿瘤的位置、大小及穿过它的照射野所覆盖的范围决定。肿瘤附近的危及器官必须全部在 CT 扫描范围内，这样计算出来的剂量体积直方图、正常组织并发症发生率才准确。CT 扫描获得的图像连续完整，可以精确做出三维重建，层厚通常不大于 5mm。当肿瘤体积特别小时，例如脑部肿瘤，需要用到薄层 CT 扫描。薄层 CT 扫描数据量大，占用空间多，医生勾画的工作量也会提高，但是图像质量高，肿瘤的轮廓范围也会更加准确。

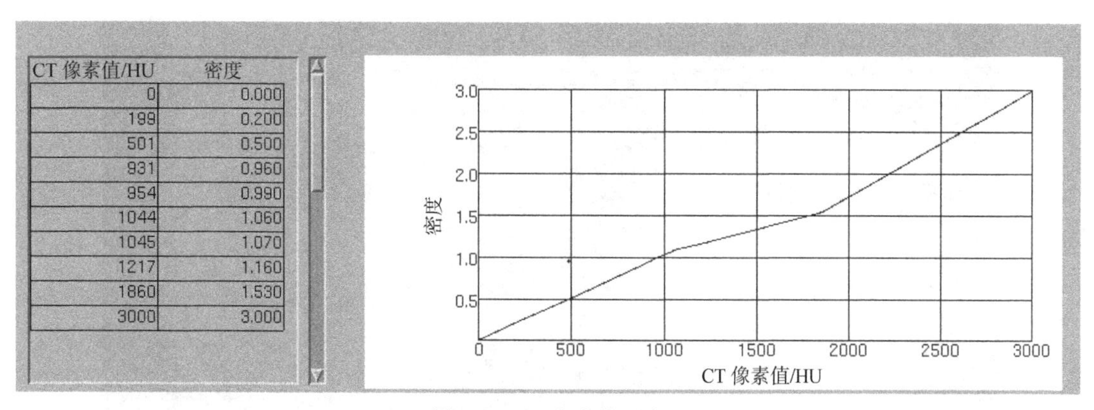

CT 像素值/HU	密度
0	0.000
199	0.200
501	0.500
931	0.960
954	0.990
1044	1.060
1045	1.070
1217	1.160
1860	1.530
3000	3.000

图 8.2　CT 密度校正表

用于影像诊断的 CT 主要由于其孔径较小难以满足放疗的需求。例如，需要放疗的乳腺癌患者，治疗时所采取的体位需要将上肢举起以充分暴露乳腺组织并且减少上肢的受照剂量，常规的诊断用 CT 孔径小，无法允许这个体位顺利完成扫描。放疗专用的 CT 孔径达到了 85cm，可以弥补这个缺点。使用 CT 获取患者解剖信息时，如果患者本身有金属植入物，如假牙、人工关节等，这时的 CT 图像就会产生大量伪影，如图 8.3 所示，此时的 CT 图像就不能用于放疗计划设计。

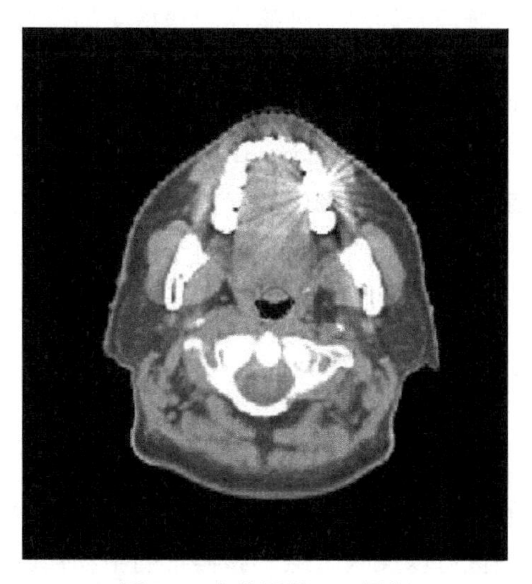

图 8.3　有伪影的 CT 图像

8.1.3　磁共振 MRI 图像

靶区勾画时，MRI 图像是 CT 图像的重要补充。MR 原始图像可以是横断面图像序列，也可以是冠状面、矢状面图像序列。MR 图像的显示效果也因它本身扫描时和显示的参数设置而大相径庭。MR 图像中的骨组织通常不明显，显示为黑色区域；但是 MR 图像的软组织分辨率高，即使是软组织间细小的差异，也较容易通过 MR 图像发现。图 8.4（a）和（b）是同一解剖位置的 CT 和 MR 图像。

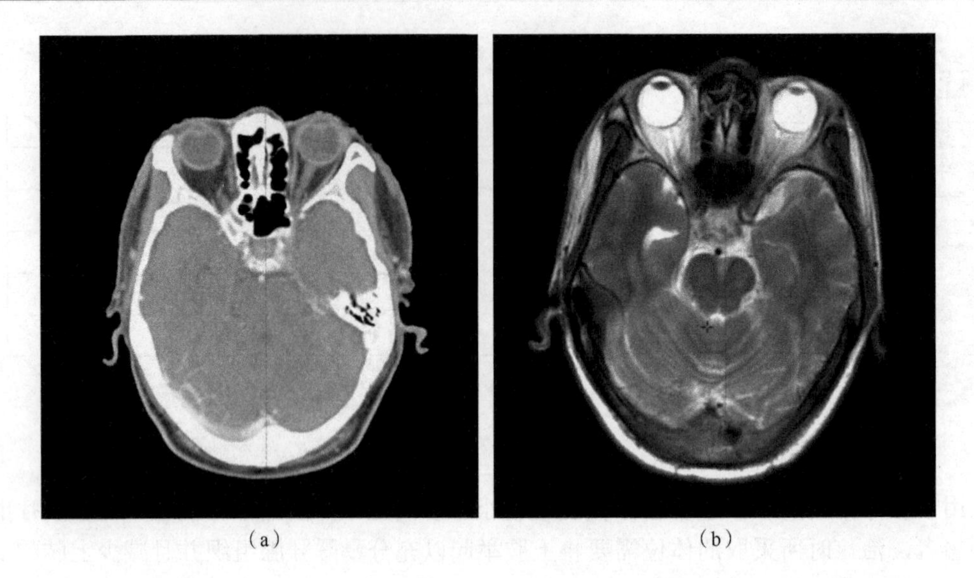

（a）　　（b）

图 8.4　（a）头部 CT 图像；（b）头部 MR 图像

8.1.4　超声图像

超声图像的获取经济快捷且无创。当肿瘤离超声探头的位置较近时，超声图像可以很好地显示肿瘤的大小范围。但如果肿瘤位置较深，例如喉部或者体部肿瘤，超声图像就无法提供充分的肿瘤信息。另外，骨也会影响超声成像。超声图像的一个显著缺点就是无法提供一系列完整的图像进行三维重建，无法直接应用于放射治疗计划系统。更多的时候，它为放疗临床医生提供勾画肿瘤靶区的影像依据。当需要设计乳腺癌电子线照射计划的时候，超声图像可以准确地反映出胸壁的厚度，从而帮助物理师选择合适的电子线能量。对于盆腔肿瘤，它可以通过每次测量膀胱的大小来更好地确保每次治疗位置的重复性。

8.1.5　正电子发射断层成像

正电子发射断层成像（positron emission tomography，PET）技术是指将某种蛋白酶注入人体后，通过正电子发射进行断层扫描成像观察该物质在代谢过程中的聚集情况，从而达到诊断的目的[1]。PET 图像可以反映出组织和器官的生物代谢活跃程度的情况，而不是它们本身组织从影像学上发生的变化。它可以作为 CT 图像和 MR 图像的补充。由于 PET 也可以重建成为三维图像，所以 PET 图像可以直接导入放疗计划系统，与 CT、MR 图像进行融合，帮助临床放疗医生更好地勾画靶区。除非淋巴结肿大异常，通常 CT 与 MR 无法准确判断淋巴结性质，PET 可以反映出淋巴结的生物代谢情况，因此，相对 CT 与 MRI，PET 可以更加准确地判断淋巴结性质。

8.1.6　二维平面放射图像

二维平面放射图像通常由放疗模拟机直接获得，模拟机的几何参数与放射治疗机的参数保持一致。随着 CT 模拟定位的应用普及，二维平面放射图像应用越来越少。

目前二维普通模拟机计划主要用于大小、边界都明确的骨转移放疗，或者全脑放疗。图 8.5 与图 8.6 是普通二维全脑和骨转移放疗计划图像。

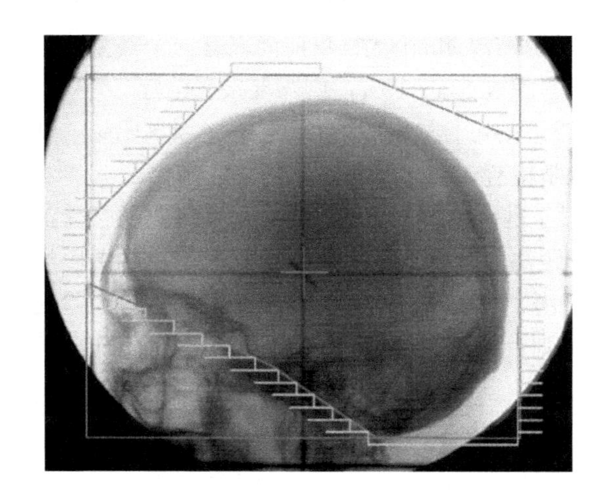

图 8.5　二维全脑放疗计划图像

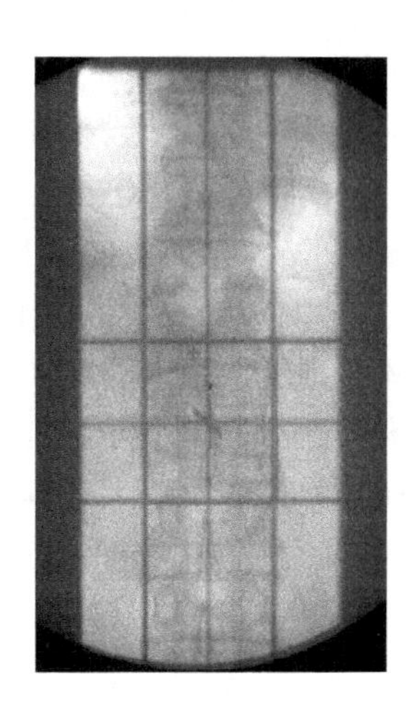

图 8.6　二维骨转移放疗计划图像

8.2　肿瘤靶区的定义

放疗是恶性肿瘤的主要治疗手段之一。放疗是一种局部治疗，它与手术和化疗相辅相成。理想的放疗结果就是，受到放射治疗的肿瘤部位得到了有效控制，其他正常组织没有明显的放疗副作用和并发症。

肿瘤及其周边危及器官和其他相关的解剖组织的正确定义对放疗计划设计至关重要。它们的大小及位置关系决定了照射方式、照射野个数、大小、权重。合格的放疗计划在保证靶区受到足够剂量照射的同时还要兼顾靶区周边的危及器官和其他正常组织的耐受剂量，确保在放射治疗结束后不会出现严重的早期或者晚期副作用。

本小节以 ICRU83 号报告制订的肿瘤放射治疗相关区域的定义和勾画方法进行叙述。

8.2.1　可见肿瘤区

可见肿瘤区（gross tumor volume，GTV）是指通过影像能够直观观察到的肿瘤范围或可触及、可通过诊断检查手段证实的肿瘤范围。GTV 可以是原发肿瘤，也可以是原发肿瘤的局部或远处转移灶（淋巴结）。GTV 主要由物理检查结果获得，比如 CT、MR、PET 或者超声图像等。

对 GTV 的准确勾画有助于给予 GTV 足够的照射量，实现肿瘤的局部控制；有助于根据治疗中肿瘤的退缩情况进行准确的评估和及时进行临床靶区和计划靶区的修改；有助于通过治疗中 GTV 的变化情况预测治疗疗效。

8.2.2 临床靶区

临床靶区（clinical target volume，CTV）是指包含了明确 GTV 的组织体积，也包含了临床上认为 GTV 可能存在的微扩散或者周边淋巴结浸润的区域。目前尚未有一个需要治疗的统一风险概率标准，一般来说，如果发生概率超过 5%～10%，则需要接受治疗。

临床恶性病变的概念包括 GTV 边缘显微镜下的可见肿瘤、可能侵犯到区域淋巴结的部分，以及潜在的转移器官，它们很可能在影像学检查下看起来是正常的。

当前 CTV 的勾画主要依赖于临床经验，对于准确边界的定义，将来可通过需要接受治疗的同克隆源出现概率来确定 CTV 外放边界距离的量化方法。原发肿瘤 GTV 和淋巴结 GTV 的三维勾画都应以发表文献中的建议为参考，这些建议的目的是将有微观扩散风险的区域转为计划 CT 或 MRI 易于确认的边界。原则上，每一个 GTV 都应对应一个 CTV，多个邻近的 GTV 可以共用一个 CTV。

8.2.3 计划靶区

计划靶区（planning target volume，PTV）在实际放疗过程中通常是由临床医生确定的。PTV 在完全包括了 GTV/CTV 区域的情况下，通常需外放一个边界，这个边界的大小通常考虑到了放疗过程中患者位置的不确定度、治疗机机械的不确定度等因素，以及射野半影对射野边界区域剂量值的影响。这个边界的大小通常来自对上述影响因素的统计分析。实际操作中，这个边界大小是两个条件的折中：既要保证 CTV 一定在照射区域内并且接受了足够的照射剂量，又要保证 CTV 周边的危及器官和正常组织不会过多受到超量照射。从 CTV 外扩到 PTV 的边界，在三维方向上可以是不均匀外放的。

GTV 与 CTV 是纯粹的肿瘤临床学的范畴，与之不同的是，PTV 是一个纯粹的几何学概念，它与肿瘤和正常组织的边界并不完全相关。它的引入是为了设定更加合适的照射野大小、形状，为了更好地评估治疗计划。

8.2.4 治疗区

由于照射技术的限制，受到处方剂量照射的体积大部分时候与 PTV 体积大小不同。治疗区（treated volume，TV）是指由临床放疗医生指定的某等剂量线所包围的组织体积。该剂量线包括的区域内，在并发症可接受的范围内实现肿瘤的消除或者缓解。通常对于放疗计划，95%剂量线所包括的区域就是可治愈区。高质量的放疗计划中，TV 的大小接近 PTV。多野照射的调强放疗技术可以很好地做到这一点。

8.2.5 照射区

照射区（irradiated volume，IV）指的是某条危及器官耐受剂量线所包围的区域，有时就指 50%剂量线包括的区域。这个概念并不常用，常用在两个治疗计划优劣的比较上。

当两个治疗计划的优化条件满足情况近似时，可以比较 IV 的大小，IV 越小，治疗计划越优。

8.2.6　危及器官

危及器官（organs at risk，OAR）指邻近 PTV 的正常组织。它所能接受的剂量大小直接影响治疗计划和处方剂量的制订。OAR 不是靶区，它不含有肿瘤细胞。计划设计时，应尽量减少 OAR 的剂量。由于肿瘤部位和大小不同，相应的 OAR 也不同。对于颅脑肿瘤，OAR 为晶状体、视交叉和脑干；对于颈部肿瘤，OAR 为脊髓、腮腺；对于喉癌，OAR 为脊髓、肺；对于腹部肿瘤，OAR 为脊髓、肾脏、大肠、小肠；对于宫颈癌，OAR 为膀胱、直肠、股骨头、小肠、脊髓、肾脏等。

OAR 都有相应的不引起严重放射性反应的耐受剂量。一些器官，例如肺和肾脏，对剂量的反应有体积效应，即自身受到照射的体积越大，发生严重放射副作用的概率越高，对受到照射的最大剂量反而不敏感；这类器官习惯上称为“并联器官”，其特点是耐受剂量主要由受照体积决定，例如肺、腮腺、肾脏等；与之相对应的是“串联器官”，其特点是耐受剂量由受照的最大剂量决定，例如脊髓、脑干、晶状体、视神经等。图 8.7 给出了 GTV、CTV、PTV、TV、IV 及 OAR 的关系示意图。

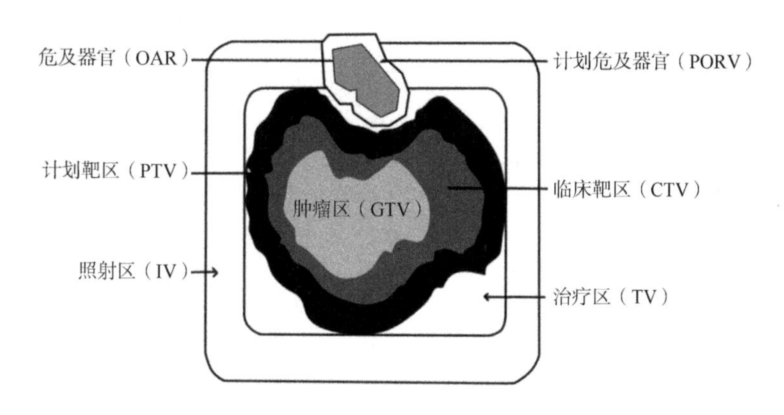

图 8.7　放射治疗靶区及危及器官示意图

8.3　正常组织的耐受剂量与肿瘤的致死剂量

照射计划本着简化、优化和个体化的方针，遵循靶区剂量要高，分布要均匀，尽可能减少正常组织受照范围和剂量，保护正常组织受照剂量在耐受剂量范围以内的原则设计。

临床中不仅不同类型或同种类型不同期别的肿瘤致死剂量值大小不等，而且随肿瘤的大小范围和病理分级，细胞分化及肿瘤放射敏感性不同而异。通常把达到 95%的肿瘤控制率所需的剂量 TCD_{95} 定义为肿瘤致死剂量。

正常组织耐受在计划阶段应与肿瘤致死剂量同时考虑，并用最小和最大器官损伤剂量

$TD_{5/5}$ 和 $TD_{50/5}$ 标识。$TD_{5/5}$ 为最小耐受剂量，它是指标准治疗条件下，治疗后 5 年内小于或等于 5%的病例发生严重并发症的剂量。$TD_{50/5}$ 为最大耐受剂量，它是指标准条件下，治疗后 5 年，50%病例发生并发症的剂量。标准治疗条件是指每周 10Gy，每天 1 次，每周 5 天。表 8.1 给出了正常组织耐受剂量，表 8.2 给出了不同类型和期别的肿瘤致死剂量。

表 8.1　正常组织的耐受剂量

器官	$TD_{5/5}$ 体积			$TD_{50/5}$			放射损伤
	1/3	2/3	3/3	1/3	2/3	3/3	
肾	5000	3000	2300	—	4000	2800	临床型肾炎
膀胱	N/A	8000	6500	N/A	8500	8000	膀胱痉挛和体积变小
股骨头	—	—	5200	—	—	6500	坏死
颞颌关节及下颌骨	6500	6000	6000	7700	7200	7200	关节功能显著受限
肋骨	5000	—	—	6500	—	—	病理性骨折
皮肤	10cm²/—	30cm²/—	100cm²/5000	10cm²/—	30cm²/—	100cm²/6500	毛细血管扩张
	7000	6000	5500	—	—	7000	坏死、溃疡
脑	6000	5000	4500	7500	6500	6000	
脑干	6000	5300	5000	—	—	6500	坏死、梗死
视神经	无部分体积		5000	—	—	6500	失明
视交叉	无部分体积		5000	无部分体积		6500	失明
脊髓	5cm/5000	10cm/5000	20cm/4700	5cm/7000	10cm/7000	20cm/—	脊髓炎坏死
马尾	无体积效应		6000	无体积效应		7500	临床上明显的神经损伤
臂丛	6200	6100	6000	7700	7600	7500	临床上明显的神经损伤
眼晶状体	—	—	1000	—	—	1800	白内障
眼视网膜	—	—	4500	—	—	6500	失明
耳（中/外）	3000	3000	3000	4000	4000	4000	急性浆液性耳炎
耳（中/外）	5500	5500	5500	6500	6500	6500	急性浆液性耳炎
腮腺	—	3200	3200	—	4600	4600	口干
				$TD_{100/5}$ = 5000			
喉	7900	7000	7000	9000	8000	8000	软骨坏死
喉	—	4500	4500	—	—	8000	喉水肿
肺	4500	3000	1750	6500	4000	2450	肺炎
心脏	6000	4500	4000	7000	5500	5000	心包炎
食管	6000	5800	5500	7200	7000	6800	临床狭窄/穿孔
胃	6000	5500	5000	7000	6700	6500	溃疡穿孔
小肠	5000	—	4000	6000		5500	梗阻/穿孔/瘘道
结肠	5500	—	4500	6500		5500	梗阻/穿孔/溃疡/瘘道
直肠	100cm² 无体积效应		6000	100cm² 无体积效应		8000	严重直肠炎坏死/瘘道/狭窄
肝	5000	3500	3000	3500	4500	4000	肝衰竭

注：引自殷蔚伯，余子豪，徐国镇，等. 肿瘤放射治疗学. 第 4 版. 北京：中国协和医科大学出版社，2008。小于 50%体积不会引起显著改变。

表 8.2　不同类型和期别肿瘤的致死剂量

放射线剂量/cGy	肿瘤类型	期别
3500	精原细胞瘤	N0
	Wilms 瘤	T0（术后）
	神经母细胞瘤	T1～3
	霍奇金淋巴瘤	N0
4000	淋巴肉瘤	N0
	精原细胞瘤	N+
	霍奇金淋巴瘤	N+
4500	组织细胞肉瘤	N0、N+
	皮肤癌（基底细胞与鳞状细胞癌）	T1
	淋巴结转移	N0
	鳞状细胞癌（宫颈、头颈部）	N0
	胚胎瘤	N0
	乳腺癌、卵巢癌	N0（术后）
5000	组织细胞瘤	Ts
	形状细胞瘤	T1～3
	视网膜母细胞瘤	T1～3
	尤文肉瘤	
	无性细胞瘤	T3, 4
	喉癌（小于 1cm）	T1
6000～6500	乳腺癌，单纯切除	T0
	皮肤癌（鳞状细胞癌）	T2, 3
	口腔癌（小于 4cm）	T1
	口、鼻、喉、咽癌	T2
	膀胱癌	T2
7000～7500	宫颈癌	T1, 2
	宫体癌	T2
	卵巢癌	T2
	淋巴结转移癌（1～3cm）	T1, 2
	肺癌（小于 3cm）	T1
	头颈部癌	T3, 4 或广泛
	乳腺癌	T3, 4 或广泛
	神经胶质细胞瘤	
8000 及以上	骨肉瘤	
	黑色素瘤	
	软组织肉瘤	
	淋巴结转移癌	
	甲状腺癌	T3 或广泛

注：引自徐慧军，段学章. 现代肿瘤放射物理与技术. 北京：原子能出版社，2018。

8.4　二维治疗计划

外照射放射治疗计划可分为二维计划和三维计划。二维计划通过拍摄射野平片，指定剂量参考点的照射深度、射野大小，物理师计算出相应的照射时间。这种计划简单易行，从定位到最终执行流程少、速度快；缺点也显而易见：没有三维剂量计算数据，无法精确评价照射结果。二维计划在临床中应用较少，偶尔见于全脑照射或者晚期骨转移患者单纯姑息止痛。图 8.5 和图 8.6 显示了通过模拟机获得的全脑照射和骨转移照射的放疗计划图片。

8.5　三维适形放疗计划的设计

放疗计划设计就是通过合理的照射野设置针对 PTV 产生均匀足量的剂量分布，并且正常组织和危及器官所受剂量均在耐受剂量范围内。ICRU50 号报告建议剂量的不准确度应在+7%与–5%之间，对于调强放射治疗计划，应该控制在+5%至–3%之间。对于三维适形计划，可以通过调整射线能量、射野形状及使用楔形板、补偿器（膜）等达到上述要求。有时放疗计划并不能同时兼顾 PTV 与正常组织的受照剂量。当危及器官与 PTV 位置相近，这时计划设计的原则就要根据该病例放疗的目的而定。如果是姑息性的放射治疗，就应适当降低靶区总剂量，以缓解症状、降低放射副作用发生的概率为导向；如果是根治性的放射治疗，就应更加慎重仔细地权衡根治和放疗副作用的利害，在严重放疗副作用发生率尽可能低的情况下最大限度地保证治疗靶区的受照剂量。

8.5.1　单野照射

相对于 kV 级射线，由于建成效应，光子线可以更好地保护皮肤，并且剂量随着入射深度的增大而增大。临床上常用的光子线能量介于 4MV 和 25MV 之间，表 8.3 给出了 10cm×10cm 照射野大小，SSD = 100cm 时，不同射线能量的最大深度及 5cm 和 10cm 深度处的剂量值。

对于单独的 6MV 光子线照射野，剂量的变化梯度比较大，大概 1cm 变化 4%。因此，单一射野放疗计划的均匀性较差。单照射野的计划不适合用于肿瘤较深的照射计划。

表 8.3　照射野 10cm×10cm，SSD = 100cm，不同射线的剂量深度值

射线能量/MV	最大剂量深度 d_{max}	5cm 处最大剂量百分比	10cm 处最大剂量百分比
钴-60	0.5	80.4	58.7
4	1.0	83.9	63
6	1.5	86.9	67.5
8	2.0	89.6	71
10	2.3	91.4	73
15	2.9	94.5	77
25	3.8	98.5	83

处方剂量多数定义在某个特定深度的点，这有可能导致最大剂量点出现高量，并且 PTV 附近的正常组织也有可能受到超量照射。对于单一的照射野，射线能量越高，剂量分布越不均匀，如图 8.8（a）和（b）所示。最大剂量深度处为剂量归一点，图中数字表示等剂量线数值。当靶区包括皮肤或者接近皮肤时，计划设计中要使用补偿器（膜），以保证靶区不在建成区内。

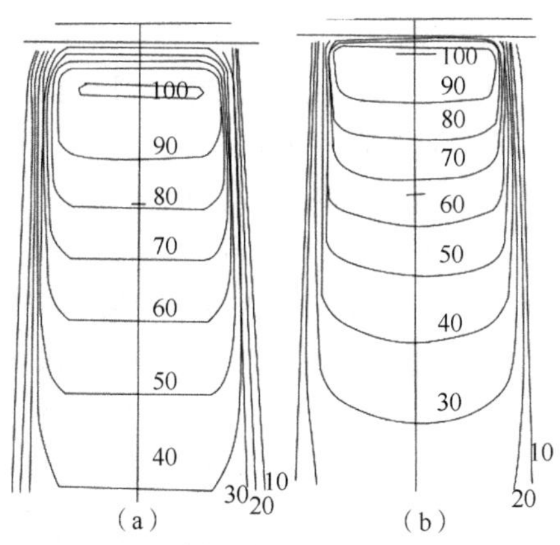

图 8.8　（a）6MV 光子线单野照射；（b）25MV 光子线单野照射

照射野大小通常定义为，当剂量为射野中心轴剂量的一半时，需要包围 PTV 所需要的大小。当射野对 PTV 进行适形时，射野不应在半影区内。对于 X 射线（钴-60 除外），射野大小通常是 PTV 的边界外放 6mm。

单野计划是一种非常简单的治疗方式，它的适用性不强。它可用于单一的表浅的肿瘤照射，例如乳腺、颈部、锁骨上的淋巴结照射。对于姑息止痛的锥体照射（深度在 5cm 左右），也可以用单一、狭长的单前野照射。

8.5.2　两野照射计划

对于深部肿瘤，两野对穿照射可以产生比单野照射更加均匀的剂量分布。但是在对穿野穿射路径上的所有区域都会受到靶区剂量或者更高剂量的照射，最高剂量通常出现在射野的边缘区域。两野对穿的等剂量线分布在横断面和矢状面的形状类似于沙漏，如图 8.9 所示。图 8.9（a）所示的两照射野为等权重；图 8.9（b）所示的照射野权重为 2∶1。对穿野照射也常用于姑息止痛治疗。两野对穿照射计划，经常会出现射野入射边缘剂量偏高，而照射野中间层面剂量偏低，这有可能导致 PTV 邻近的正常组织受到比靶区还高的剂量照射。对穿野照射的剂量不均匀性可随着射线能量的增大而有所改善。

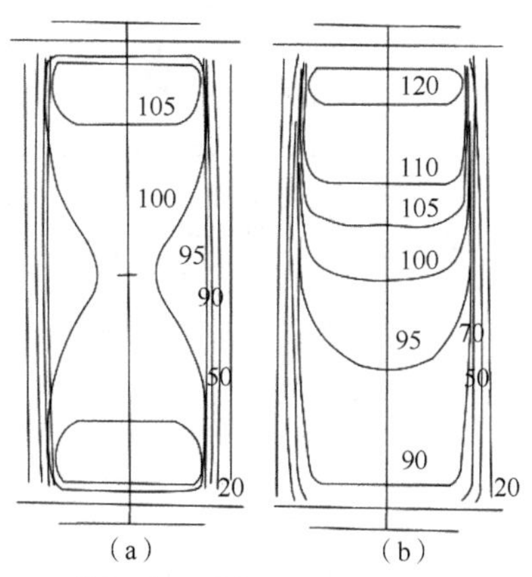

图 8.9　（a）等权重两对穿野；（b）2∶1 权重两对穿野

采用对穿野照射时，如果横断面上 PTV 并不在对穿野穿射路径的中心，这时就需要调整两个对穿野的权重不对等。射野权重可以通过调整射野的出束时间或者射野对剂量参考点的贡献比例来实现，这两者的本质是相同的。

如果射野的入射表面不平整，是倾斜弯曲的，例如喉癌、乳腺癌，这时就需要添加楔形板来纠正剂量的不均匀度。楔形板可以使剂量线变弯曲。对于乳腺癌，需要在横断面上设置楔形板的方向；对于喉癌来说，需要在冠状位上设置楔形板的方向。

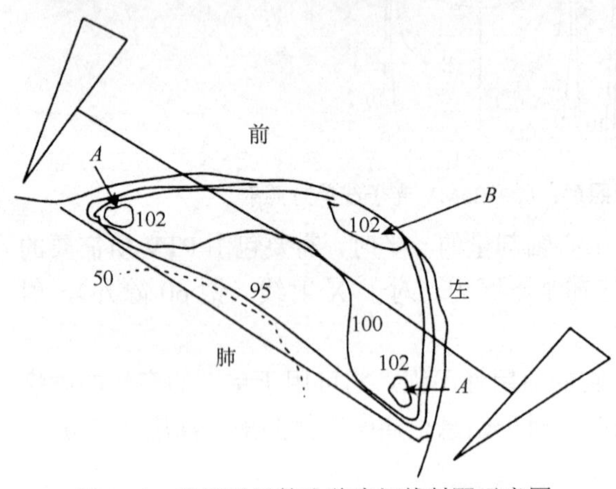

图 8.10　带楔形板的乳腺癌切线射野示意图

乳腺癌的适形计划通常选择对穿的切线野加楔形板。切线野就是两个射野的后界一致。这样可以保证肺部不会受到过量的照射。通常采用半野技术实现，并且射野的入射点就在射野的后界上。在横断面方向上添加楔形板，确定楔形板的方向，以补偿射野穿射路径中不同厚度的组织，使得剂量更加均匀。图 8.10 为带楔形板的乳腺癌切线野照射示意图。由于肺部对射线的敏感性，以及肺为低密度组织，照射野中的肺组织有可能出现剂量热点，如图 8.10 中 *A* 点所示。通常来说，乳腺癌两切线的权重是均分的，但有时也会根据乳腺的形状和剂量参考点的位置不同有所调整。

楔形板在头颈部、腮腺、口腔或者上颌窦癌的三维适形放疗中很常见。楔形板的使用不只是为了修正组织厚度的不均匀，还可以校正夹角小于 180° 的照射野由于夹角所造成的剂量热点。在不考虑组织厚度不均匀的情况下，两野照射时，楔形板的角度应为 90° 减去两野夹角的一半。图 8.11 为两野夹角小于 180° 照射时楔形板使用示意图。

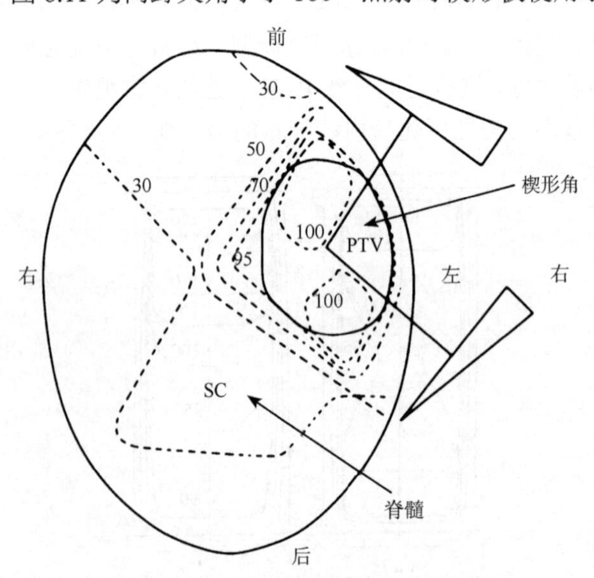

图 8.11　带楔形板的腮腺癌射野示意图

8.5.3　三野、四野及多野照射计划

三野照射通常用于宫颈癌（前列腺癌、膀胱癌）、胸腹部肿瘤及脑癌的三维适形放疗计划。射野角度取决于肿瘤的位置。对于宫颈癌来说，经典的照射方式为一个前（后）野加两个侧野。对于膀胱癌（前列腺癌、宫颈癌）的前野加两野照射方式，没有照射野直接穿过直肠；两个侧野还需添加楔形板来校正组织厚度不均匀，如图 8.12 所示。图 8.13 显示了一个适形的支气管肿瘤三野计划，楔形板不仅校正组织厚度的不均匀性，而且减少了由于射野夹角造成的剂量热点；这三个照射野的入射方向既避免了直穿脊髓，又保护了另外一侧肺。

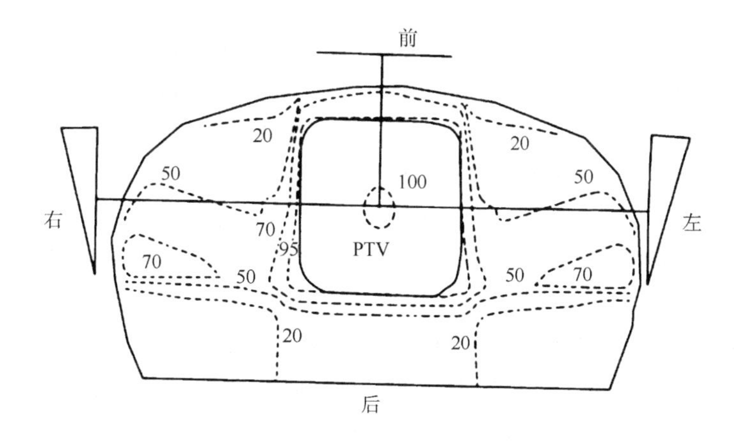

图 8.12　膀胱癌三野照射示意图

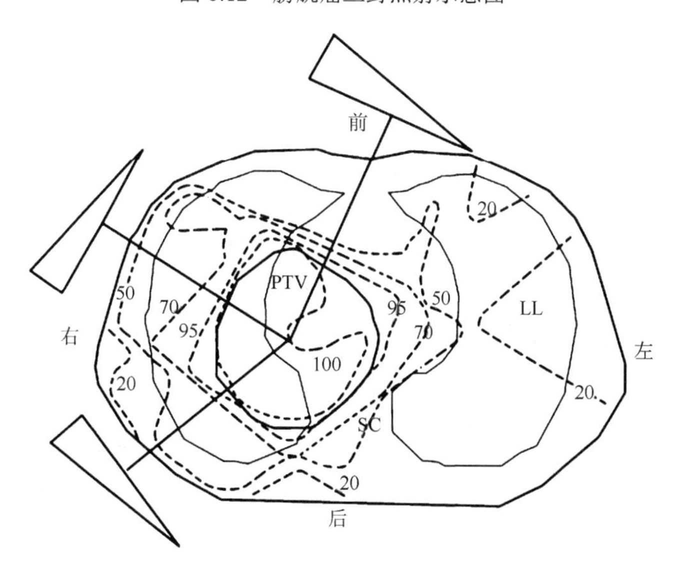

图 8.13　支气管三野照射示意图

四野照射又称箱式、盒式照射，常用于妇科盆腔肿瘤。布野方式为前野加后野加两侧野。两侧野仍使用楔形板。

三维适形放疗中，多于 4 个照射野的计划并不多见。随着照射野个数的增加，PTV 附近正常组织受照的平均剂量变小，但是受照体积变大。多野照射计划的剂量分布更加适形，但是总的治疗时间也会相应增多。在临床中，前列腺肿瘤靶区大多采用六个照射野均分角度进行放射治疗。

上述计划都是指射野中心轴在一个平面内，是共面照射计划。非共面照射是指照射野的中心轴不在同一平面内的情况，该照射技术难度不大，只需转床即可，目前临床应用较少。

8.6　三维适形调强放疗计划的设计

调强放射治疗（intensity modulated radiotherapy，IMRT）是目前放射治疗的主流。与三维适形放射治疗不同，IMRT 的每个照射野都有若干个小子野，IMRT 计划通过若干个不同角度的射野来实现靶区的剂量分布。IMRT 技术可以实现靶区的剂量不均匀分布，对于既包含 PGTV 又包含 PCTV 的靶区，IMRT 技术可以只通过一个疗程的照射实现 PGTV 与 PCTV 的不同照射量。IMRT 各个子野主要是通过多叶光栅（multi-leaf collimator，MLC）来实现的。MLC 的运动方式主要有两种：静态和动态，分别对应静态调强和动态调强。静态调强是指当一个子野完成出束之后，射线关闭，待 MLC 运动到下一个子野的位置形状时，继续出束；动态调强是指在 MLC 切换前后两个子野位置的间隙治疗机仍保持出束的状态。相对于静态调强，动态调强的执行效率高，出束时间短，但对剂量算法和机械运动的精准性要求更高。

IMRT 计划的复杂程度和执行时间主要由靶区剂量分布的复杂程度决定。照射区域内不同剂量要求的靶区越多，靶区周围的危及器官和正常组织越多，IMRT 计划就越复杂，需要的子野数也就越多。

IMRT 计划优化有两种方式：正向优化和逆向优化。正向优化是指射野的大小、入射角度由人工指定，然后依据目标函数进行优化[2]；逆向优化是指给定系统优化目标之后，剩下所有的机器参数均由系统自动选择优化。根据定义，逆向优化需要的人力较少，自动化程度更高；但实际情况恰恰相反。计划开始优化之前要选择很多参数，优化方案取决于这些参数，寻找最佳方案通常需要研究并排列组合各种参数，因此会花费大量时间。

8.6.1　逆向调强计划的优化模型

放疗计划的目标是使靶区受到高剂量照射，使之产生不可恢复性损毁的同时使周围正常组织受照剂量最小。因此，计划的优化目标即目标函数至关重要。它不仅是输出剂量分布于输入射线参数之间的纽带，还将候选治疗计划量化，而函数的优化则会生成最佳的参数。目标函数应体现出临床医生和物理师制订的优先级策略。

目前应用广泛的目标函数主要有以下三类：剂量目标函数、剂量体积目标函数和等效均匀剂量（equivalent uniform dose，EUD）目标函数[3]。计划系统中的目标函数基本上是以上一种或者几种的组合。

产生以物理剂量为基础的目标函数，常用方法是使相对于靶区处方剂量或危及器官约

束剂量的方差最小化[4]，典型的剂量目标函数的形式为

$$f^{T}=\frac{1}{N_{T}}\sum_{i=1}^{N_{T}}\left(D_{i}\_D_{0}^{T}\right)^{2} \tag{8.1}$$

$$f^{\mathrm{OAR}}=\frac{1}{N_{\mathrm{OAR}}}\sum_{i=1}^{N_{\mathrm{OAR}}}\left(D_{i}\_D_{0}^{\mathrm{OAR}}\right)^{2}H(D_{i}\_D_{0}^{\mathrm{OAR}}) \tag{8.2}$$

式中，N_T 和 N_{OAR} 分别是靶区和危及器官的体元个数；D_i 是第 i 个体元的剂量；D_0^T 是靶区处方剂量；D_0^{OAR} 是危及器官的耐受剂量；H（$D_i\_D_0^{\mathrm{OAR}}$）是跃阶函数，定义如下：

$$H(D_{i}\_D_{0}^{\mathrm{OAR}})=\begin{cases}1, D_{i}>D_{0}^{\mathrm{OAR}}\\0, D_{i}\leqslant D_{0}^{\mathrm{OAR}}\end{cases} \tag{8.3}$$

对于危及器官，只有当所受剂量超过其耐受剂量时才对它的木匾函数值有所贡献。

剂量体积目标函数是目前临床上应用最多的。OAR 剂量体积约束定义为 V（$>D_1$）$<V_1$，即对于需要保护的 OAR 要求吸收剂量大于 D_1 的体积小于阈值 V_1，将这个限制引入目标函数，设定另一吸收剂量值 D_2，使之当前的剂量体积直方图上 V（D_2）$=V_1$，$D_2<D_1$，此时目标函数可以写为

$$f=\frac{1}{N}\left(p\sum\nolimits_{i}H(D_{2}-D_{i})H\left(D_{i}-D_{1}\right)(D_{i}-D_{1})^{2}+\cdots\right) \tag{8.4}$$

只有当正常组织的吸收剂量位于 D_2 与 D_1 之间时，才对目标函数值有贡献。对于靶区，可用两种剂量体积标准限制靶区冷热点的出现。例如，若希望靶体积得到 80Gy 的剂量，可以设定 V（$>$85Gy）$\leqslant$5%及 V（$>$79Gy）$\geqslant$95%。

不过剂量-体积约束也有局限性。对于某种组织，可以有多个 DVH 满足剂量体积约束，这些 DVH 往往互相交叉，对于某个特定的组织，它们的取值可能都满足，但是只有一个才是最优解，选择时比较困难；不能充分体现肿瘤和正常组织对剂量的非线性效应，特别是在无规律的不均匀剂量分布情况下[5]。

目标函数也可引入等效均匀剂量。目前以 EUD 为基础优化并未成为主流，它通常作为一个辅助的参考变量。它的表达式简单，既适用于肿瘤也适用于正常组织，容易计算，在一定程度上模拟了被照射器官的生物效应，它是物理目标函数到生物目标函数的一个过渡。

8.6.2　常见三维调强计划示例

从固定方式、治疗部位来看，常见的 IMRT 计划分为三大类：头颈部肿瘤、胸腹部肿瘤及乳腺肿瘤。

头颈部肿瘤常见于鼻咽癌、喉癌、鼻腔及鼻旁窦癌、胶质瘤、垂体瘤及各种脑转移癌等。该类计划设计时，通常将等中心置于体积最大靶区的几何中心，照射野个数为奇数个（如 7 或 9 个），设置好优化条件，包括靶区剂量均匀性限制和危及器官剂量限制。图 8.14 为鼻咽癌 9 野调强计划，图 8.15 为 DVH 图，图 8.16 为横断面、冠状面、矢状面等剂量线分布图。

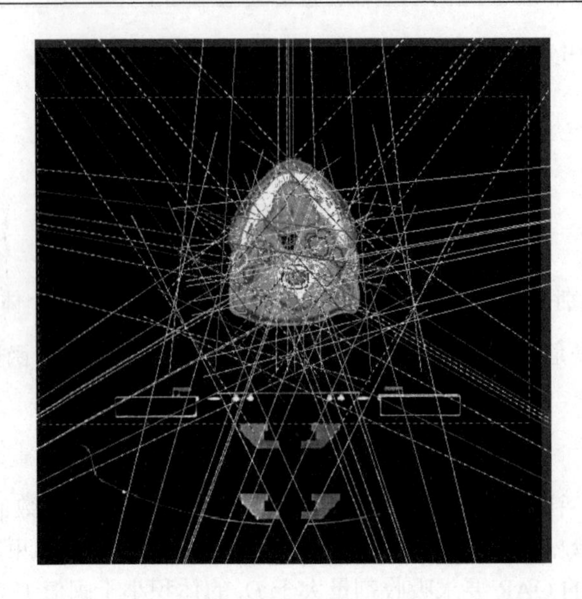

图 8.14　鼻咽癌 9 野调强计划

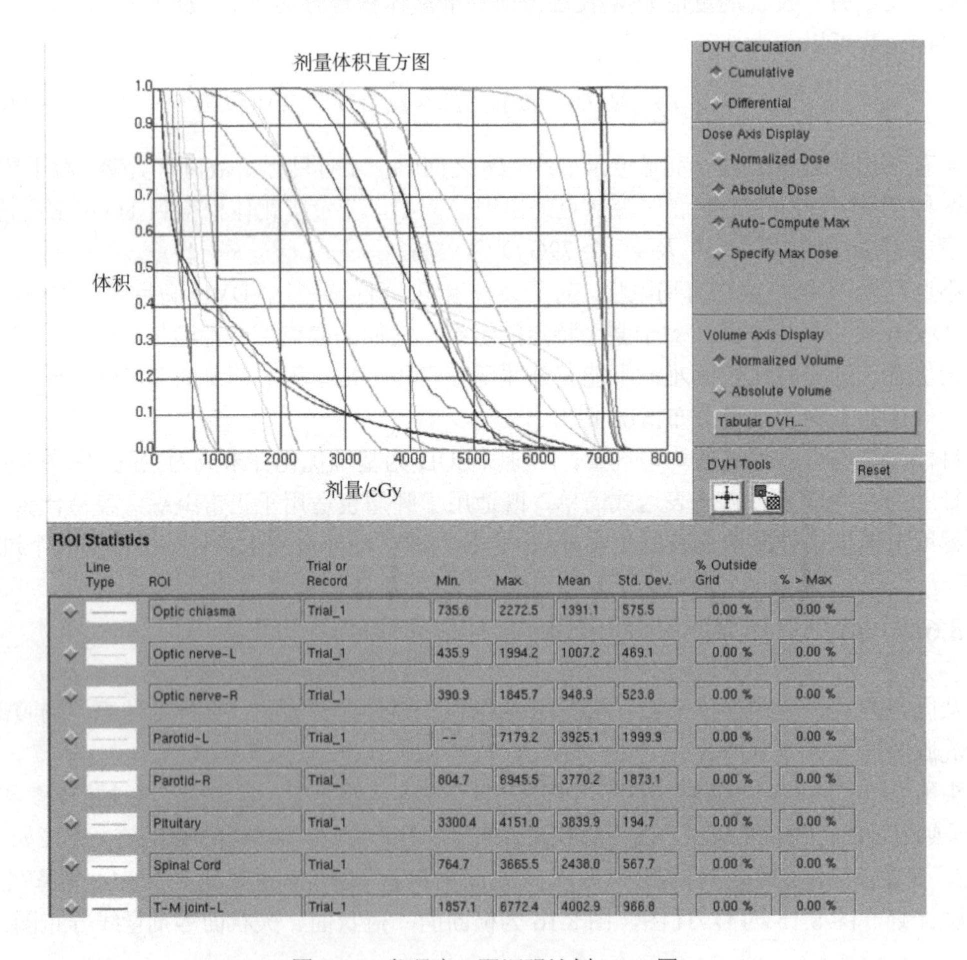

Line Type	ROI	Trial or Record	Min.	Max.	Mean	Std. Dev.	% Outside Grid	% > Max
	Optic chiasma	Trial_1	735.6	2272.5	1391.1	575.5	0.00 %	0.00 %
	Optic nerve-L	Trial_1	435.9	1994.2	1007.2	469.1	0.00 %	0.00 %
	Optic nerve-R	Trial_1	390.9	1845.7	948.9	523.8	0.00 %	0.00 %
	Parotid-L	Trial_1	--	7179.2	3925.1	1999.9	0.00 %	0.00 %
	Parotid-R	Trial_1	804.7	6945.5	3770.2	1873.1	0.00 %	0.00 %
	Pituitary	Trial_1	3300.4	4151.0	3639.9	194.7	0.00 %	0.00 %
	Spinal Cord	Trial_1	764.7	3665.5	2438.0	567.7	0.00 %	0.00 %
	T-M joint-L	Trial_1	1857.1	6772.4	4002.9	966.8	0.00 %	0.00 %

图 8.15　鼻咽癌 9 野调强计划 DVH 图

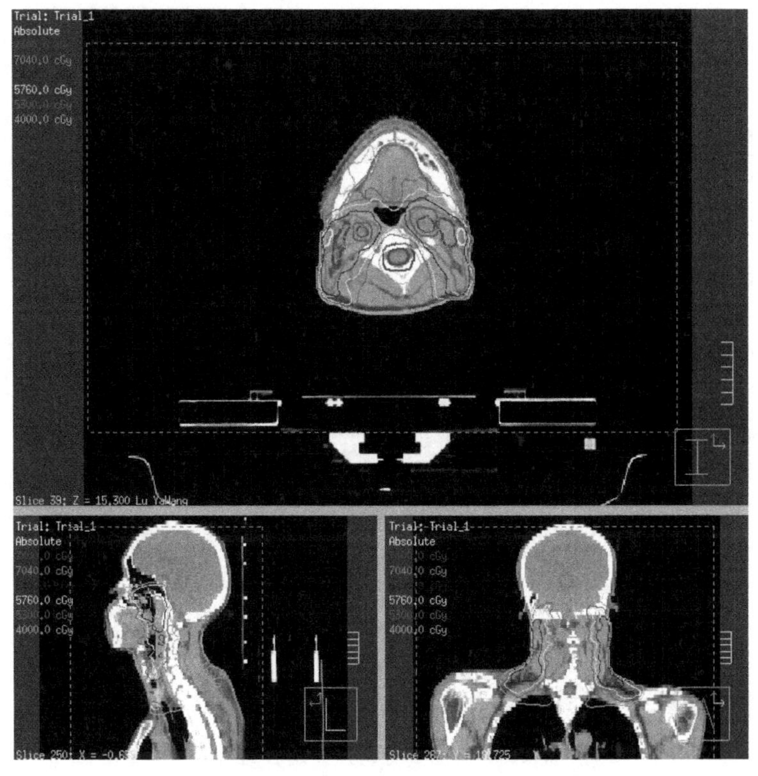

图 8.16　鼻咽癌 9 野调强计划等剂量线分布图

体部肿瘤常见胸部肿瘤、消化系肿瘤、前列腺癌及子宫颈癌。同头颈部肿瘤计划类似，也是将等中心置于体积最大靶区的几何中心，照射野个数为奇数个（如 5 或 7 个）；如果是肺部肿瘤，考虑到肺的耐受量，其照射野个数一般不超过 5 个。图 8.17 为肺癌 5 野调强计划，图 8.18 为 DVH 图，图 8.19 为横断面、冠状面、矢状面等剂量线分布图。

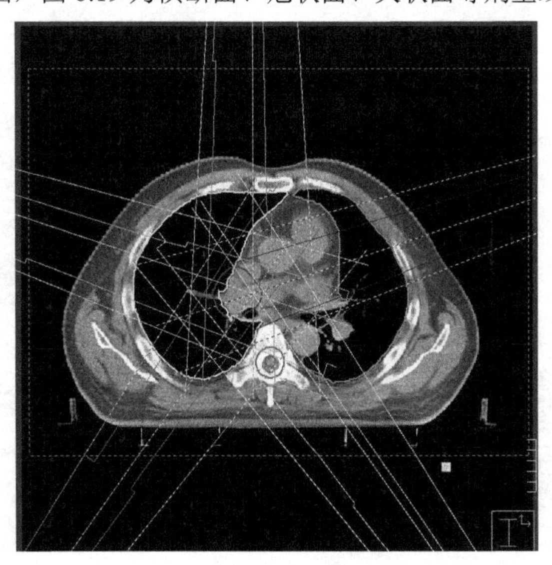

图 8.17　肺癌 5 野调强计划

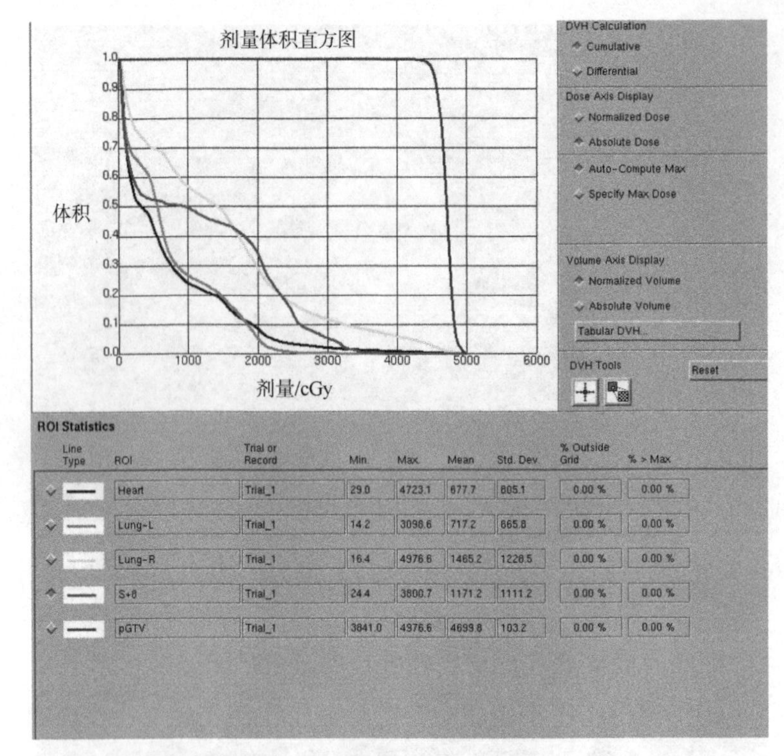

Line Type	ROI	Trial or Record	Min.	Max.	Mean	Std. Dev.	% Outside Grid	% > Max
	Heart	Trial_1	29.0	4723.1	677.7	805.1	0.00 %	0.00 %
	Lung-L	Trial_1	14.2	3098.6	717.2	665.8	0.00 %	0.00 %
	Lung-R	Trial_1	16.4	4976.6	1465.2	1228.5	0.00 %	0.00 %
	S+8	Trial_1	24.4	3800.7	1171.2	1111.2	0.00 %	0.00 %
	pGTV	Trial_1	3841.0	4976.6	4699.8	103.2	0.00 %	0.00 %

图 8.18　肺癌 5 野调强计划 DVH 图

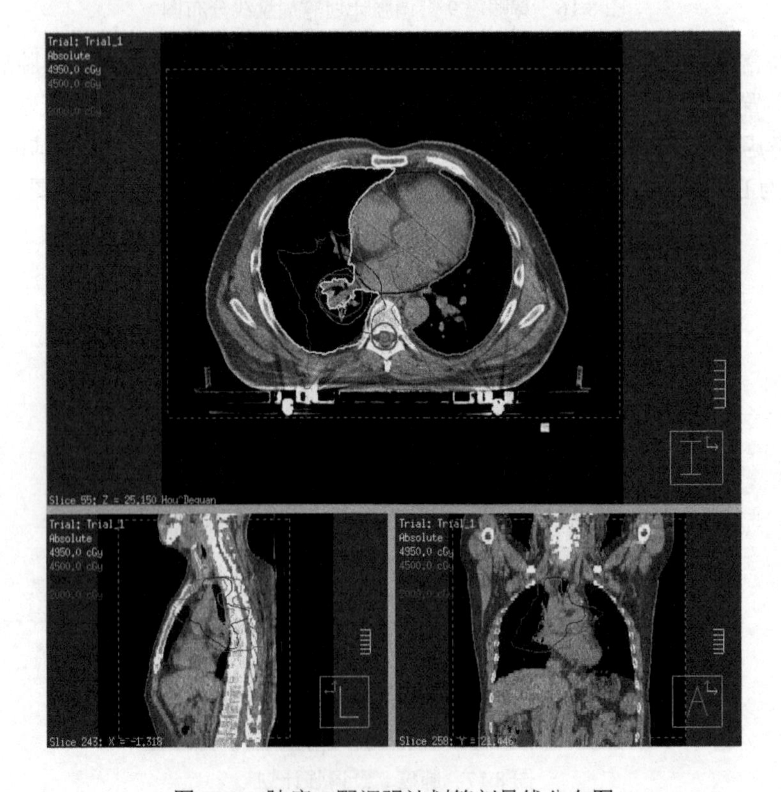

图 8.19　肺癌 5 野调强计划等剂量线分布图

乳腺癌调强计划是比较特殊的一种调强放疗计划。未引入调强放射治疗时，乳腺癌的布野方式通常为一对对穿野加楔形板。对于乳房切除的乳腺癌改良根治术计划，还需要在乳腺照射区域增加一层组织补偿膜，用于保证靶区的皮肤组织受到足够剂量的照射。两野对穿目前仍在乳腺癌放射治疗中有应用。对于乳腺癌调强放射治疗计划，照射野数目通常为 5 个，而且 5 个照射野中有 2 个是适形的对穿野，它大概贡献照射剂量的 75%，剩下 3 个调强野贡献 25%剂量。两个调强野的方向与两个对穿野方向偏转 5°～10°，最后一个调强野的方向在横断面上垂直于靶区最大横径。图 8.20 为乳腺癌 5 野调强计划，图 8.21 为 DVH 图，图 8.22 为横断面、冠状面、矢状面等剂量线分布图。

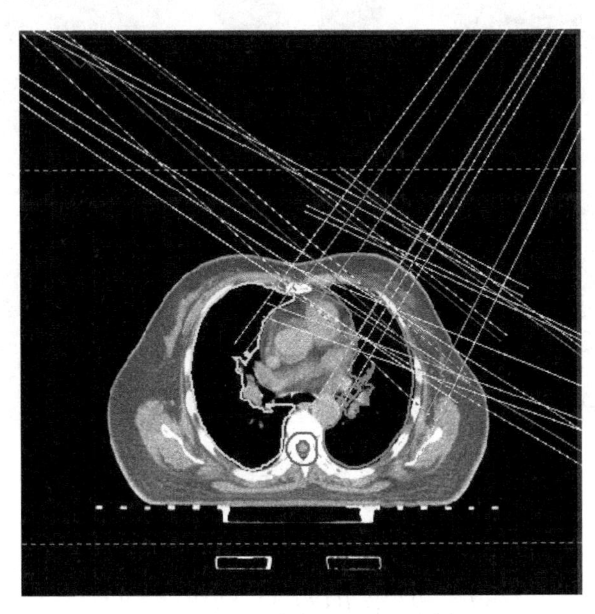

图 8.20　乳腺癌 5 野调强计划

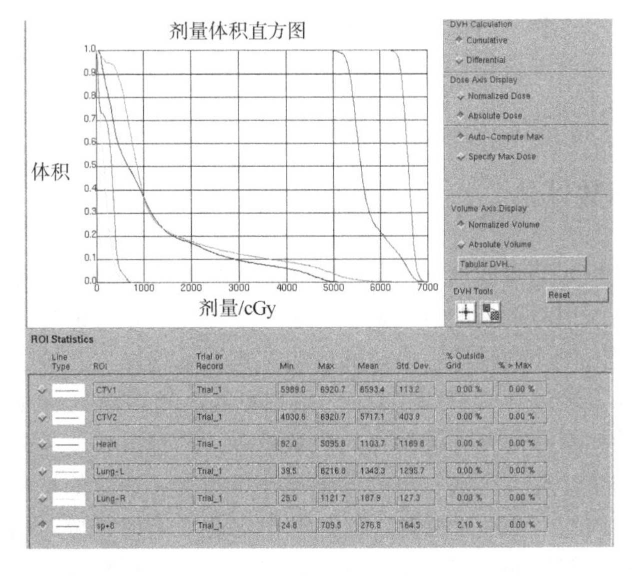

Line Type	ROI	Trial or Record	Min.	Max.	Mean	Std. Dev.	% Outside Grid	% > Max
	CTV1	Trial_1	5989.0	6920.7	6593.4	113.2	0.00 %	0.00 %
	CTV2	Trial_1	4030.6	6920.7	5717.1	403.9	0.00 %	0.00 %
	Heart	Trial_1	62.0	5095.8	1103.7	1169.8	0.00 %	0.00 %
	Lung-L	Trial_1	39.5	6216.8	1343.3	1295.7	0.00 %	0.00 %
	Lung-R	Trial_1	25.0	1121.7	187.9	127.3	0.00 %	0.00 %
	sp+8	Trial_1	24.8	709.5	276.8	164.5	2.10 %	0.00 %

图 8.21　乳腺癌 5 野调强计划 DVH 图

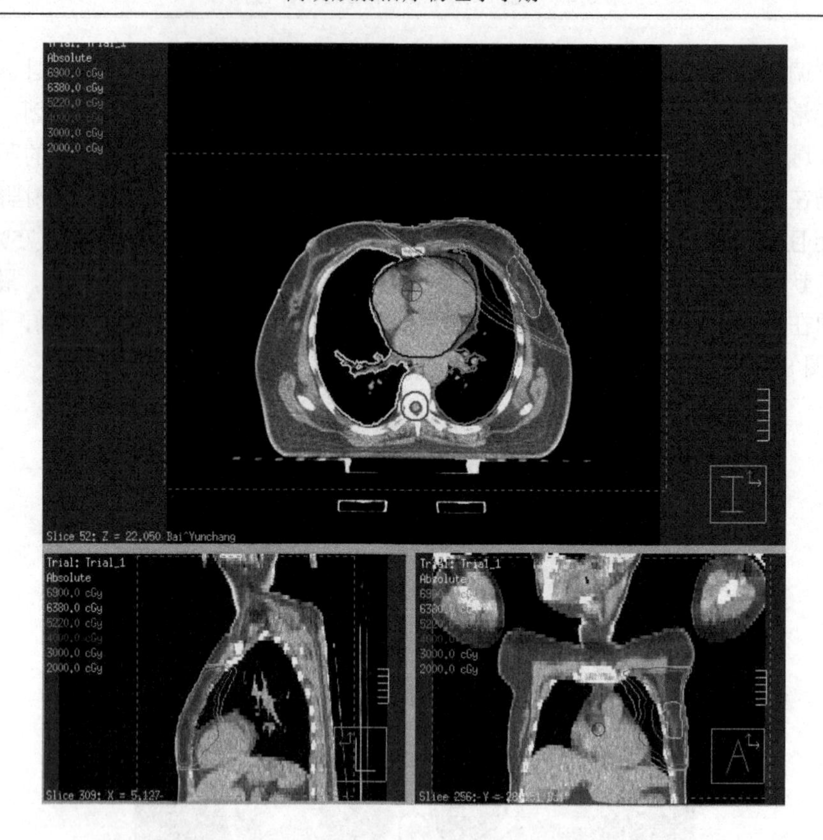

图 8.22　乳腺癌 5 野调强计划等剂量线分布图

8.7　放射治疗计划的评估

理想的放疗计划对于靶区有足量均匀的剂量照射，对于正常器官，其受照剂量不超过耐受剂量且尽量低。目前主要使用等剂量线、剂量体积直方图、适形度、均匀度、计划执行时间等指标来评估计划优劣。

8.7.1　物理参数评估

等剂量线为剂量相同的点的连线。等剂量线既可以在二维平面上显示，也可以在三维平面上显示；既可以以相对剂量的方式显示，也可以以绝对剂量的方式显示，尤其当一个计划中包含多个阶段治疗计划时，用绝对剂量的方式显示更加方便科学。

剂量分布的计算是通过计算 CT 图像上一系列点的剂量实现的。CT 图像上计算点的个数多少决定了计算的精度和速度。计算点的个数越多，剂量准确度越高，但是计算速度会变慢；反之亦然。通常计算点个数多少的设置是计算精度和速度的折中。计算横断面的剂量时，X 轴与 Y 轴方向的点都在平面内，但是对于 Z 轴，有时需要对相邻层面进行插值才能计算。对于一个器官剂量的三维显示，需要对 Z 轴方向进行插值才能得到。如果计算点的个数较少，即计算分辨率太低，那么经过插值得到的剂量分布准确性将会更低。实际的计划优化过程中采用的计算分辨率低于计算最终分布剂量时的优化率。

对于三维适形计划，处方剂量有时是基于等剂量线给予的。例如，97%的剂量线给量每次 200cGy。有时也会根据等剂量线的分布来调整处方剂量或者照射野权重。

等剂量线可以在横断面、冠状面、矢状面上显示，也可以三维显示出来。图 8.22 显示出了一个乳腺癌调强放疗计划的横断面、冠状面、矢状面等剂量线分布。

等剂量线是重要的计划评估手段，在每一张横断面上都有清晰完整的显示。它显示了剂量分布的细节信息，比如剂量分布的形状、范围；尤其是计划冷点出现的位置及范围，是临床医生非常关注的方面，冷点位置与范围和肿瘤的控制率密切相关。

等剂量线显示的是一个计划剂量分布的细节信息，它可以显示每个像素点的剂量线包围情况，它的不足是不能反映出整个器官三维剂量分布的统计信息。剂量体积直方图（dose volume histogram，DVH）就是把各个器官的三维剂量分布反映到二维图表上，通常横轴表示剂量，纵轴表示体积。DVH 可以分为微分 DVH（differentical DVH）和积分 DVH（cumulative DVH），微分 DVH 的纵轴代表接受了横轴所指示剂量的体积，积分 DVH 的纵轴代表等于或大于横轴指示剂量的体积或者百分体积。通常所说的 DVH 一般指积分 DVH。DVH 图的横轴表示剂量时通常以绝对值的形式出现；DVH 的纵轴表示体积，通常以相对百分数的形式出现，少见有以绝对值出现的情况。图 8.23 与图 8.24 给出了同一病例，两个不同计划的布野方式及正常组织的 DVH。

图 8.23（a）与（b）分别对应宫颈癌 7 野调强计划和 4 野适形计划，图 8.24（a）与（b）则分别对应两个计划的 DVH。对比 DVH 发现，相对于 PTV，两个计划差别不大，调强计划的均匀性优于适形计划；对于膀胱，差别比较大，7 野计划中膀胱被靶区剂量 45Gy 包括的体积有 45%左右，而在适形计划中，则几乎达到了 100%。

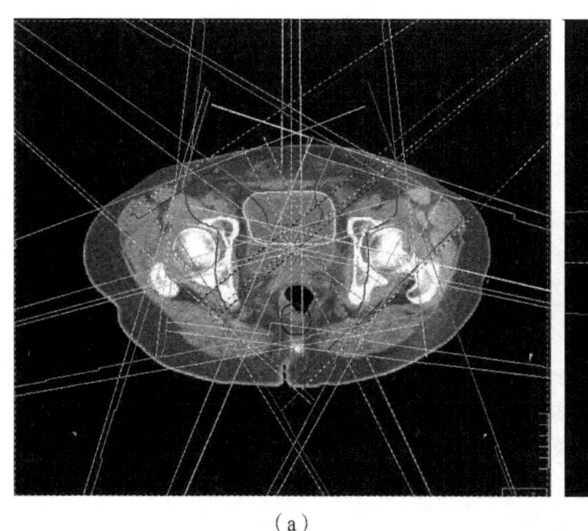

（a）

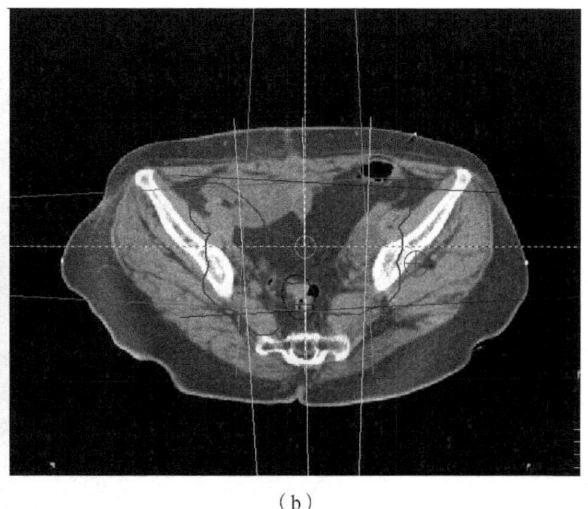

（b）

图 8.23　（a）宫颈癌 7 野调强计划；（b）宫颈癌 4 野适形计划

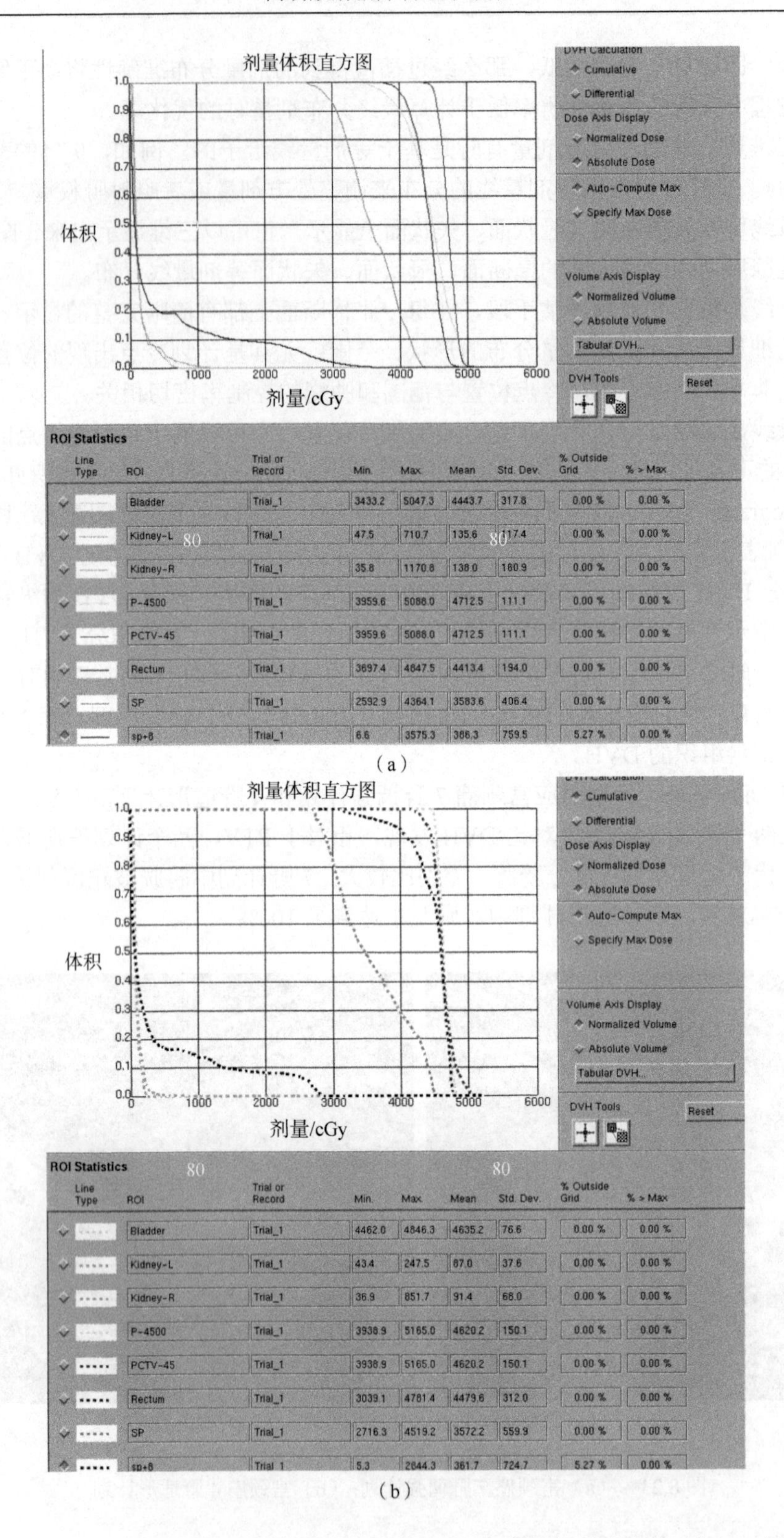

ROI Statistics

Line Type	ROI	Trial or Record	Min.	Max.	Mean	Std. Dev.	% Outside Grid	% > Max
	Bladder	Trial_1	3433.2	5047.3	4443.7	317.8	0.00 %	0.00 %
	Kidney-L	Trial_1	47.5	710.7	135.6	117.4	0.00 %	0.00 %
	Kidney-R	Trial_1	35.8	1170.8	138.0	160.9	0.00 %	0.00 %
	P-4500	Trial_1	3959.6	5088.0	4712.5	111.1	0.00 %	0.00 %
	PCTV-45	Trial_1	3959.6	5088.0	4712.5	111.1	0.00 %	0.00 %
	Rectum	Trial_1	3697.4	4647.5	4413.4	194.0	0.00 %	0.00 %
	SP	Trial_1	2592.9	4364.1	3583.6	406.4	0.00 %	0.00 %
	sp+8	Trial_1	6.6	3575.3	386.3	759.5	5.27 %	0.00 %

（a）

ROI Statistics

Line Type	ROI	Trial or Record	Min.	Max.	Mean	Std. Dev.	% Outside Grid	% > Max
	Bladder	Trial_1	4462.0	4846.3	4635.2	76.6	0.00 %	0.00 %
	Kidney-L	Trial_1	43.4	247.5	87.0	37.6	0.00 %	0.00 %
	Kidney-R	Trial_1	36.9	851.7	91.4	68.0	0.00 %	0.00 %
	P-4500	Trial_1	3938.9	5165.0	4620.2	150.1	0.00 %	0.00 %
	PCTV-45	Trial_1	3938.9	5165.0	4620.2	150.1	0.00 %	0.00 %
	Rectum	Trial_1	3039.1	4781.4	4479.6	312.0	0.00 %	0.00 %
	SP	Trial_1	2716.3	4519.2	3572.2	559.9	0.00 %	0.00 %
	sp+8	Trial_1	5.3	2844.3	361.7	724.7	5.27 %	0.00 %

（b）

图 8.24　（a）宫颈癌 7 野调强计划 DVH 图；（b）宫颈癌 4 野适形计划 DVH 图

DVH 图可以方便地显示出 PTV 是否足量，剂量均匀度是否合格；对于“并联型”的正常组织，它可以显示出受照剂量的体积效应是否超标；对于“串联型”正常组织，它可以显示出受照最大剂量是否在耐受剂量范围内，但是不能给出冷点和热点的具体位置信息。评估一个计划时，通常先用 DVH 从宏观上看计划是否可接受，在此前提下，观察横断面上每层的等剂量线分布，判断冷热点的位置和大小是否可接受。

除了等剂量线、DVH 外，最大剂量、最小剂量、算数平均剂量、几何平均剂量也是评估计划时常用的指标。表 8.4 给出了计划评估常用的剂量统计信息。图 8.24（b）中，DVH 下方的表格显示了每个器官剂量的最大、最小、平均值，以及一些剂量体积信息。

表 8.4　计划评估常用的剂量统计信息

统计变量	意义
总体积	当前计算分辨率下总的像素个数
平均剂量	所有体素剂量的总和除以体素的个数
中位数剂量	所有体素剂量值从小到大排列，位置位于中间的剂量
最小剂量，D_{min}	所有体素剂量的最小值，通常评估靶区剂量时使用
最大剂量，D_{max}	所有体素剂量的最大值，通常评估正常组织受量时使用
V_X	受照剂量不小于剂量 X 的体积
D_Y	体积为 Y 的体素受到的剂量值

剂量均匀度和适形度也是常用的计划评估指标之一，多用于同一病例的不同治疗计划的比较[6]。剂量均匀度（homogeneity index，HI）描述的是靶区体积内吸收剂量分布的均匀性，计算方法见

$$HI = \frac{D_{\max} - D_{\min}}{D_{\text{mean}}} \tag{8.5}$$

式中，$D_{\max}$、$D_{\min}$、D_{mean} 分别是靶区的最大、最小、平均剂量；HI 越趋近于 0，靶区剂量分布越均匀。剂量适形度（conformity index，CI）描述的是高剂量区与靶区的适形度，计算方法见

$$CI = \frac{\text{PTV}_{100\%}}{\text{PTV}} \times \frac{\text{PTV}_{100\%}}{V_{100\%}} \tag{8.6}$$

式中，$\text{PTV}_{100\%}$ 为处方剂量覆盖 PTV 的体积；$V_{100\%}$ 为处方剂量覆盖的总体积；PTV 表示自身的体积。CI 取值从 0 到 1，其值越接近 1，靶区适形度越高。

8.7.2　生物参数评估

放疗计划的生物学参数评估一直是研究中的一个热点，它比物理参数更加能够反映出治疗计划真正的优劣。但由于数据的匮乏，用生物参数来评估放疗计划没有成为主流，但它是未来发展的方向。

目前常见的生物参数主要有四个：等效生物剂量（biologically effective dose，BED）、等效均匀剂量（EUD）、肿瘤控制率（tumor control probability，TCP）和正常组织并发症发生率（normal tissue complication probability，NTCP）。

BED 的计算公式如下：

$$\mathrm{BED} = Nd\left(1+\frac{\alpha}{\beta}\right) \tag{8.7}$$

其中，N 为治疗次数；d 为单次剂量，单位为 Gy；α 与 β 是 LQ 模型的生物学参数，分别代表两类损伤：α 为不可修复损伤，β 为可修复损伤。α/β 的值越大，细胞修复亚致死损伤的能力越强；α/β 的值越小，细胞修复亚致死损伤的能力越弱。α/β 的具体取值可参考相关文献，对于快速计算 BED，肿瘤及早反应组织具体取值为 10，肺为 3.6，脊髓为 2.5，心脏为 2[7]。

BED 可以更好地评估不同分割方式下肿瘤控制和正常器官放射损伤情况，对 TCP 和 NTCP 的预测也和临床实际效果更加接近。

EUD 是 Niemierko 等提出来的一种生物等效剂量，若以此剂量均匀照射所产生的生物效应与实际的非均匀剂量照射时所产生的效果相同，即等效，则可以用该 EUD 来表示实际的非均匀剂量分布。它的理论基础是复杂生物系统对刺激反应的幂率依赖性、靶细胞假说和细胞杀灭的 POISSON 统计模型。它的广义表达式为

$$\mathrm{EUD} = \left(\frac{1}{N}\sum D_i{}^{a}\right)^{\frac{1}{a}} \tag{8.8}$$

该式适用于肿瘤和正常组织。其中，N 是感兴趣解剖结构的体元数目；D_i 是第 i 个体元的剂量；a 是肿瘤或者正常组织的生物特性参数，用于描述剂量体积效应。a 最能体现该肿瘤或者正常组织的临床特性，通常来说，对于肿瘤组织，a 取负值；对于正常组织，a 取正值。目前一些商用的计划系统已经把 EUD 作为一个评价指标，既用来优化计划，又用来评估计划的生物效应。它的优点在于表达式简单，容易计算，在一定程度上模拟了照射后器官的生物效应，但关于关键参数 a 的取值还缺少大容量样本数据的支持。

TCP 和 NTCP 是治疗计划评价的终极目标，但是由于个体生物学数据的匮乏，这两个指标一直未能广泛应用于实际临床中。

参考文献

[1] 胡逸民. 肿瘤放射物理学. 北京：原子能出版社，1999：538-572.

[2] Zhang T F，Rasmus B. Direct optimization of dose-volume histogram metricsin histogram metrics in radiation therapy treatment planning. Biomedical Physic & Engineering Express，2020，6（6）：065018.

[3] Chicilo F，Hanson A L，Geisler F H，et al. Dose profiles and x-ray energy optimization for microbeam radiation therapy by high-dose，high resolution dosimetry using Sm-doped fluo-roaluminate glass plates and Monte Carlo transport simulation. Physics in Medicine & Biology，2020，65（7）：075010.

[4] Barkousaraie A S，Ogunmolu O，Jiang S，et al. A fast deep learn-ing approach for beam orientation optimization for prostate cancer treated with intensity-modu-lated radiation therpay. Med Phys，2020，47（3）：880-897.

[5] Gao H. Hybrid proton-photon inverse optimization with uniformity-regularized proton and photon target dose. Physics in Medicine & Biology，2019，64（10）：105003.

[6] 王若峥，尹勇. 肿瘤精确放射治疗计划设计学. 北京：科学出版社，2014：33-43.

[7] 王继平，杨志勇，陈传喜，等. 基于 Pinnacle～3 自动化计划设计模块在直肠癌调强放疗的应用研究. 中华放射医学与防护杂志，2019，4：285-289.

第 9 章　近距离放疗技术

近距离放疗是一种放射疗法，也称作内照射放疗、密封源式放射治疗。通过将密封的放射源放置在需要治疗的区域内或附近，杀伤肿瘤组织的同时保护邻近的正常组织。近距离放射疗法广泛应用于宫颈癌、前列腺癌、乳腺癌和皮肤癌，以及身体其他部位的肿瘤治疗。近距离放射疗法可以单独使用，也可以与手术、外照射治疗和化疗结合使用，能有效提高肿瘤治愈率。按照射方式，近距离照射可分为腔内照射（intracavitary irradiation）、组织间插植照射（interstitial irradiation）、管内照射（intraluminal irradiation）和表面施源器照射（surface application）。

与外照射放疗射线从外部进入的方式不同，近距离放疗是将放射源直接置于肿瘤区域，其最大的特点是：辐射剂量随距离增加而迅速跌落，射线只影响到放射源周围十分有限的区域，因而可以在保证肿瘤局部高剂量的同时保护正常组织免受不必要的照射。此外，尽管患者体位有所改变，近距离放疗辐射源也基本保持相对于肿瘤的正确位置[1]。由于其独特的剂量学特点，近距离放疗是放射治疗中重要的一环。

9.1　近距离放射源

近距离放射治疗中常使用的放射性源有 ^{226}Ra（镭）、^{60}Co（钴）、^{137}Cs（铯）、^{192}Ir（铱）、^{90}Sr（锶）、^{252}Cf（锎）等，除了镭-226 外，均为人工合成同位素。

^{226}Ra（镭）是一种天然放射性同位素，是使用最早的放射性元素。镭的半衰期为 1590 年，衰变过程中释放出 α、β、γ 三种射线。临床多使用其硫酸盐，封装在铂铱合金封套内以滤去衰变过程中产生的氡气及 α、β 射线，镭的 γ 射线能谱复杂，平均能量为 0.83MeV，具有很强的穿透力，但由于镭的获取和保存困难，实际防护中极易发生氡气泄漏等意外，造成环境污染。同时，由于镭的生物半衰期长，体内停留时间长，因此目前已被 ^{60}Co（钴）、^{137}Cs（铯）、^{192}Ir（铱）等人工合成放射性同位素取代。

^{137}Cs（铯）是一种人工放射性同位素，半衰期为 33 年，衰变过程中产生 0.62MeV 的单能 γ 射线。同等的 ^{137}Cs 具有和镭类似的剂量分布，从物理特性和防护角度而言，^{137}Cs 都要比 ^{226}Ra 优越。铯-137 主要由原子反应堆等副产物经由化学提纯加工得到，目前在化学提纯中仍存在一些问题，如放射比度不高，提纯过程中混杂铯-134 同位素，造成剂量计算困难。

^{60}Co（钴）是一种人工放射性同位素，半衰期为 5.24 年，衰变过程中释放能量为 0.31MeV 的 β 射线及能量为 1.17MeV 和 1.33MeV 的 γ 射线。其 β 射线的能量低，易于被容器吸收，γ 射线的平均能量为 1.25MeV，常用作镭等替代品，如制成钴针、管等，而钴珠则常作为腔内治疗的放射源，其物理特性比铯-137 差。

^{192}Ir（铱）是新一代人工放射性同位素，半衰期为 74.5 天，射线能量为 0.612MeV。^{192}Ir 放射比度高，可制成单体较铯高 5～10 倍以上的源体，具有很好的金属柔韧性，可制成直径仅 0.5mm 的点状源或丝状源，适合狭长腔体和组织插植要求。目前世界各地大部分医院

采用 ^{192}Ir 放射源的高剂量率后装机。

^{90}Sr 衰变过程中产生 2.27MeV 的 β 射线，每分钟剂量约为 100cGy，由于其放射性能稳定，故主要用于表浅肿瘤的敷贴治疗。^{90}Sr 也可以作为标准校正源，以校正腔内照射各种器械测量。

^{252}Cf 半衰期为 2.65 年，衰变过程中产生 2.35MeV 中子及 γ 射线，能谱较复杂，现多作为腔内治疗放射源。

9.2　近距离放射源涉及的物理量及单位

对于高剂量率近距离治疗机所使用的放射源，源强度的基本表述应当在垂直于放射源平分线参考距离处测量空气比释动能率。在历史上，曾用于表示近距离照射放射源强度的概念单位的基本方法有毫克镭当量、参考照射量率、显活度等，均因无法适应现代近距离照射剂量学的发展而被取代。例如，显活度（apparent activity），或称有效活度，也就是某种密闭放射源产生的照射量率与同种核素的裸源产生的照射量率相同，则裸源的活度为该种密闭源的显活度。显活度度量存在的问题是：从测量量（如照射量率或空气比释动能率）到规范量（如显活度）的转换中会涉及照射量率常数等的因子转换，对近距离放射治疗剂量测定造成了困难，通用空气比释动能率可以有效减少剂量计算的麻烦。用空气比释动能强度表示近距离照射中放射源强度具有以下优点[2]：①可直接计算吸收剂量率，不需要进行单位换算；②不必考虑各种核素的几何和物理结构对吸收剂量计算的影响，便于比较各种核素间强度；③近距离照射下水中同一位置的比释动能和吸收剂量数值相差小于 1%。

高剂量率放射源的校准与外照射源的校准类似，使用放置在垂直于源平分线上的电离室来测量源。要考虑的主要不同点是：电离室的选择、校准距离、测量设备，以及计算公式中相关校正因子的选择[3]。 一般而言，高剂量率放射源的辐射通量足够强，可以采用 Farmer 指型电离室来校准，也可使用较大体积的电离室。对于有多个放射源的设备，可以对每一个放射源进行单独校准，也可将多个源作为一组，随后检查各个源之间的差别是否较小。选择校准距离时应当权衡位置确定、房间的散射线、对电离室有限尺寸的校准，以及与漏电流和噪声相对期望信号的大小。对高剂量率放射源，测量距离一般为 10～20cm，测量时间为 3～5min。在实际测量中，通过在 10～40cm 之间选取几个测量点进行仔细测量，建立相互关系，可将距离的不确定减至最小，并推断出来自房间散射的修正值。测量装置应选择低原子序数材料制成的特定装置（图 9.1），以固定电离室和输源导管，同时避免散射线对测量精度的影响。

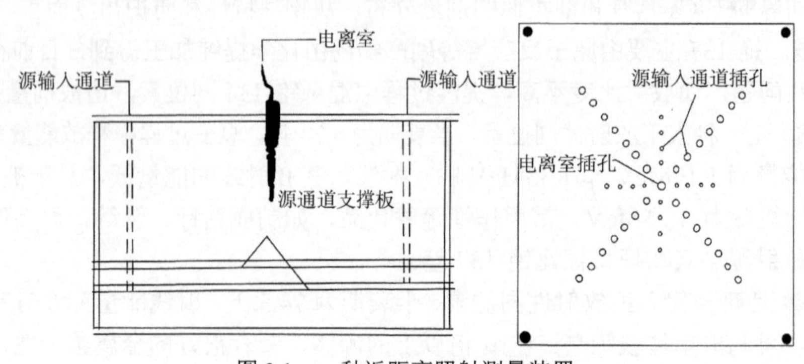

图 9.1　一种近距离照射测量装置

9.3　剂量学系统

经典组织间照射的剂量学系统包括巴黎系统和曼彻斯特系统。

9.3.1　巴黎系统

巴黎系统始于 20 世纪 60 年代，依据 ^{192}Ir 线状放射源的物理特性所建立，因其正确处理了既要求剂量分布均匀又兼顾正常组织受量，故在组织间照射中应用最为广泛。巴黎系统具有严格的布源规则：①要求植入的放射源均为直线源，各源的线性活度均匀且等值，现代近距离放疗中使用的微型放射源，若以相同的驻留位置，相同的驻留时间，以步进或步退方式逐点进行，当步长小于源活性长度 1.5 倍时，可较好地模拟线源；②各源之间相互平行，各源等分中心近于同一个平面，各源相互等间距，排布呈正方形或等边三角形；③放射源与过中心点的平面垂直。

临床上根据靶区大小，按照巴黎系统布源规则，决定使用放射源的数目和排列方式，使得一特定剂量的等剂量曲线包括整个临床靶区。源尺寸与布局随靶区大小的对应关系如下。①线源活性长度 AL 应比靶区长度 L 长 20%。②源间距 S 在保持平行度的前提下，允许范围为 5～20mm，否则剂量梯度变化大，源周围组织易发生坏死。③当靶区厚度 $T \leqslant 12$mm 时，使用单平面插植，$S \approx T/0.6$；当 $T > 12$mm 时，使用多平面插植。多数使用双平面插植，若按等边三角形布源，$S \approx T/1.2$，按正方形布源，$S \approx T/1.5$～1.55。④ 靶区宽度 W（单平面插植）要比两外缘放射源之间的距离各宽出 0.37 倍 S 值。

巴黎系统以中心平面各源之间的最小值做基准剂量率。单平面插植基准点选在两源连线的中点，正方形布源选在四边形对角线交点，三角形布源选在各边中垂线交点。参考剂量率 $RD = 0.85BD$。

9.3.2　曼彻斯特系统

曼彻斯特系统是 20 世纪 30 年代以 ^{226}Ra 直线源设计的平面插植剂量计算系统。单平面插植距辐射平面 0.5cm 为参考剂量平面，该平面的最高剂量比“规定剂量”高 10%，最低剂量比“规定剂量”低 10%。治疗的组织厚度为 1cm。如治疗厚度大于 2.5cm，则需要用双平面插植。曼彻斯特系统的插植规则如下。①典型的单平面插植，放射源必须互相平行，且两者之间的距离不能大于 1cm，在互相平行的放射源的端点，有与其相垂直的直线源与之交叉，交叉点距放射源活性区不大于 1cm，形成封闭的平面。②如受临床条件限制，放射源不能形成封闭的辐射平面，则治疗面积会有所减少，一般地，单侧无交叉，面积减少 10%左右，双侧无交叉，面积减少 20%左右。③平面插植，周边源与中心源的强度之比由辐射平面的面积而定：面积小于 $25cm^2$，周边源为总量的 2/3；面积为 25～$100cm^2$，周边源为总量的 1/2；面积大于 $100cm^2$，周边源为总量的 1/3。④双平面插植，两平面应该互相平行，并且都应按规则①～③进行插植。

9.3.3　步进源剂量学系统

随着后装技术的进步，由计算机控制的微型放射源以步进的方式模拟线源使用，其剂量计算方法基本使用的是一种对步进源每一驻留位的驻留时间、经优化算法处理的步进源剂量学系统。以步进源代替线源进行组织间插植治疗时，基本设想是相对增加源在插植区边缘驻留位的驻留时间，减少中心部位的驻留时间，以使得步进源的驻留点保留在临床靶区内。该系统是在巴黎系统的基础上发展和建立起来的，因此仍要严格按照巴黎系统的布源规则，仅在选择放射源长度方面有所不同，放射源驻留长度要略短于靶区长度，$AL = L\text{–}10\text{mm}$。通过优化计算，基准点剂量率与参考剂量率的关系仍维持 $RD = 0.85BD$。ICRU 58#报告建议在保持与外照射使用术语和概念一致性的同时，强调并明确了组织间照射的一些特殊要求，以期规范不同放疗中心对组织间照射的描述，便于在技术上相互理解和交流。应该注意的是，步进源剂量学系统是以巴黎剂量学系统为基础发展和建立起来的，采用步进源剂量学系统作插植照射仍然要严格按照巴黎剂量学系统的布源规则。

9.4　剂 量 分 布

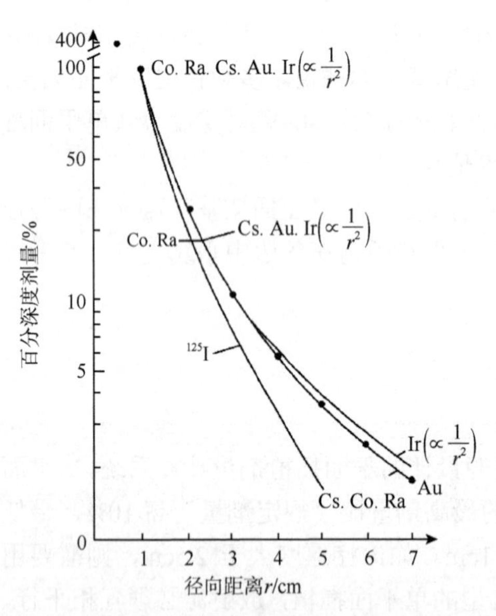

图 9.2　点源 ^{60}Co、^{226}Ra、^{137}Cs、^{198}Au、^{192}Ir 和 ^{125}I 在水中的径向距离随百分深度剂量的变化曲线

9.4.1　平方反比定律

平方反比定律是近距离照射剂量学最基本最重要的特点，即放射源周围的剂量分布是按照与放射源之间距离的平方而下降。在近距离照射条件下，平方反比定律是影响放射源周围剂量分布的主要因素，基本不受辐射能量的影响（图 9.2）。按平方反比定律估算，近源处剂量减少的速率大于远源处的影响，1～2cm 的源距，剂量差别为 4 倍，3～4cm 的源距，剂量差别为 1.8 倍。因此，在治疗范围内剂量是不可能均匀的，对于不同体积的病变，需按照特定的剂量学规则，选用不同的布源方式，选择各种优化方法，以达到在肿瘤组织较高剂量照射的同时，减少正常组织损伤。

9.4.2　单一放射源周围的剂量分布

图 9.3 给出了使用模特卡罗模拟得出的高剂量率放射源 ^{192}Ir 周围剂量的变化[5]。图中显示剂量是角度的函数，归一点取在与波轴成 90°，距源中点分别为 1.0cm 和 5.0cm 的地方。

由于治疗计划系统的限制或设计，在剂量计算中并不总是考虑到这种各向异性。典型的各向异性大小从 2%到 6%，取决于插入的几何形状和计算点的位置[6]。在线源轴附近的点，这种效应更大。

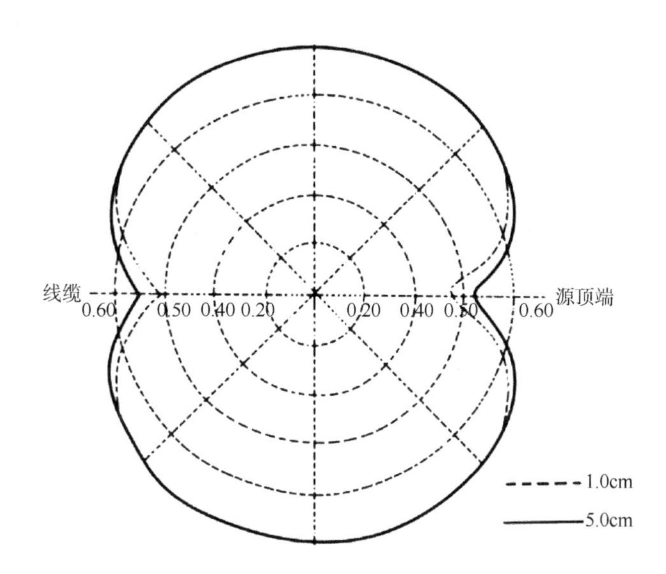

图 9.3　高剂量率放射源 ^{192}Ir 周围剂量的变化

9.4.3　插植源周围的剂量分布

通过叠加单个放射源的剂量的方式可以计算整个高剂量率植入源周围的剂量分布。传统计划系统，并不考虑源与源之间效应及施源器结构的衰减计算，剂量计算都假定剂量是由静态的源矩阵来传递，而没有考虑源的到达、离开和在植入点间的运动。剂量计算上引起的误差大小依赖于源的速度、强度、驻留时间和植入点的几何情况。在一般插植情况下，这种误差一般不会超过 2%，但在驻留时间比较短的情况下，考虑到源在管道的驻留位置之间的传输时间，在传输管道内源从运动到第一个驻留位置及从最后一个驻留位置返回时的剂量释放也比较大，在 2mm 管道表面可以达到 0.1～0.15Gy。目前，一些先进的后装系统可以在测量时调整驻留时间，包括驻留位置之间的运动时间，从而大大减小了剂量误差。

9.4.4　剂量分布的评估

临床中常使用相对于处方剂量的 100%剂量线与 150%剂量线覆盖面积来评估近距离治疗剂量分布。对于组织间插值，减小上述两条剂量线覆盖的面积之比可以提高插值效率。三维后装计划使得我们可以根据体积定义考虑更复杂的插植；同样也可以使用剂量体积信息来代替对随意值的评估。累积剂量体积直方图通常用于外照射的剂量评估，而近距离治疗的剂量体积分析应该多考虑插植源附近的高剂量区域和高剂量梯度。自然剂量体积直方图是一种更适用于近距离照射的评估方法，该直方图绘制微分体积相对于剂量的（–3/2）

方的关系[7]。单个的点源在图上表现为水平线，插植体积内剂量均匀的区域会表现为一个清晰的波峰。峰值与波峰宽度可用于定量化均匀性，同时能在不同计划间进行比较。此外，还有体积梯度比可用作近距离照射评估，定义为比较某个插植与另一个在插植体积外产生同样剂量的虚拟点放射源的微分剂量体积直方图。体积梯度比越高，表明剂量的均匀性提高[8]。

9.5　剂 量 优 化

高剂量率后装治疗机，特别是步进源类型，可以通过控制放射源在每一个驻留位置的驻留时间来改变剂量分布。“最优化”经常用于描述决定驻留时间的过程。优化旨在达到临床最优治疗效果，在获得一个较好的插植几何后，源驻留时间优化可以帮助弥补一些几何学的不足，如果要达到剂量均匀，那么在插植区外围的点的驻留时间应当长于插植中心驻留时间[9]。要治疗同样的处方体积，非优化插植的体积要比优化插植的体积更大，治疗医师从非优化的低剂量率技术转向优化的高剂量率技术时，需要改变插植的几何及剂量和分割方案。图 9.4 中的举例说明了这一点，优化算法可分为两种，一种是剂量点的优化，实现给定点的理想剂量，剂量点通常取在距施源器特殊的距离处（例如，距阴道壁表面 0.5cm 的点、距食管施源器 1.0cm 的点、距插植针平面 1.0cm 处，或者相对于妇科施源器特定的点）[10]。在某些情况下，剂量点的选取依据靶区的解剖结构比相对施源器更好，如 CT 引导下的立体定向脑插植。医生需定义点的位置及靶的剂量，从而计算最佳驻留时间。另一种是几何学优化[11]，通过调整靶体积内源的分布位置来达到更优剂量分布，而不再引入分散的参考剂量点。这两种算法各有优势，都可以解决某些临床的优化问题。

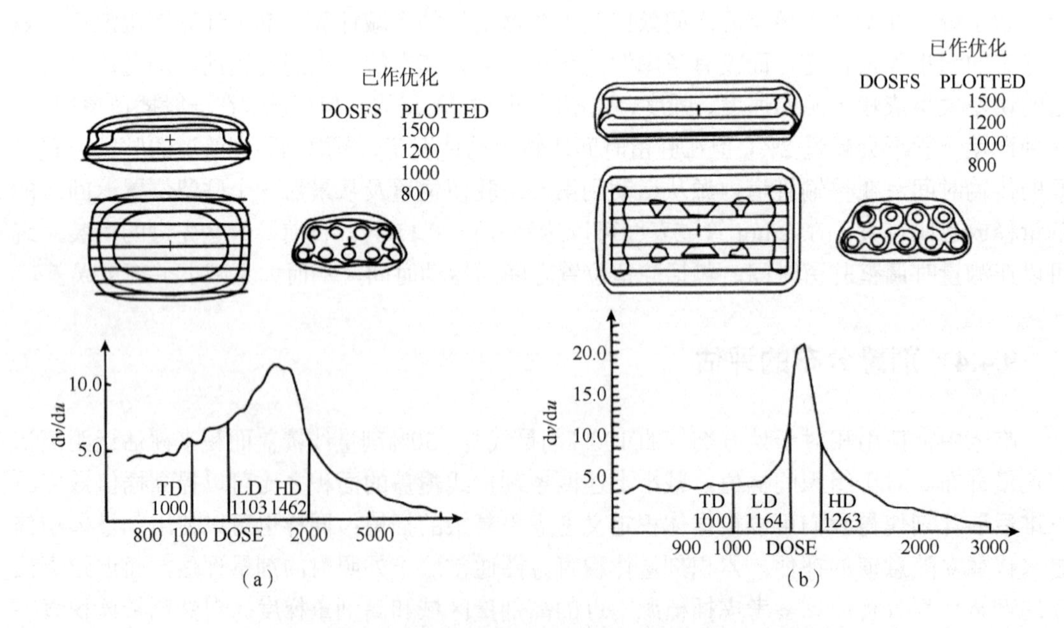

图 9.4　优化双平面插植的等剂量线和自然剂量体积直方图

9.5.1　剂量-点优化

剂量-点优化问题可以归结为最小二乘法问题。如果有 N 个剂量点，每一个都接收到从 M 个有效驻留位置得到的剂量分布，那么问题可以归结为使每一个点的处方剂量与实际接收的剂量的差异最小：

$$X^2 = \sum_{i=1}^{N}(D_{p,i} - D_{c,i})^2 \tag{9.1}$$

这里，$D_{p,i}$ 代表剂量点的处方剂量；$D_{c,i}$ 代表剂量点的计算剂量，而卡方为需要最小化的参数。剂量点的剂量依赖于源的强度、在每个位置的驻留时间，以及插植的几何情况。通常，施源器的位置在插植过程中已经固定，所以这个等式中能够调整的仅仅是驻留时间。

$$X^2 = \sum_{i=1}^{N}(D_{p,i} - D_{c,i})^2 + W^2 \sum_{j=1}^{M-1}(t_j - t_{j-1})^2 \tag{9.2}$$

为保证驻留时间不为负，如式（9.2）所示，引入驻留时间梯度节制来消除负值的驻留时间。当剂量点的数目增多时，使用多项式优化可减少计算的负担[12]。

9.5.2　几何学优化

几何学优化旨在不引入额外的剂量点，提高插植的剂量均匀性。基本概念是在任何一点的驻留时间依赖于与插植其余部分的相互距离[13]。距离插植体积越远的点，需要的驻留时间越长。在算法上，使驻留时间与该驻留位置距其他驻留位置的距离的平方倒数和成反比。

$$T_i \propto \left(\sum_{j=1,\, j \neq i}^{M} \frac{1}{r_{ij}^2} \right)^{-1} \tag{9.3}$$

这里，T_i 是驻留位置 i 的相对驻留时间；r_{ij} 是驻留位置 i 和 j 之间的距离；M 是驻留位置的数目。

9.6　现代近距离放疗技术

9.6.1　后装技术

后装技术治疗时先将不带放射源的治疗容器（施源器）置于治疗部位，然后在安全防护条件下用遥控装置将放射源通过导管送到已安装在患者体腔内的施源器内进行放射治疗，由于放射源是后来装上去的，故称之为“后装”。近距离后装治疗在放射治疗中居于重要地位。按放射源在治疗时的传送方式，可分为手动后装和遥控后装。按放射源在治疗时的运动状态，可分为固定式、步进式、摆动式等[14]。按剂量率的划分，可分为低剂量率

（<2～4Gy/h）、中剂量率（4～12Gy/h）和高剂量率（>12Gy/h）。但应着重指出的是高剂量率和低剂量率之间的生物效应还不十分清楚，高剂量率每次照射剂量及总剂量均应少于低剂量率，以避免不必要的正常组织损伤。

后装技术的优点有：①明显降低了医务人员所受的放射性照射；②由于放置施源器时不受时间限制，医生可以根据需要精细地进行摆位和固定，进一步提高了医疗质量；③由于有很好的防护屏蔽的条件，可以大大提高放射源的强度，可达 10Ci 左右，明显缩短了每次的治疗时间，减轻了患者的痛苦。

9.6.2　现代近距离放疗的特点

使用高强度微型 ^{192}Ir 放射源，使源容器（特别是针状容器）可以更细小，患者损伤小，可以治疗全身多个部位肿瘤。 程控步进/步退电机驱动，可以任意控制放射源的驻留位置和驻留时间，以实现理想的剂量分布[15]。二维/三维治疗计划系统，配合影像资料的输入，加速了治疗计划的设计和优化，以实现治疗计划的个体化。 严谨的安全联锁系统使患者能按治疗计划得到精确的治疗，同时也保证了医务人员的安全。

9.6.3　现代近距离放疗的几种形式

腔内、管内放疗：是利用人体自身的体腔（如鼻腔、鼻咽、食管、气管、阴道、子宫、直肠等）放置施源器进行放疗的一种方法。

组织间插植放疗：是将针状施源器植入瘤体内进行治疗的一种方法，一般适用于较接近体表的肿瘤，如舌癌、口底癌、乳腺癌、胸膜间皮瘤、前列腺癌、外阴癌、宫颈癌等的治疗。

术中置管术后放疗：是一种外科手术与放疗联合治疗的手段，旨在对胸、腹、盆腔和颅脑内的各种复发、残留肿瘤作辅助性放疗。

敷贴治疗：是指将放射源包裹在敷贴器内，直接贴在肿瘤表面进行治疗的方法，主要适用于治疗浅表性肿瘤，如口颊癌、牙龈癌、软硬腭癌、浅表型皮肤癌等[16]。

9.7　高剂量率近距离放疗的质量保证

高剂量率近距离放射治疗涉及许多复杂的因素，为保证治疗的准确性与安全性，必须设计执行质量保证和质量控制。

9.7.1　后装机的质量控制

后装机定期检查项目包括源强度、位置精度、时间精度、安全装置及施源器。在每一次更换新的放射源以后都应对新源进行校准并定期检查。位置精度测试包括两个因素，即源运动的可重复性及可预知性，位置的精度应为±1mm。时间精度是指后装机控制放射源在指定位置驻留时间的能力。绝对的时间精度可以由另外一个已校准的设备来检测，例如手工操作的秒表，或者后装治疗机触发的电子定时器通过记录测量的靠近放射源位置的探测器驻留时间变化来评定线性和重复性。应当定期检查后装机安全系统，指示灯、射线报警装置和门的联锁应当进行日检。每个施源器第一次使用或者使用一段时间后都应当进行严格的检查，以确定源是否能输送到施源器想要的部位，内部屏蔽是否适当，由于操作和反复消毒，施源器的焊接点或联结部位有无松动等。

9.7.2 高剂量率近距离放射治疗计划系统的质量控制

计划系统的质量控制包括对单个放射源和所有类型放射源的点计算的精度、单个放射源的等剂量曲线的精度、一组放射源点剂量和等剂量的精度、由胶片和 CT 等定位时所使用的定位算法精度、使用坐标转换剂量的恒定性、输入和输出设备的精度、将计划传输到后装机的精度、一些特殊功能如优化软件的精度和效用、打印输出计划的精度和稳定性等。

9.7.3 治疗计划和治疗执行的质量控制

任何一个治疗计划都必须由治疗医生和物理师充分评估检查，检查应当包括源强度是否正确、源的定位是否合适（正确的标志点、胶片的定位、胶片的放大倍数、参考点之间的距离）、计划中使用的与治疗匹配的机器参数（步长、施源器长度）和处方一致的分次剂量、计划匹配的驻留时间和位置等。在治疗实施过程中，治疗机每个分次的程序设定、连接到施源器管道的部件、患者体内施源器合适的位置都是应当检查的项目。

参考文献

[1] Martell K，Law C，Hasan Y，et al. Using infrared depth-sensing technology to improve the brachytherapy operating room experience. Brachytherapy，2020，19（3）：323-327.

[2] Adam Martin Cunha J，Flynn R，Bélanger C，et al. Brachytherapy future directions. Seminars in Radiation Oncology，2020，30（1）：94-106.

[3] D' Alimonte L，Moran C，Easron L，et al. Implementing technology to drive improvements within a high volume brachytherapy program. Journal of Medical Imaging and Radiation Sciences，2019，50（2）：9-10.

[4] Yu L，Yang B，Liu X，et al. Study on the brachytherapy applicator of vaginal cylinder based on 3D printing technology. International Journal of Radiation Oncology Biology Physics，2019，105（1S）：E361-E362.

[5] Verhaegen F，Reniers B. Book review：Brachytherapy physics（Second Edition）. Physics in Medicine & Biology，2006，51（2）：471.

[6] Chang A. 3D Printing technology is a feasible and efficient tool for pre-planning for image guided brachytherapy of cervix cancers. Brachytherapy，2018，17（4）：S111.

[7] Rao C，Stewart A，Martin A P，et al. Contact X-ray brachytherapy as an adjunct to a watch and wait approach is an affordable alternative to standard surgical management of rectal cancer for patients with a partial clinical response to chemoradiotherapy. Clinical Oncology，2018，30（10）：625-633.

[8] Haie-Méder C，Maroun P，Fumagalli I，et al. Why is brachytherapy still essential in 2017? Cancer

Radiotherapie：Journal de la Societe Francaise de Radiotherapie Oncologique，2018，22（4）：307-311.

[9] Tanderup K. Treatment delivery verification in brachytherapy：Prospects of technology innovation. Brachytherapy，2018，17（1）：1-6.

[10] Takácsinagy Z，Martinezmongue R，Mazeron J J，et al. American brachytherapy society task group report：Combined external beam irradiation and interstitial brachytherapy for base of tongue tumors and other head and neck sites in the era of new technologies. Brachytherapy，2017，16（1）：44.

[11] Tanderup K，Ménard C，Polgar C，et al. Advancements in brachytherapy. Advanced Drug Delivery Reviews，2017，109：15-25.

[12] Zaorsky N G，Hurwitz M D，Dicker A P，et al. Is robotic arm stereotactic body radiation therapy " virtual high dose ratebrachytherapy " for prostate cancer? An analysis of comparative effectiveness using published data [corrected]. Expert Review of Medical Devices，2015，12（3）：317-327.

[13] Poulin E，Gardi L，Fenster A，et al. OC-0163：Towards real-time，personalized breast HDR brachytherapy treatment using 3D printing technology. Radiotherapy and Oncology，2015，114（3）：335-338.

[14] Zaorsky N G，Doyle L A，Hurwitz M D，et al. Do theoretical potential and advanced technology justify the use of high-dose rate brachytherapy as monotherapy for prostate cancer? Expert Review of Anti-infetive Therapy，2013，14（1）：39.

[15] Poulin E，Gardi L，Fenster A，et al. Towards real-time 3D ultrasound planning and personalized 3D printing for breast HDR brachytherapy treatment. Radiother Oncol，2015，114（3）：335-338.

[16] Zaorsky N G，Doyle L A，Hurwitz M D，et al. Do theoretical potential and advanced technology justify the use of high-dose rate brachytherapy as monotherapy for prostate cancer? Expert Review Anti-infective Therapy，2014，14（1）：39-50.

第 10 章　现代放射治疗技术

10.1　立体定向放射治疗

10.1.1　立体定向放射外科和立体定向放射治疗

1951 年，瑞典神经外科专家 Lars Leksell 提出立体定向放射外科（stereotactic radiosurgery，SRS）的概念[1]，使用高能 X 射线对颅内病变进行单次大剂量照射，从而达到类似外科手术的效果。此后，随着科技的发展，立体定向放射治疗技术被广泛应用到临床中。立体定向放射外科是将高能射线通过多弧或多源旋转聚焦的照射方式，照射颅内靶区的单次放射治疗过程。图 10.1 展示了立体定向治疗常用的照射方式。立体定向放射外科照射方式主要分为非共面多弧度聚束照射、单面旋转照射、锥形旋转、动态旋转四种。立体定向放射外科的主要治疗手段有伽马刀、X-刀、射波刀。与传统外科手术相比，立体定向放射外科具有无须开颅、定位精确、治疗时间短、术后并发症少等优点。立体定向放射外科用于颅内肿瘤的多次照射治疗时称为立体定向放射治疗（stereotactic radiotherapy，SRT）。SRT 和 SRS 的区别在于前者的总治疗剂量分多次照射完成，后者是利用立体定位坐标系进行精确定位的单次大剂量放射治疗。传统上的立体定向放射外科一直用于治疗颅内肿瘤，如今，SRS 也用于治疗体部病灶，称为立体定向体部放射治疗（stereotactic body radiation therapy，SBRT）。自 20 世纪 90 年代中期开始，立体定向放射治疗广泛用于外科手术不能切除的、体积小且轮廓明显的肿瘤，主要用于治疗功能性疾病、血管性疾病、原发良性和恶性肿瘤。

SRT 是通过多个小野固定照射或非共面旋转照射，进行多次分割治疗的放疗技术。多次分割照射（SFRT）的优点如下：一是能有效减少乏氧细胞对射线的抗拒，促进乏氧细胞再氧合；二是能减少肿瘤细胞周期时相性对放射线的抗拒，使处于细胞周期中对射线不敏感时相的细胞向敏感时相转变，提升治疗的效果；三是显著减低单次剂量，降低周围正常组织的毒性。分次治疗的方式需要注意治疗次数、分次的时间间隔、总剂量、总治疗时间。考虑到治疗颅内病灶的复杂性，常见的剂量分割方法为每两天照射一次，（6×7）Gy（总剂量 42Gy）；或每天照射一次，（10×4）Gy（总剂量 40Gy）。

SRT/SRS 通常用于治疗靶区直径小于 3cm、体积小于 35cm^3 的病变，其靶区具有剂量分布集中、靶区周围剂量变化梯度大、靶区剂量分布不均匀的特点，因此，准确的靶区定位非常重要，立体定位精度应小于±1mm，靶区照射剂量偏差应小于±5%。为了满足这一要求，需要考虑立体定向坐标系的准确度、靶点位置定位精确度、靶区照射剂量的准确度、摆位精确度、靶区在定位和治疗时间内的位移偏差等影响因素。

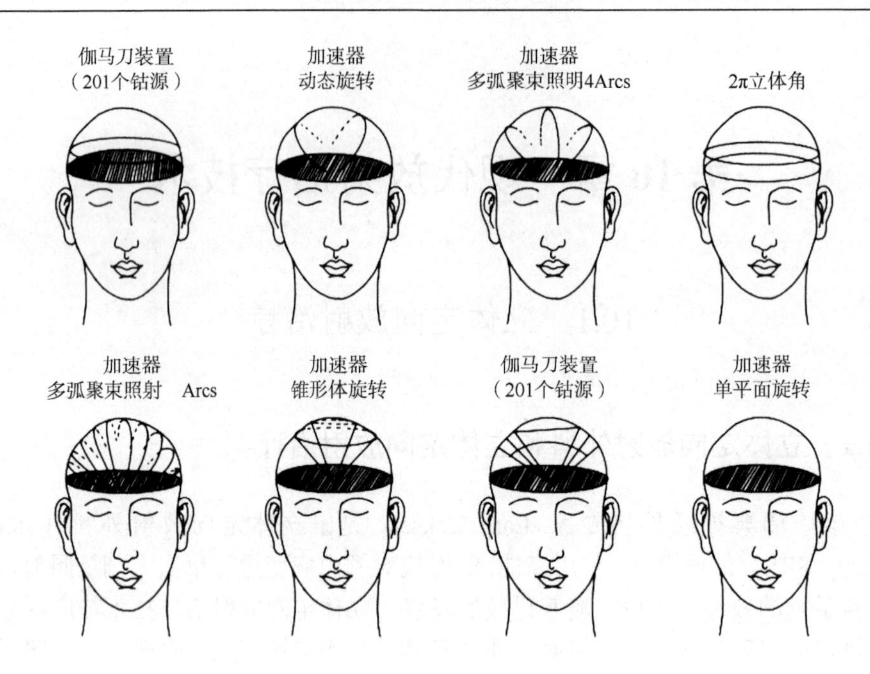

图 10.1　立体定向治疗常用的照射方式

10.1.2　立体定向体部放射治疗

1994 年，与 Lars Leksell 同一家医院的医生 Henrik Blomgren 和医学物理师 Ingmar Lax 提出将 SRS 应用到体部病变的想法[2]。立体定向体部放射治疗（stereotactic body radiotherapy，SBRT）是在总疗程相对短的情况下进行分次大剂量照射的精确治疗方法，有时称为立体定向消融治疗（stereotactic ablative therapy，SABR）。与传统放疗相比，SBRT 具有分次剂量大（6～30Gy）、靶区外剂量迅速跌落、剂量分布高度适形、高生物有效剂量、半影的射束外扩小或没有等优点。由于采用大分割放疗可以有效降低肿瘤细胞的再增殖，因此 SBRT 可以获得比常规分割放疗更好的疗效。目前，SBRT 在治疗脊柱、胸腔、腹部、盆腔等部位的早期原发性和转移肿瘤上有着巨大的优势。

为了保证高剂量区与靶区高度适形且靶区外剂量迅速跌落，使正常组织毒性最小，精确的立体定向体部放射治疗通过患者摆位、固定、靶区定位、制订计划、多模态影像引导技术等实现，其实现方式有三维适形放疗（3D-CRT）、容积弧形调强治疗（VMAT）、X-刀、射波刀等。美国医学物理学家协会（AAPM）TG101（2010）报告指出，SBRT 主要治疗肺部、肝脏、脊柱、前列腺等部位最大直径小于 5cm 的肿瘤，很少用于治疗最大直径大于 5cm 的肿瘤。但随着技术的发展，有更多研究展现了 SBRT 治疗最大直径大于 5cm 的肿瘤的效果[3, 4]。立体定向体部放射治疗确定照射方向时，必须避开敏感器官，使大部分射束从最短的照射路径入射。当病灶靠近气管、食管、胃壁、小肠、血管或脊髓时，如果缺乏一定的空间距离，需要谨慎考虑。由于立体定向体部放射治疗仍处于发展期，因此应用该技术时，建议遵从临床上已发表的相应指南，若无参考，则需通过伦理委员会建立正式的前瞻性临床试验，由机构审查委员会进行审查、批准和监测。表 10.1 列出了三维调强放疗与立体定向体部放疗特点对比。

表 10.1　三维调强放疗与立体定向体部放疗特点对比

特点	三维调强放疗	立体定向体部放疗
剂量/分次	1.8～3Gy	6～10Gy
次数	10～30	1～5
靶区定义	CTV/PTV（病灶总体积+临床外扩）肿瘤边界可能模糊	GTV/CTV/ITV/PTV（肿瘤边界较清晰，GTV = CTV）
外扩	厘米	毫米
物理/剂量监测	间接	直接
要求的摆位精度	TG40，TG142	TG40，TG142
用于治疗计划的主要成像模式	CT	多模式：CT/MR/PET-CT
几何验证中的冗余	否	是
在整个治疗中保持高空间定位精度	适度执行（适度进行患者位置控制与监测）	严格执行（通过综合图像引导，在整个治疗过程中患者严格固定和高频率监测）
呼吸运动管理的需要	适度，至少要被考虑	最高
人员培训	最高	最高+专门的立体定向体部放疗的培训
技术实现	最高	最高
放射生物学解释	较好	较差
与全身治疗结合	是	是

精确的立体定向体部治疗需要对病变定位、计划设计和治疗三个阶段进行严格把控，除了减少系统误差外，还应尽量减少各个环节的随机误差。

（1）患者体位的固定：为了实现精确定位，保证患者体位的固定性和重复性非常重要。在长时间的治疗中，患者的固定一般需要使用立体定向体部框架，这些框架的主要功能是固定患者体部，减少患者在治疗中无意识运动的概率，保证患者的舒适度，提供一种摆位方式，再现模拟时的患者体位，为影像引导摆位提供参考，应用腹部压迫技术减少靶区的呼吸动度。除了应用固定框架，大多数厂商会采用垫子支撑患者的躯干以固定患者的骨性结构或软组织。目前，常用真空垫和膨胀泡沫垫为患者身体轮廓塑形。

（2）呼吸运动的管理：即使临床使用立体定位框架限制了患者呼吸引起的运动，呼吸运动仍会导致肿瘤体积和位置的变化，这些变化会引起靶区的位移，使正常组织的受照剂量增加。因此，为了限制器官动度，尽量降低正常组织的受照剂量，在模拟、计划和治疗过程中进行呼吸运动管理尤为重要。主要采取的方法有：①慢速 CT；②通过腹部压迫[5, 6]、屏气技术[6]和呼吸同步技术[7]减少呼吸运动的影响；③门控技术[8]，包括内置金属标记和在患者体表放置呼吸信号检测设备；④4D-CT[9]，最大强度投影技术（maximum intensity projection，MIP）、最小强度投影技术（minimum intensity projection，MinIP）、PET-CT 等技术结合使用。

（3）影像引导：影像引导技术与立体定向体部框架结合使用，能大大减少靶区及危及器官位置在空间上的不确定性，保证骨性和软组织靶区的摆位精度[10]。主要采用如下技术。①锥形束 CT（cone beam computed tomography，CBCT）：对于胸、腹部位，患者的肿瘤定位大多采用锥形束成像，该项技术记录肿瘤在每个呼吸时相的位置，能确定分次内肿瘤位置的细小变化，追踪呼吸运动所引起的细微影响；②光学追踪技术：利用被动式或发射式标记物，结合光学追踪系统检测和跟踪靶区的分次内运动；③体内标记：在肿瘤邻近位置植入放射成像标记物代替定位靶区，实时追踪肿瘤；④体表标记：在患者体表放置外部替代物，从而推断出肿瘤位置。

（4）无框架结构立体定位：无框架系统能避免在每次治疗中都为患者安装侵入性立体定向头部框架，也能满足大部分颅外病变不能严格固定的要求。应用无框架结构立体定位时，室内影像引导技术发挥了关键作用。目前，几种商用影像引导系统可与基于框架定位的系统提供的精确度和准确度媲美[11]。可以预见，无框架结构立体定位与室内影像引导技术将得到更大的发展。

10.1.3　伽马刀放疗技术

1967 年，Lars Leksell 成功研发了世界上第一台采用 ^{60}Co 源的伽马刀，并在瑞典 Sophiahammet 医院完成安装，用于治疗帕金森病等脑功能性疾病。伽马刀是根据立体几何定向原理，使 ^{60}Co 产生的 γ 射线一次性大剂量聚焦于某一靶点，形成高剂量区来摧毁病灶。^{60}Co 的半衰期是 5.72 年，通过 β 衰变可产生平均能量为 1.25MeV 的 γ 射线。以 Elekta 的 γ-刀装置为例，如图 10.2 所示，伽马刀主要由治疗机、治疗床、移床装置、准直器头盔、控制装置组成[12]。其中治疗机体部使用 201 个钴放射源排列成半球形，每个 ^{60}Co 源经准直后聚焦于一点，患者的病变组织通过立体定位系统置于该焦点处，从而达到摧毁病灶的目的。这种通过非共面多源旋转聚焦方式形成的靶区剂量分布具有靶区内剂量高、靶区边缘外剂量迅速跌落的特点，可以达到外科手术的切除效果。

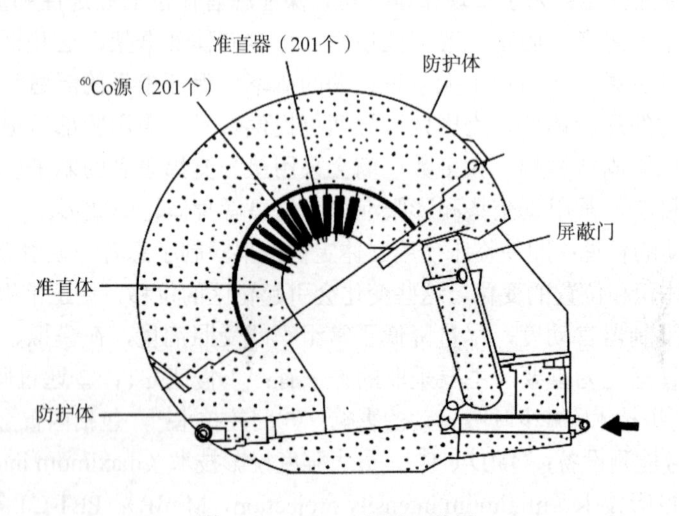

图 10.2　Elekta 伽马刀装置

伽马刀的治疗过程大致如下：①在患者局部麻醉下安装立体定向头架，建立患者定位的坐标系；②对患者进行 MR 或 CT 扫描，确定病灶的大小、形状和位置；③根据患者的实际情况，确定处方剂量，制订伽马刀治疗方案；④实施立体定向照射，伽马刀治疗全程为 20～30min；⑤患者完成治疗后，拆除立体定向头架，留院观察 1～2 天即可恢复正常生活；⑥随访与复查，患者通常在 1 个月到半年的时间内到医院复查，医生根据复查结果给予患者进一步的治疗建议。

与外科手术相比，伽马刀治疗过程简单，无需手术、无感染和出血的风险；治疗周期短，一般 2～3 天可以恢复日常生活；精准放疗，伽马刀的聚焦精度可达 0.1mm；患者接受治疗后无严重不良反应，不受饮食和活动限制。伽马刀分为头部伽马刀和体部伽马刀，在治疗颅内肿瘤、血管畸形、功能障碍上具有巨大优势，尤其适用于不宜进行外科手术的神经疾病。

10.1.4　直线加速器放射手术

1982 年，Colombo 等根据伽马刀的原理提出直线加速器立体定向外科手术，又称为 X-刀。X-刀将直线加速器产生的 X 射线准直后，采用多弧非共面聚焦技术、锥形旋转聚焦技术和动态立体放射手术，使射线聚焦于等中心点上，从而达到治疗目的。X-刀形成的靶区剂量分布类似于伽马刀，高剂量聚焦在靶区，靶区外剂量迅速跌落，达到一次性摧毁病灶的效果。图 10.3 显示了 X-刀采用动态立体放射手术治疗患者的情况。目前使用最广泛的直线加速器放射手术主要是多弧非共面聚焦技术和动态立体放射手术。

与 γ -刀相比，X-刀的优势体现在设备造价低、不需考虑放射源衰减问题、能通过多叶光栅等技术实现更适形的放射治疗、应用范围更广，适用于治疗肿瘤相对大或活动度明显的病变等。直线加速器放射手术可用于治疗头颈部、胸部、腹部、盆腔等部位的肿瘤。除了用于立体定向外科手术外，X-刀结合医用加速器也可用于常规放疗，实现一机多用，有利于患者的综合治疗。

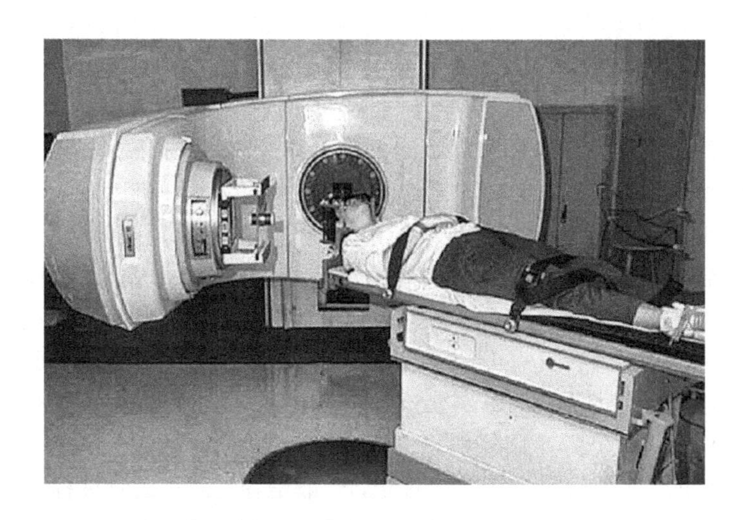

图 10.3　动态立体放射手术治疗患者

10.1.5　射波刀放疗技术

射波刀（cyber knife）又名赛博刀，是一种利用 X 射线进行立体定向放射手术，安装在机械手臂的小型直线加速器系统。射波刀由美国斯坦福大学医疗中心脑外科和 Accuray 公司合作研发，1997 年首次应用于治疗颅内肿瘤。射波刀作为新型的立体定向放射治疗设备，整合图像引导系统、肿瘤跟踪系统、机械臂照射系统、同步呼吸追踪系统，可以治疗全身大部分部位适合放疗的肿瘤，如头颈部肿瘤、脊柱肿瘤、肺癌、乳腺癌、胰腺癌、前列腺癌等，也可用于非肿瘤病变的治疗，如动静脉畸形等。图 10.4 为射波刀。

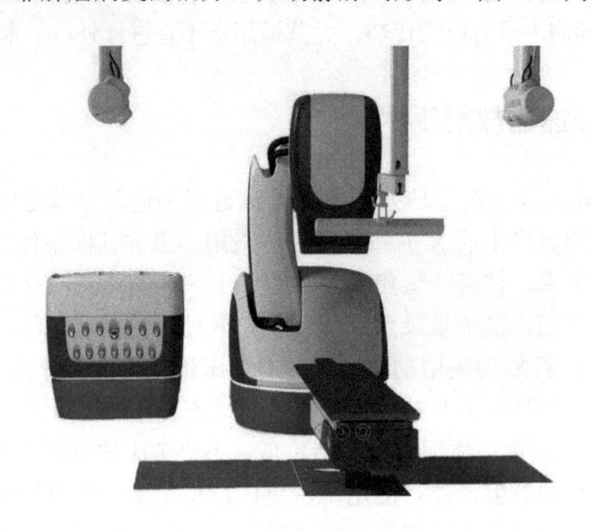

图 10.4　Accuray Cyberknife® S7™

射波刀设计灵活，与其他放射外科技术相比，具有如下优势。①无框架固定：在治疗过程中，射波刀利用图像引导系统实时监测患者靶区和骨骼结构的关系，将治疗计划 CT 影像与实时影像相比较，实现精确的患者定位，不需要立体定位框架对患者进行刚性固定。对于无明显骨性标志的部位，则需要植入三个或三个以上的金属内标记。②治疗精确度高：射波刀可以通过图像引导系统、同步呼吸跟踪技术随时监测、追踪患者靶区的位置变化，将位置信息实时传递给机械臂。射波刀系统的机械臂设计灵活，可以在 1200 多个方位上照射肿瘤，精确度可达 0.2mm。机械臂移动到系统预设的节点后，获得实时准确的靶区位置信息，按照指令做出相应的调整，补偿患者的运动变化。目前，第六代射波刀的定位精度和重复精度都达到了亚毫米级，拥有 1560 个入射角度，相当于其他立体定向放疗刀的近 8 倍。③治疗时间短：多数患者仅需 1～5 次治疗即可完成治疗，总治疗时间大约 1 周，每分次治疗时间根据放疗计划而不同，每次 0.5～1.5h。除此之外，射波刀还具有治疗安全性好、副作用小、无创伤、无须麻醉、恢复期短、舒适度高等优点。

在射波刀治疗前，需要确定患者的内标记，一般是容易辨认的骨性标志或植入的金点，随后进行摆位，获得治疗计划用的 CT 影像，制订最佳的治疗方案。在射波刀治疗过程中，系统利用影像引导技术和红外线同步呼吸追踪技术对病灶进行实时监测和跟踪，把靶区位置信息通过操作系统传输到机械臂上，如果病灶位置变化超出一定范围，系统会通过修正治疗床位置和机械臂射束出射方向补偿靶区的位置变化。机械臂经过指定调整后发出射线，当红外线同步呼吸跟踪系统监测到患者呼吸幅度过大时，控制系统命令机械臂停止出束。射波刀系统提供非等中心治疗，改善靶区剂量的适形度和均匀性。

射波刀可用于身体任何部位肿瘤的治疗，可同时照射不同部位的多个病灶，为肿瘤患者提供了高精度的立体定向放射治疗方法，是目前世界上最先进的肿瘤治疗技术之一。

10.2　三维适形放射治疗

10.2.1　三维适形放射治疗的定义

1959 年，日本 Takahashi 博士及其同事首次提出适形放射治疗的概念和实施方法，自此，人们不断改进这一技术，从三维方向上改善肿瘤靶区与周围正常组织的剂量分布，使高剂量区形状与靶区形状高度适形，提高了肿瘤的局部控制率，降低了周围正常组织的受量。三维适形放射治疗（three dimensional conformal radiation therapy，3DCRT）是使用多野、非共面照射方式，利用多叶准直器（MLC）[13]或适形挡铅技术，使高剂量区剂量分布的形状与患者靶区的形状在三维方向上一致的放疗技术，目的在于提高肿瘤的照射剂量，保护肿瘤周围的正常组织，降低放射并发症发生的概率。与常规放疗相比，三维适形放射治疗中不规则照射野的几何投影形状在三维方向上与靶区形状相适形，提高了肿瘤与周围正常组织的剂量比，运用该技术治疗患者时可以明显提高单次剂量，缩短总治疗时间。如今，三维适形放疗已被广泛应用到常规放疗中，适用于治疗头部、体部体积较大的肿瘤，如鼻咽癌、肺癌、肝癌、胰腺癌、前列腺癌、直肠癌、妇科肿瘤等。

10.2.2　三维适形放射治疗的实现

三维适形放疗的实施需要四项技术的支持：定位固定和验证系统、三维放疗计划系统、多叶光栅系统、计算机控制的放射治疗系统。

三维适形放射治疗一般采取分次照射方式完成，患者摆位的重复性和精确性是实现三维适形放疗的基本。在临床上，头颈部的固定常用热塑面罩，体部的固定常用真空垫、负压袋、热塑面膜等。患者体位固定后，需要在模拟放疗的情况下进行 CT 和 X 射线等检查，放疗医生根据模拟定位的影像确定靶区的处方剂量和危及器官的剂量限值，随后由物理师进行放疗计划的设计，这时需要三维放疗计划系统的支持。

三维适形放疗主要以 CT 断层扫描重建的三维图像为基础，采用三维治疗计划系统进行剂量计算和显示，使高剂量区的剂量分布形状在三维方向上与计划靶区（PTV）的形状相适形，以提高肿瘤局部控制率，降低正常组织的并发症发生率。显然，三维适形放射治疗精确可行的治疗计划设计依赖于三维治疗计划系统（3D-TPS）。三维治疗计划系统对输入的患者图像进行三维重建，提供射野设计工具和计划评估工具，让物理师更高效地完成计划设计。物理师可以利用射野方向观（BEV）显示功能观察在任意射线入射角度下照射野形状和靶区形状的适形度及危及器官的受照情况，设计出合理的射野；利用医生方向观（REV）功能显示治疗室内任意位置观察到的治疗情况，设计射线束的投射方向；最后根据 TPS 显示的剂量体积直方图（DVH）、计划的等剂量分布图、肿瘤控制概率等评估放疗计划的合理性。

放疗计划设计完成后，必须经过剂量验证和位置验证。剂量验证需要将放疗计划移植到三维模体上进行剂量测量，确认患者实际的剂量受量与计划给予剂量一致。位置验证时，将患者在模拟机下拍摄的射野验证片与模拟定位片进行对比，验证射野误差和摆位误差，若两者误差较大，需要找出原因并及时纠正。

验证通过后，进入放疗实施阶段，通常由放射治疗系统控制的直线加速器执行患者计划。在过去的临床实践中，要达到照射野形状与靶区形状相适形这一要求，一般用铅挡块实现不规则照射野的放射治疗。现在，临床采用多叶准直器（MLC）代替手工制作的铅挡块，以达到射线塑形的目的。在治疗过程中，加速器机头围绕患者旋转出束，多叶准直器与计算机治疗系统连接，MLC 在加速器旋转过程中不断变换叶片的方位调整照射野的形状，以实现适形治疗。多叶准直器的出现使三维适形放射治疗的水平得到进一步提高。

10.3　调强放射治疗

10.3.1　调强放射治疗的概念

虽然三维适形放射治疗技术可以使高剂量区的剂量分布形状和靶区实际的三维分布形状相适形，但肿瘤本身的厚度不均，仍然存在靶区内部剂量不均匀的问题。为了解决靶区内剂量分布欠均匀的问题，必须对每一射束的输出强度进行调节，所以引入调强的概念。受 CT 成像的逆原理启发，Bjarngard 及其同事于 1977 年首次提出了调强适形放疗的概念。调强放射治疗（intensity modulation conformal radiation therapy，IMRT）是指使用束流调控和多叶准直器技术，将射线束细分成很小的射线并调节每一束射线的强度，使照射野形状和剂量分布在三维方向上与靶区实际形状相一致，最大限度减少靶区周围正常组织的受照剂量和受照体积。调强放射治疗是在三维适形放射治疗的基础上发展的，IMRT 通过逆向计划设计（ITP）确定与肿瘤高度适形的剂量分布曲线，并借助多种三维影像技术定义靶区体积，满足照射野形状和靶区形状相适形、靶区内及表面剂量均匀两个条件。调强放射治疗和三维适形放射治疗相比，优势主要体现在：①可以改变射野内各线束的权重或强度，提高靶区内剂量分布的均匀性，减少周围正常组织的受照剂量；②调强放射治疗采用逆向计划设计系统，与适形放疗计划设计采用正向方式相比，逆向计划设计可以加快计划计算速度，实现治疗计划的自动最优化；③能进一步提高肿瘤的局部控制率，缩短总治疗时间。图 10.5 为调强放射治疗示意图。调强放疗技术自提出以来日臻成熟，目前已成为我国放疗技术的主流，广泛用于胸部肿瘤、盆腔恶性肿瘤、颅脑肿瘤、头颈部肿瘤等的治疗。

调强放射治疗涉及大量的数学计算，因此 IMRT 计划的射线参数一般采用逆向计划设计（ITP）技术进行优化。该技术根据所需要的剂量分布或处方剂量，通过计算机最优化射线参数，实现非均匀辐射强度的剂量输出。逆向计划设计的本质是预先确定治疗目标函数，设置代价函数让计算机进行优化，产生最佳的输出。临床上使用目标函数衡量计划的质量，常用的目标函数为基于物理的目标函数和基于生物效应的目标函数。物理目标函数指各个目标的处方剂量满足剂量约束的要求。根据临床剂量学四原则，量化后应包括靶区剂量的均匀性、靶区及重要器官内的平均剂量、靶区内最低剂量、危及器官内的最高剂量、靶区与治疗区的适形度。生物目标函数是描述放疗后患者生存质量的量化指标，如无并发症的肿瘤控制率。调强放疗的优化是一个使射野强度不断改变从而满足剂量约束条件的过程，需要优化的参数包括射野个数、射野角度、射野权重、时间剂量因子、强度分布、能量大小等。逆向计划设计根据评价治疗计划的指标或确定最优治疗计划的评价标准不同，通常将优化方法分为四种：以剂量为基础的优化、以临床知识为基础的优化、以等效均质剂量为基础的优化、以肿瘤控制率（TCP）或正常组织并发症概率（NTCP）为基础的优化，每种方法在临床应用中各有利弊。

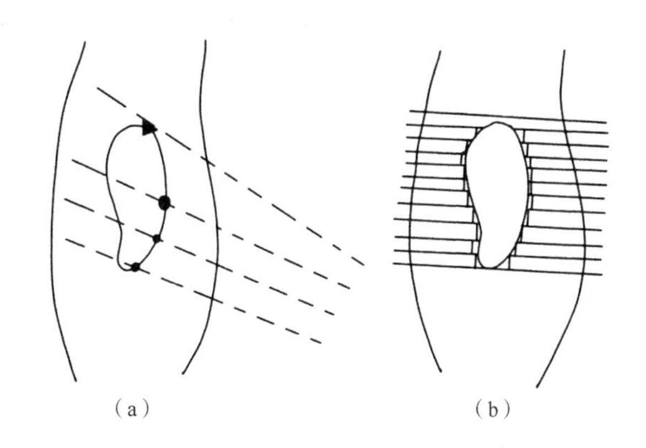

图 10.5　调强放射治疗示意图

10.3.2　调强放射治疗的实施方式

目前，调强放射治疗的实施方式主要分为二维物理补偿器、多叶准直器静态调强、多叶准直器动态调强、旋转调强技术、电磁扫描调强放疗。

（1）二维物理补偿器：是根据逆向计划设计系统提供的数据，针对每个射野的强度分布制作而成的。最传统的制作补偿器的方法是，用不同厚度的铅块或铅片按照射野的强度分布或组织厚度分布人工叠成，后来使用自动补偿器生成器制成。图 10.6 为二维物理补偿器示意图。然而，物理补偿器具有制作费时费力、摆位效率低等缺点，因此人们开始使用多叶准直器作为调强器。

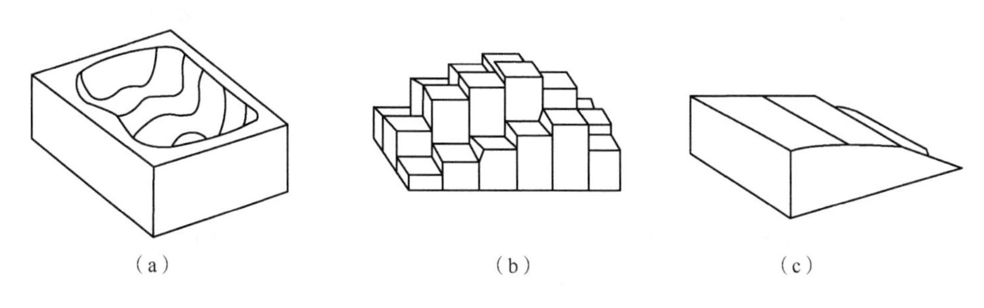

图 10.6　二维物理补偿器示意图

（a）一维物理补偿器；（b）二维叠放式补偿器；（c）二维物理补偿器生成器

（2）多叶准直器静态调强：该技术将射野要求的强度分布进行拆分，由 MLC 形成的多个强度均匀的子野进行分步照射，通常也称为分步照射技术（step and shoot）。静态调强技术的特点是每个子野照射时，MLC 叶片静止；每个子野照射完毕后，射线关断，等待 MLC 叶片运动到下一子野的指定位置后再出束照射。射野要求的强度分布由所有子野的束流强度相加形成。MLC 通过叶片收缩或叶片扫描方法形成子野，两种方法的效果相同。该技术实现较简单，易于质量控制，但由于需要多个子野照射，存在光子利用效率较低、总治疗时间较长等缺点。此外，由于加速器不断进行射线的开关转换，所以存在剂量率的稳定问题，需要使用栅控电子枪解决。

（3）多叶准直器动态调强：该技术是指相对应的一对叶片同向运动，在运动过程中形成子野扫过靶区，使靶区内不同的点获得不同强度的剂量，实现调强，也称作滑窗技术。动态调强技术在加速器出束的过程中，叶片仍在做变速运动，治疗时叶片的位置及运动速度由计算机控制，以产生所要求的强度分布。每对叶片形成一个窗，其中一片称为引导片，另一片称为跟随片，引导片先运动到指定位置，跟随片按给定的速度运动。MLC 动态调强可以缩短治疗时间，但剂量验证比静态调强困难。

（4）旋转调强技术：1995 年，Yu 等提出了 MLC 旋转调强（intensity modulated arc therapy，IMAT）的概念[14]。在旋转调强放疗过程中，治疗机机架围绕患者做等中心旋转，同时使用动态 MLC 形成射野（一般每间隔 5° 改变照射野的大小和形状），旋转照射后，所有子野强度叠加，实现各照射方向的强度调节。IMAT 的特点是在多叶准直器形成子野时，边旋转边照射。根据这一特点，要求相邻子野间照射野的形状和大小变化不能太大，需要优化相邻子野的组合。

（5）电磁扫描调强放疗：在电磁扫描调强放疗中，射束对靶区进行逐个单元扫描，有利于控制射野内各处的剂量分布，与动态 MLC 调强相比，该技术提高了射束的利用率，缩短了治疗时间，还可应用于电子、质子调强治疗。MM50 电子回旋加速器是采用电磁扫描调强实现射束调强的典型设备。该设备治疗头装有两对正交偏转磁铁，通过计算机控制偏转磁铁的电流，改变电子射出或电子束打靶方向，形成笔形束进行扫描调强。在治疗过程中，MLC 仅用作射野的适形，不需要任何机械运动。电磁扫描调强利于不同射线的混合治疗，能得到较尖锐的笔形束扫描增强，是极好的调强方法。

虽然调强放射治疗已成为我国放疗技术的主流，但该技术的质量保证和质量控制是值得重视的问题，除了严格执行治疗机和放疗辅助设备常规的 QA 和 QC 工作外，还需要准确的剂量验证。唯有医生、物理师、放疗技术员三者相互配合、共同努力，才能保证治疗计划的质量与执行，从而达到最好的疗效。

10.3.3　多叶准直器

在放射治疗过程中，由于射野挡块具有费时费力、操作不便、摆位效率低等缺点，多叶准直器逐渐替代铅挡块，成为医用加速器的标准配置。MLC 主要用于代替铅挡块、简化不规则照射野塑形过程、在立体定向放射外科（SRS）和分次立体定向放射治疗（FSRT）

中代替圆筒形准直器、实现等中心适形旋转照射、实现动态楔形板等。

MLC 的基本单元是单个叶片，由钨或钨合金构成（图 10.7）。目前，MLC 一般由 20～60 对叶片组成，每个叶片的宽度直接决定了 MLC 形成的不规则射野与靶区形状的适形度。现代直线加速器大多内置电动多叶准直器，叶片宽度在等中心处的投影宽度为 10mm 或更小，或配置加速器外挂式微型电动多叶准直器（micro MLC），叶片宽度在等中心处的投影宽度小于 5mm，这种微型多叶准直器多用于立体定向放射治疗。为了使原射线削弱到原来强度的 5%以下，叶片的高度至少要达到 4～5 个半价层的厚度，加上叶片间存在漏射线，一般需要不少于 5cm 厚的钨合金。因相邻叶片间和相对叶片间存在漏射线，叶片的横截面应是梯形结构，叶片的侧面采用凹凸槽的结构，从而保证叶片间的漏射线剂量最小。同时，为了避免摩擦、碰撞引起机器损伤等故障，叶片间通常留有少许间隙，常规准直器会规定一个相对有效射野的最小外接矩形野，用以屏蔽有效射野外未完全闭合叶片端面间隙的漏射线和遮挡相邻叶片间微小缝隙处的漏射线，如图 10.8 所示。多叶准直器通过计算机系统独立驱动每个叶片运动，可以在加速器机架旋转时形成与射线方向观显示的靶区形状相适形的不规则射野。图 10.9 为 60 对钨制多叶准直器。

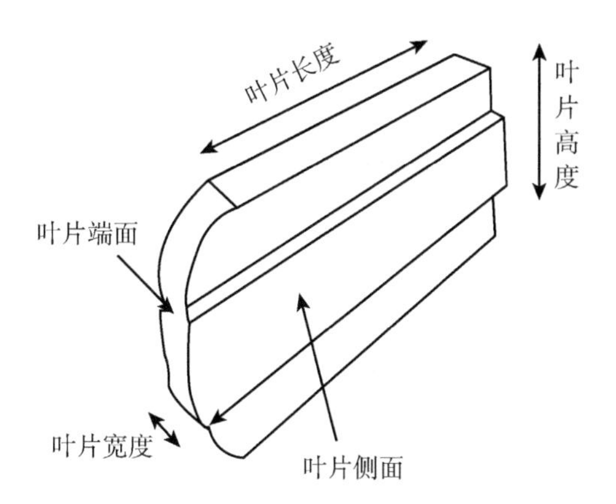

图 10.7　多叶准直器单个叶片示意图

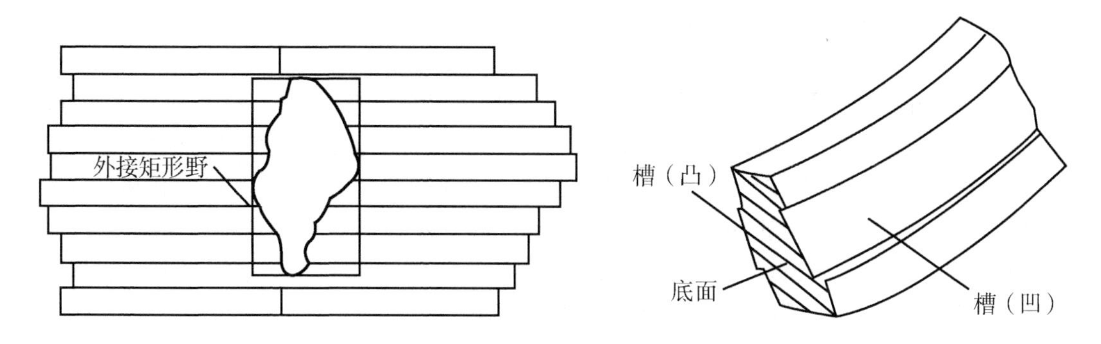

图 10.8　多叶准直器和加速器的优化组合

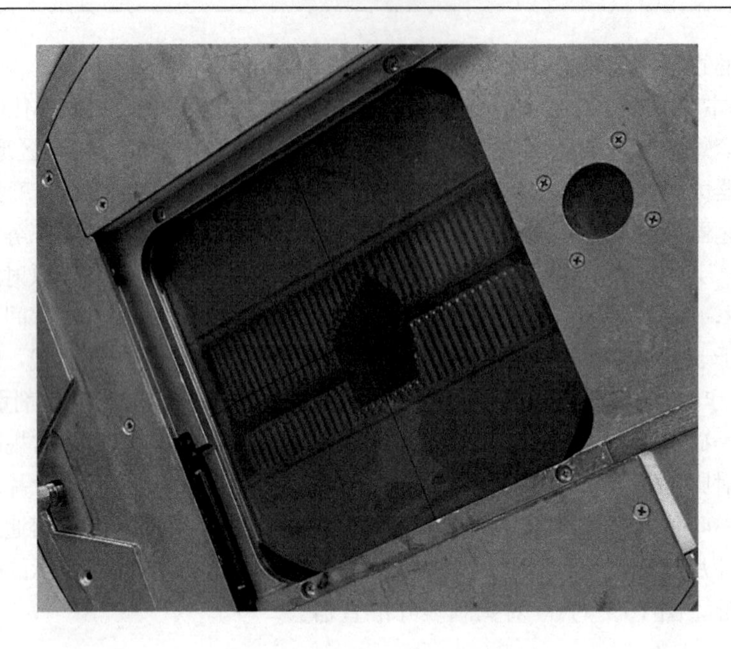

图 10.9　60 对钨制多叶准直器

MLC 结构包括无聚焦结构、单聚焦结构、双聚焦结构、防漏射结构。早期的多叶准直器多应用于头部和体部小病灶，主要采用无聚焦的叶片平移结构，这种结构没有考虑射线发散聚焦问题，造成较差的适形度和较大的穿射半影，难以应用于体积较大的肿瘤。单聚焦结构 MLC 的所有叶片在以放射源为圆心、以放射源到叶片底面的距离为半径的圆上做圆周运动，消除了叶片运动方向上的穿射半影，但垂直于叶片运动的方向上仍会产生穿射半影。双聚焦结构 MLC 是在单聚焦结构 MLC 的基础上，将每一个叶片在宽度方向加工成非等宽的发散状，用以消除穿射半影（图 10.8）。利用射线的特点，防漏射结构中的每个叶片加工成一面带凹槽，另一面带凸槽，使相邻两个叶片间相互镶嵌，减少放射线的漏射量。

10.3.4　容积调强放射治疗

由于没有相应的软硬件支持，旋转调强技术自提出以来没有得到广泛的推广，直到 2007 年，Otto[15]提出了一种更高效的单弧旋转调强方式，随后，Varian 公司采用该方式改进了加速器的硬件设计，并将该系统命名为 RapidArc。不久医科达公司也推出了相应的产品。容积弧形动态旋转调强（volumetric modulated arc therapy，VMAT）是利用加速器内置的标准 MLC 完成的，通过在 360° 单弧或多弧设定的任何角度范围内对肿瘤旋转照射及多叶准直器连续运动来实现不同照射方向上的射束强度调整。

VMAT 的主要技术特点是：①在达到优化剂量分布的前提下，VMAT 使机器的 MU 达到最小；②在加速器硬件合适的条件下，VMAT 可以获得目前适形度最高的剂量分布；③与传统调强技术相比，VMAT 可以进行多弧旋转调强治疗，照射范围更大、更精确、更灵活；④可以同时调整多叶准直器的形状、机器剂量率及机架旋转角度。相比于 IMRT，

VMAT 的优点在于更快、更准确、更优化地照射靶区，使用该技术调强能产生更优的剂量分布，有效提高肿瘤的局部控制率，大大缩短患者的治疗时间，降低放疗毒性[16]。

10.3.5　螺旋断层放射治疗

螺旋断层放射治疗是采用特殊设计的多叶准直器形成扇形束围绕患者纵轴旋转，实现调强放射治疗的技术。根据床的步进方式不同，断层治疗方式分为步进方式和螺旋方式两种。使用步进方式的断层治疗，需要逐层实现旋转照射，即在机架围绕患者旋转照射后，床步进一段距离，直到完成整个靶区的治疗。使用螺旋方式的断层治疗，利用类似螺旋 CT 扫描的方式，使床缓慢前进的同时机架持续围绕患者纵轴旋转。螺旋断层放疗（TOMO therapy）是螺旋 CT 和直线加速器的结合，每次治疗前先将患者的定位 CT 图像与治疗时刻的病灶 CT 扫描图像进行对比，由机器自动修正摆位误差，随后在治疗床缓慢移动的同时通过强度可调的扇形束围绕患者 360° 旋转聚焦照射，产生均匀且高度适形的剂量分布。

螺旋断层放射治疗在 2002 年得到美国食品和药品管理局（FDA）批准后，在 2003 年正式应用于临床，目前已得到广泛应用。螺旋断层放射治疗的特点是：①360° 旋转照射，能更好地保护正常组织；②螺旋断层放射治疗系统（TOMO）使用扇形束兆伏级 CT 图像，在放疗过程中可以观察靶区病灶的变化情况；③可以用作剂量计算和验证；④能够进行全身多靶区同时治疗；⑤可以实现大范围的照射治疗。螺旋断层放射治疗的应用范围几乎覆盖身体各部位适合放疗的适应证，可以同时治疗任意大小、任意形状、任意数量的肿瘤。该技术在骨髓移植、外科、神经外科等领域拥有无可比拟的优势。图 10.10 为医科达螺旋断层放射治疗机。

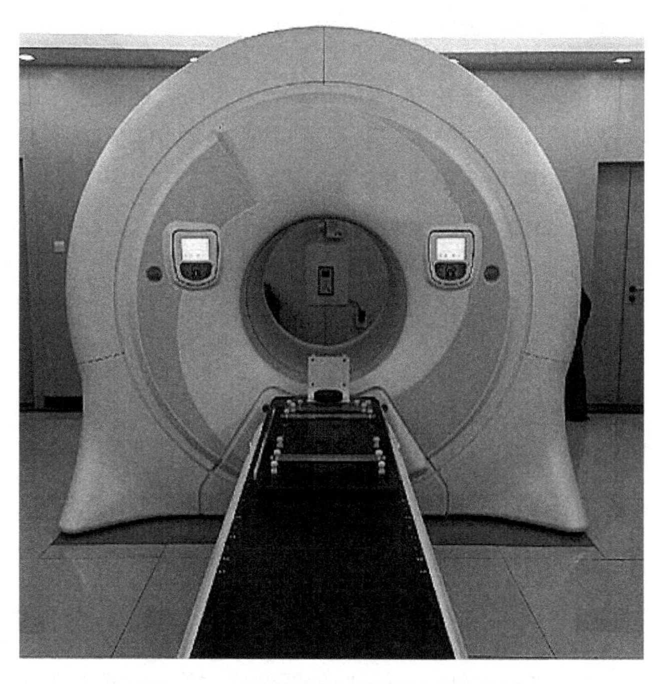

图 10.10　医科达螺旋断层放射治疗机

10.4　图像引导放射治疗

10.4.1　图像引导放射治疗的定义

图像引导放射治疗（image-guided radiotherapy，IGRT）是在三维适形放疗和调强放射治疗之后发展起来的新技术。从广义来讲，IGRT 是指在分次治疗摆位或治疗过程中，通过采集的图像或其他信号引导此次分次治疗或后续分次治疗。该技术考虑了日常摆位、呼吸运动、靶区收缩等因素的影响，在每次治疗时对靶区及其周围正常组织进行监控，并根据靶区位置的变化对患者摆位和治疗计划进行必要的调整，做到真正意义上的精确放疗，取得最佳的治疗效果。采集的信息可以是放射影像，如二维 X 射线透视图像或三维重建图像、四维图像；可以是非放射影像，如体表影像、超声影像、磁共振影像；也可以是其他信号，如植入患者体内电磁应答器所发出的信号等。IGRT 技术是目前放射治疗技术的研究热点，具有实时监测靶区变化、减小摆位误差、准确定义 PTV 的边界、准确定位靶区体积等作用，能提高放疗的精确度和安全性，实现更精确的靶区治疗，全方位提升放疗效果。图像引导放射治疗应用于各种恶性肿瘤的治疗，如鼻咽癌、脑癌、肺癌、肝癌、前列腺癌、宫颈癌、淋巴系统恶性肿瘤等。

在治疗过程中，主要由三种不确定性因素引起靶区的位置、形状变化及靶区与周围正常组织的位置关系变化，这些变化会影响靶区实际的剂量分布，降低疗效。①分次治疗的摆位误差：这部分误差主要来源于摆位时光距尺和激光灯的误差、人体的非刚性、患者体表标记点与皮下脂肪和肌肉的相对运动、技师经验等。②治疗分次间的靶区移位和变形：靶区收缩、患者体型改变、消化系统和泌尿系统器官的形状改变等都可能显著影响靶区的位置。③同一分次中的靶区运动：主要是指患者呼吸运动引起的器官变化。此外，心脏跳动、血管跳动、肠胃蠕动等也会带动邻近靶区运动。以上三种不确定性因素可能会导致靶区偏离射野，造成肿瘤靶区漏射、周围组织受照剂量过大的问题，为了实现更精确的放射治疗，开展图像引导放疗的研究是十分必要的。

图像引导放疗主要由在线校位、自适应放疗、呼吸门控、四维放疗、实时跟踪技术等方式实现[17]。IGRT 技术正逐渐成为放疗的标配，在实时追踪技术、剂量引导放疗、多维图像引导等方向将会有更大的发展。图像引导放疗技术与调强适形放疗等技术的融合将是未来精准放疗的研究热点。

10.4.2　在线校位

在线校位，指在治疗过程开始前或治疗中采集患者的影像，与参考影像进行对比，如果对比结果在允许的误差范围内，就可以开始治疗，如果对比结果超出误差允许范围，则对患者摆位和（或）射野位置进行调整后开展放射治疗。在线校位可以通过电子射野影像系统和锥形束 CT 实现。自在线校位提出以来，射线探测装置从胶片发展到电子射野影像系统，成像放射源从 MV 级发展到 kV 级 X 射线源，校位图像由二维投影影像发展到三维立体影像。

20 世纪 50 年代，电子射野影像系统（electronic portal imaging device，EPID）开始应用于临床，解决布野和患者实时校位的问题。EPID 是一种采用电子或非电子技术获取射野图像的二维影像验证设备，可分为非晶硅平板阵列、荧光、液体电离室等类型。其中，基于非晶硅平板探测器的电子射野影像系统应用范围最广，可以用很低的剂量获得较好的成像质量，具有分辨率高、体积小、能响范围宽、成本低、实现简单等优点，但该技术应用兆伏（MV）的 X 射线，软组织显像不清晰，而且无法反映摆位的三维误差，图像比对依赖于工作人员的视觉判断。

锥形束 CT 是指通过 X 射线源产生的锥形射线束围绕患者环形照射，获取并重建二维投影数据，将重建的三维图像与治疗计划的患者图像进行对比，对治疗床的参数进行必要的调整，保证放射治疗的精确性。锥形束 CT 具有体积小、质量小、开放式架构、X 射线利用率高等特点，可以直接整合到加速器上。锥形束 CT 根据放射线能量不同，可分为采用千伏级 X 射线的 kV-CBCT 和采用兆伏级 X 射线的 MV-CBCT。kV-CBCT 具有空间分辨率高、患者受照剂量少、辐射利用效率高等优点，但当患者体内存在骨骼固定钢板、人体关节假体等致密金属物体时，会产生条状伪影。MV-CBCT 不会产生条状伪影，具有旁向散射少、图像引导与治疗束同源的特点。图 10.11 为医科达直线加速器 Axesse，可采集分次内实时的 3D CBCT 和 4D CBCT 影像。

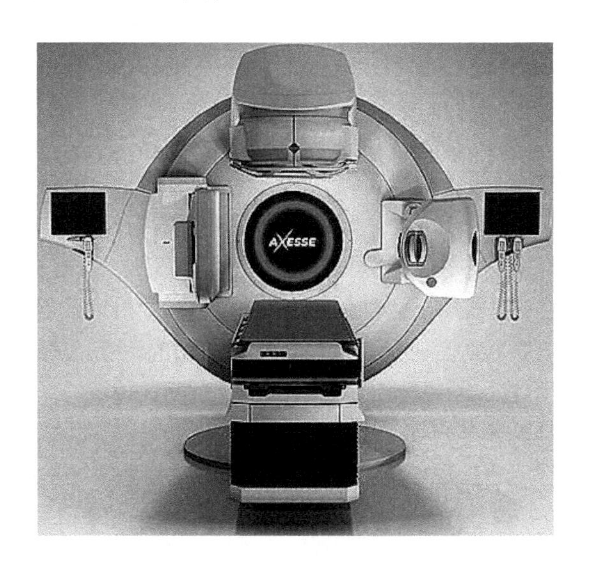

图 10.11　医科达直线加速器 Axesse™

10.4.3　自适应放射治疗

在分次治疗的过程中，为了修正患者靶区位置及其与周围危及器官相对位置的变化，1993 年 ICRU 报告建议根据患者群体摆位误差和器官运动情况在临床靶区（CTV）外放一定间距形成计划靶区（PTV），确保靶区在分次治疗中不被漏射，但这种方法往往会造成更大范围的正常组织受到照射，增加放疗并发症发生的可能。1997 年美国 Yan 等首次提出自适应放射治疗的概念[18]，为解决上述变化所引起的剂量偏差提供了一种新的方法。自适应放射治疗（adaptive radiation therapy，ART）是指根据分次治疗过程中图像数据、剂量或其他信号反馈的信息，修正后续的治疗计划，以减少剂量偏差的影响，个体化患者的外放范围。ART的实现方式可分为离线自适应放疗（off-line ART）和在线自适应放疗（on-line ART）。离线自适应放疗指根据治疗前数次或当前的患者影像，以离线方式调整临床靶区的外扩间距，得到新的治疗计划。该方法技术成熟、实现简单，但存在时间滞后性。在线自适应放疗指实时根据当次放射治疗的影像反馈信息调整治疗计划，在短时间内实现计划再优化，从而实现对靶区高精度高剂量放疗，最大限度保护周围正常组织，降低放疗并发症的发生概率。在线自适应放疗依靠高质量的治疗前 CT 影像、在治疗前 CT 上快速勾画轮廓、快速计划优化算法三者实现，其难点在于短时间内完成治疗计划的再优化，以及客观评价算法的精度和准确性。

10.4.4　屏气和呼吸门控

分次内的靶区位置或形状的改变主要由患者的呼吸运动引起，临床上除了直接扩大照射范围外，还可采取降低呼吸运动幅度或追踪肿瘤运动的技术来减小呼吸运动对靶区的影响。

临床常用屏气和呼吸门控技术等方法减少患者呼吸运动的幅度。屏气法常用于肺部放射治疗，代表性方法有深吸气屏气（deep inhalation breath holding，DIBH）[19]和自主呼吸控制（active breathing control，ABC）。深吸气呼吸屏气要求患者在深吸气时屏气，这时肺部体积显著增大，可以减少肺部受照体积。DIBH 技术需要患者的配合和适当的呼吸训练，以承受不断的深吸气后屏气。对于呼吸屏气较困难的患者，一般采用自主呼吸控制技术，利用肺量计闭塞强迫屏气，能获得满意的呼吸运动减幅效果。呼吸门控（respiratory gating，RG）是指用特殊的检测设备监测患者的呼吸情况，若呼吸比较平稳，呼吸运动在设定的门控窗口内，则发出信号触发射束照射，若呼吸运动超出门控窗口，则触发机器立即停止照射。呼吸门控技术预先设定门控窗口（图 10.12），在特定呼吸时向触发机器发出射束照射，这种技术需要射束开启和关闭装置都非常灵敏，适用于肺部、肝脏、乳腺、腹腔等受呼吸运动影响大的肿瘤的治疗。屏气和呼吸门控只在呼吸周期中的某个时段发出射线治疗，所以会增加患者的治疗时间，效率较低。

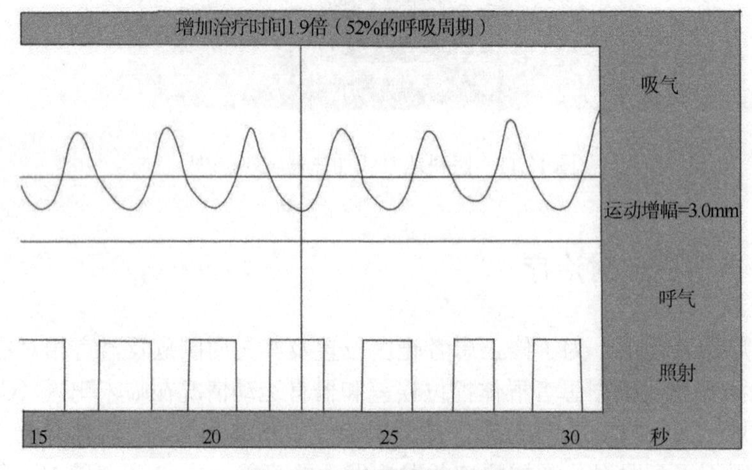

图 10.12　呼吸门控示意图

10.4.5　四维放射治疗技术

在三维放疗的基础上加入时间变量因素的放疗技术称为四维放射治疗（4D-RT），在 2003 年 ASTRO 会议上定义为在影像定位、计划设计、治疗实施三个阶段明确考虑靶区随时间变化的放射治疗技术。四维放疗由四维影像定位、四维计划设计、四维治疗实施三个部分组成。四维放疗不需要控制患者的呼吸，采集患者呼吸周期每一时相的三维 CT 数据，并载入相应的呼吸时相构成一组 4D-CT 影像数据，一般把一个呼吸运动周期划分为 4～12 个时相，所有时相的三维 CT 数据构成一个时间序列，即一套标准的四维图像。图 10.13 为四维 CT 影像采集过程。获得患者的四维图像数据后，设计不同呼吸时相的放疗计划，在治疗过程中使用呼吸监测器监测患者的呼吸，调整不同的射野参数实施照射。四维放疗可以完成不间断的靶区照射，对靶区及周围正常组织进行实时监控，是未来实现精准放疗的重要研究方向。

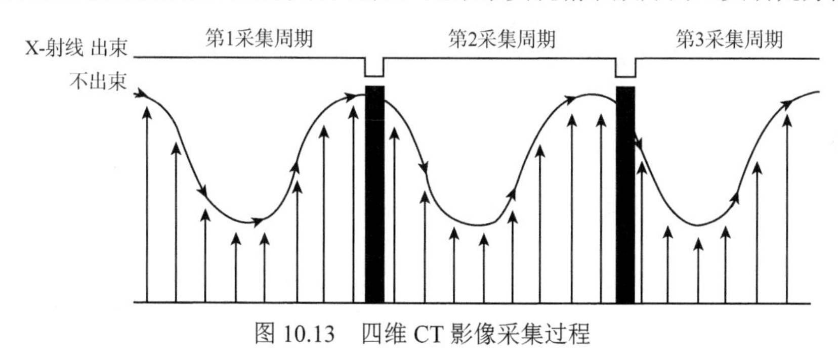

图 10.13　四维 CT 影像采集过程

10.4.6　实时跟踪技术

实时跟踪技术（realtime tracking）指利用体内靶区和体外标记物之间的位置关系，实时探测靶区运动及其与周围正常组织的空间位置关系，调节射线束或治疗床，以保证射线束与靶区位置相对固定，实现对肿瘤靶区的实时跟踪。目前使用广泛的跟踪技术主要有：①图像引导定位技术和光学运动跟踪技术结合：利用 X 射线和体表红外线监测装置建立体内靶区-体表呼吸的运动相关性数学模型，通过该模型计算体内靶区位置，实现对体内靶区运动的实时跟踪。②将微小电磁应答器植入靶区，通过接收器接收应答器发出的共振信号来确定应答器的位置和方向，实时追踪肿瘤运动。常规治疗机射线束的调整一般由多叶准直器完成，一些非常规的治疗机，如赛博刀，可调整整个治疗机以改变射束的位置和方向。

10.5　术中放疗技术

10.5.1　术中放射治疗的定义

术中放射治疗（intraoperative radiotherapy，IORT）是肿瘤手术外科和放射治疗相结合的治疗方法，是指在手术切除恶性肿瘤后，对原发灶瘤床、残存灶或手术不能切除的肿瘤组织，或淋巴引流区等部位，在直视下给予单次大剂量（10～20Gy）照射[20]。1909 年，Beck 等首次尝试在胃癌手术中将肿瘤移至腹部进行 X 射线照射。直到 1964 年，IORT 技术才被日本 Abe 教授成功应用于临床。近 20 年来，术中放射治疗技术作为一项新兴技术，已广泛应用于多个临床领域，可以作为治疗乳腺癌、胰腺癌、头颈部肿瘤、妇科肿瘤、前列腺癌、软组织肉瘤等的主要或辅助手段。术中放射治疗是对局部肿瘤组织进行大剂量照射，通过手术固定、对周围正常组织加以遮挡、合理选用电子线能量和限光筒或选择正确类型和尺寸的施源器等实现精确直视下的照射。与分次体外放射治疗（external beam radiation therapy，EBRT）对比，术中放射治疗的优势在于：①对精确设定的照射野进行单次大剂量照射，其放射生物效应是分析体外放射治疗的 1.5～2.5 倍，提高了治疗增益比；②具有允许外科医生和放射肿瘤学家实时协作，精确制定照射区域及剂量，将周围危及器官暂时移动到照射野外或屏蔽它们免受辐射，利用高能粒子束达到最大剂量点深度后剂量迅速跌落的特点，能有效保护正常组织，提高肿瘤的局部控制率，减少全身反应；③可以实现短时双效；④缩短手术和放疗的间隔和治疗时间，对提高疗效、防止肿瘤扩散有重要的临床价值。

10.5.2　术中放射治疗的相关技术

术中放射治疗根据放射源的不同，主要分为术中 X 射线放疗、术中电子放疗（intraoperative electron radiation therapy，IOERT）和术中高剂量率近距离后装治疗（intraoperative high dose rate，IOHDR 或 HDR-IORT）[21]。

最早的术中放射治疗使用中低能 X 射线照射靶区，中低能量的 X 射线在满足靶区照射剂量的同时能降低周围正常组织的伤害。具有代表性的术中 X 射线治疗机有蔡司公司研制的 INTRABEAM 术中放疗系统，该系统使用低能 X 射线对瘤床进行单次大剂量照射，在乳腺癌、脊柱转移瘤、皮肤癌、口腔癌、脑瘤等治疗方面应用广泛。但由于低能 X 射线的组织穿透力较弱，以光子治疗仪为基础的术中放射治疗发展受阻。

近年来，术中放射治疗一般使用直线加速器产生电子束进行照射。与光子线相比，电子束照射可以使靶区获得较均匀的剂量分布，有效保护靶区后正常组织和器官，实现单野照射。电子束术中治疗都配备限光筒，限光筒具有确定射野的尺寸、改善靶区剂量的均匀性、屏蔽周围正常组织和器官的作用，因此在确定了照射方式和照射设备安放位置后，需选用相应的限光筒系统。产生电子束或 X 射线的直线加速器可分为固定式直线加速器和移动式术中加速器。早期的术中放疗大多采用固定式直线加速器，患者在转运过程中有感染、麻醉意外等风险，这使采用固定式直线加速器的术中放射治疗技术发展受到约束[22]。为了解决上述问题，德国、美国等国的公司先后研制出移动式术中放疗系统，减少患者在手术过程中感染、发生麻醉意外的风险。美国 INTRAOP 公司研制出 MOBETRON 移动式电子束放疗系统（图 10.14）[23]，是具有自我防护、自由移动的术中放疗专用直线加速器。MOBETRON 采用 4～12MeV 的 4 种高能电子线进行治疗，照射时间仅 1～2min，最大深度可超过 4cm，以该设备为主导的术中放疗技术已广泛应用于临床。

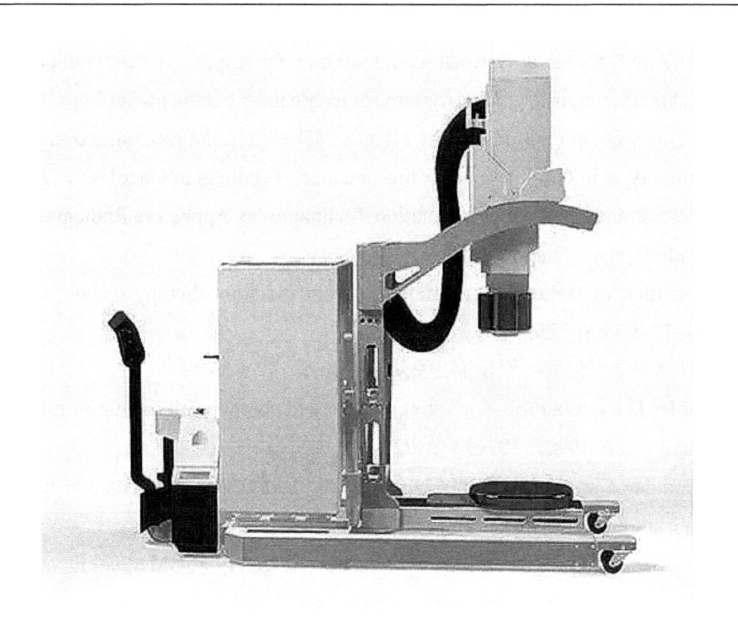

图 10.14 MOBETRON™ 移动式电子束放疗系统

术中高剂量率近距离后装治疗，一般采用放射性核素 Ir^{192} 进行术中组织间插植，常用于妇科恶性肿瘤及软组织肉瘤的复发性疾病的治疗，也可以作为鼻窦癌、颅骨病灶的辅助治疗手段。Ir^{192} 作为放射源，半衰期为 74 天，具有较高的活度，治疗时间通常为 10～20min。IOHDR 技术是限制肿瘤局部复发的合适选择，术中高剂量率近距离放射治疗应用于腹部时，剂量范围应为 10～17.5Gy；应用于四肢时，剂量范围应为 10～20Gy，深度一般为 0～1.0cm[24]。

参 考 文 献

[1] Leksell L. The stereotaxic method and radiosurgery of the brain. Acta Chir Scand，1951，102（4）：316-319.

[2] Lax I，Blomgren H，Naslund I，et al. Stereotactic radiotherapy of malignancies in the abdomen Methodological aspects. Acta Oncologica，1994，33（6）：677-683.

[3] Verma V，Shostrom V K，Zhen W，et al. Influence of fractionation scheme and tumor location on toxicities after stereotactic body radiation therapy for large（≥5 cm）non-small cell lung cancer：A multi-institutional analysis. International Journal of Radiation Oncology Biology Physics，2017，97（4）：778-785.

[4] Koong A C，Le Q T，Ho A，et al. Phase I study of stereotactic radiosurgery in patients with locally advanced pancreatic cancer. International Journal of Radiation Oncology Biology Physics，2004，58（4）：1017-1021.

[5] Nicolas P，Ozsahin M，Zeverino M，et al. Apnea-like suppression of respiratory motion：First evaluation in radiotherapy. Radiotherapy & Oncology，2016，118（2）：220-226.

[6] Wulansari I H，Wibowo W E，Pawiro S A . The characteristics of dose at mass interface on lung cancer stereotactic body Radiotherapy（SBRT）simulation. Journal of Physics Conference Series，2017，851：12028.

[7] Pandeli C，Smyth L M L，David S，et al. Dose reduction to organs at risk with deep-inspiration breath-hold during right breast radiotherapy：A treatment planning study. Radiat. Oncol.，2019，14（1）：223.

[8] Oh S A，Yea J W，Kim S K，et al. Optimal gating window for respiratory-cated radiotherapy with real-time position management and respiration guiding system for liver cancer treatment. Sci Rep，2019，9（1）：4384.

[9] Su M，Gong G Z，Qiu X Q，et al. Study on the effect of 4D-CT special reconstruction images for evaluation of the cardiac structure dose in radiotherapy for breast cancer. Frontiers in Oncology，2020，10：433.

[10] Takahashi S. Conformation Radiotherapy：Rotation Techniques as Applied to Radiography and Radiotherapy of Cancer. Acta Radiologica：Diagnosis，1965.

[11] Brahme A. Optimization of stationary and moving beam radiation therapy techniques. Radiotherapy and Oncology，1988，12（2）：129-140.

[12] 胡逸民. 肿瘤放射物理学. 北京：原子能出版社，1999.

[13] Bortfeld T R，Kahler D L，Waldron T J，et al. X-ray field compensation with multileaf collimators. Int. J Radiat. Oncol. Biol. Phys.，1994，28（3）：723-730.

[14] Yu C. Intensity-modulated arc therapy with dynamic multileaf collimation：an alternative to tomotherapy. Physics in Medicine and Biology，1995，40（9）：1435-1449.

[15] Otto K. Volumetric modulated arc therapy：IMRT in a single gantry arc. Medical Physics，2007，35（1）：310-317.

[16] Arcidiacono F，Aristei C，Marchionni A，et al. Stereotactic body radiotherapy for adrenal oligometastasis in lung cancer patients. The British Journal of Radiology，2020，93（1115）：20200645.

[17] 戴建荣，胡逸民. 图像引导放疗的实现方式. 中华放射肿瘤学杂志，2006，15（2）：132-135.

[18] Yan D，Vicini F，Wong J，et al. Adaptive radiation therapy. Physics in Medicine & Biology，1997，42（1）：123.

[19] Lu L，Ouyang Z，Lin S，et al. Dosimetric assessment of patient-specific breath-hold reproducibility on liver motion for SBRT planning. Journal of Applied Clinical Medical Physics，2020，21（7）：77-83.

[20] Calvo F A，Meirino R M，Orecchia R，et al. Intraoperative radiation therapy，first part：Rationale and techniques. Critical Reviews in Oncology Hematology，2006，59（2）：106-115.

[21] López-Tarjuelo J，Morillo-Macías V，Bouché-Babiloni A，et al. Defining action levels for in vivo dosimetry in intraoperative electron radiotherapy. Technology in Cancer Research & Treatment，2016，15（3）：453-459.

[22] 王稳，崔秀娟，张师前. 术中放疗在妇科恶性肿瘤中的应用进展. 中国实用妇科与产科杂志，2016，32（2）：195-200.

[23] 沈文同，陈毅，张毅斌，等. 术中放疗加速器 Mobetron 的临床运用测量及质量保证方法. 医学理论与实践，2015，28（5）：586-588+662.

[24] Lloyd S，Alektiar K M，Nag S，et al. Intraoperative high-dose-rate brachytherapy：An American brachytherapy society consensus report. Brachytherapy，2017，16（3）：446-465.

第 11 章　放射治疗的质量保证

11.1　概　　述

放射治疗的发展是为了尽可能地保护正常组织，减少副作用和并发症，这些副作用和并发症正是阻碍向肿瘤传输足够剂量以达到控制肿瘤的原因，即使在发展成熟的兆伏治疗时代也是如此。放射治疗的质量保证（QA）和质量控制（QC）日益受到放疗学界专家的重视。QA 是指经过周密计划而采取一系列必要的措施来减少错误和事故发生的可能性。QA 允许在不同的放射治疗中心之间，结果可靠，标准统一，准确的放射剂量标定和剂量验证。这能保证在放疗中心之间分享临床放疗经验和保证临床的寻证；应当避免一切不必要的照射；以放射防护最优化为原则，以期用最小的代价获得最大的利益，从而使一切必要的照射保持在可以合理达到的最低水平，即尽可能的低剂量（ALARA）原则；保证计划靶区（PTV）的受量，以免在照射时遗漏病灶。治疗区必须充分覆盖全部治疗范围，并对靶区边缘进行校正。

放射治疗的 QA 是经过周密计划而采取的一系列必要的措施，以保证放射治疗的整个服务过程的各个环节按照国际标准准确安全地执行。质量保证有两个重要内容：质量评定，即按一定标准度量和评价整个治疗过程中的服务质量和治疗效果；质量控制，即采取必要的措施保证 QA 的执行，并不断修改服务过程中的某些环节，以达到新的 QA 级水平。QA 系统大体上包括放射治疗设备、放射治疗计划的实施与核对及对放疗临床的质量保证等内容[1]。

11.1.1　放射治疗的质量保证的重要性

肿瘤放射治疗的根本目标在于给肿瘤区域足够精确的治疗剂量，而使周围正常组织和器官的受照射剂量最少，质量保证能够减少治疗计划、仪器性能、治疗验证的不确定度和错误，保证治疗的准确和设备精度，提高疗效，提高肿瘤局部控制率和减少正常组织的并发症。肿瘤患者能否成功地接受放射治疗决定于放疗医生、物理工作者、放疗技术员的相互配合和共同努力。治疗计划的设计以较好的剂量分布和时间-剂量-分次模型为标准，划分为“临床计划”和“物理计划”两个基本阶段。前者是计划设计的基本出发点和治疗将要达到的目标，后者是实现前者的途径，两者相互依存，缺一不可。

11.1.2　放射治疗的质量保证的要求

临床治疗计划设计的首要问题是确定临床靶区范围和靶区（肿瘤）剂量的大小。最佳的靶区剂量应该是使肿瘤得到最大治愈而放射并发症很少，定义为得到最大的肿瘤局部控制率而无并发症所需要的剂量。该剂量一般通过临床经验的积累和比较分析后得到。有两种方法可以确定肿瘤的最佳靶区剂量，即前瞻性临床研究和回顾性病例分析。不同类型正常组织放射反应率从25%增加到50%时所需的剂量增加的百分数见表11.1。

表11.1　不同类型正常组织放射反应率从25%增加到50%时所需的剂量增加的百分数（剂量响应梯度）

肿瘤	剂量响应梯度/%	肿瘤	剂量响应梯度/%
T2、T3声门上喉癌	5	T1、T2鼻咽癌	18
T2喉癌	6	鼻咽癌	19
各声门上喉癌	11	淋巴癌	21
各期喉癌	12	T1、T2臼齿后三角区和咽前区癌	21
T4 b膀胱癌	13	各期膀胱癌	26
头颈部鳞癌	13	T1、T2舌根癌	31
T1、T2声门上癌	13	T1、T2扁桃体癌	32
皮肤癌和唇癌	17	霍奇金病	46
T1、T2声门上喉癌	17	T3、T4舌根癌	50

原发灶的根治剂量的精确性应好于±5%，如果靶区剂量偏离最佳剂量±5%，就有可能使原发灶肿瘤失控（局部复发）或放射并发症增加。应指出的是，±5%的精确性是理想和现实的折中选择。另外，±5%是一个总的平均值的概念，肿瘤类型和期别不同，对精确性的要求也不同。表11.2指出不同类型和期别肿瘤的局部控制率从50%增加到75%时所需的靶区剂量增加的百分数，即剂量响应梯度，其范围为5%～50%[2]，剂量响应梯度越大的肿瘤，对剂量精确性要求越低；相反，剂量响应梯度越小的肿瘤，对剂量精确性要求越高。

表11.2　不同类型和期别肿瘤的局部控制率从50%增加到75%时所需的靶区剂量增加的百分数（剂量响应梯度）

正常组织反应	剂量响应梯度/%	正常组织反应	剂量响应梯度/%
喉严重慢性并发症	2	皮肤反应	7
外周神经病	3	小肠和膀胱严重并发症	9
晚期皮肤损伤	4	皮肤和口唇	10
晚期小肠损伤	4	脊髓炎	15
臂丛神经损伤	5	喉严重和轻度并发症	17
放射性肺炎	6		

靶区剂量的总不确定度不超过±5%时，计划设计过程中所允许的误差范围。其中模体中处方剂量不确定度为2.5%；剂量计算（包括使用的数学模型）为3.0%；靶区范围确定为2%。每天治疗摆位过程中治疗机参数变化和患者体位移动造成的位置不确定度要求，其中因治疗机参数变化而造成的射野偏移允许度为5mm，因患者或体内器官运动和摆位时允许的误差不超过8mm。

11.1.3　放射治疗过程及其对剂量准确性的影响

放射治疗全过程主要分为治疗计划的设计和治疗计划的执行两大阶段。计划的设计又分治疗方针的确定和照射野的设计与剂量分布的计算，前者的中心任务是确定临床靶区和计划靶区的大小和范围，以及最佳靶区剂量的大小，后者主要是提出达到最佳靶区剂量所应采取的措施。两者的目标是在患者体内得到较好的或较佳的靶区及其周围的剂量分布。图 11.1 给出了为实现靶区剂量的总不确定度不超过±5%时计划设计过程中所允许误差范围。

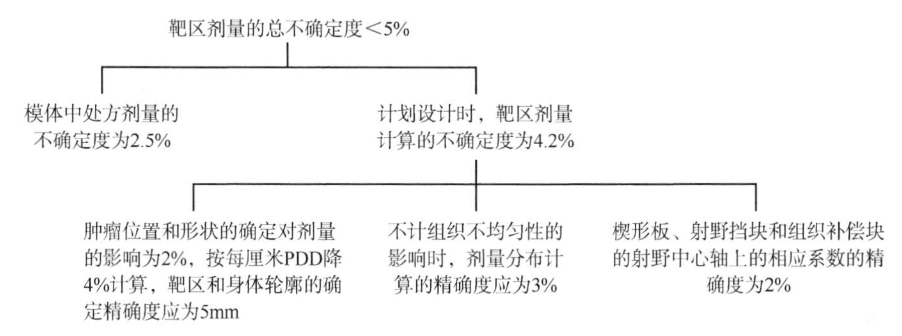

图 11.1　放射治疗所允许的剂量不确定度及其误差分配（95%可信度）

这一阶段的 QA，一方面要求加强对剂量仪的保管和校对、机器常规剂量的监测、射野有关参数的定期测量、模拟定位机和治疗计划系统性能的保证等，同时还要采取积极措施确保靶区范围确定时的精确度。治疗计划的执行在某种意义上是计划设计的逆过程，本阶段的中心任务是保证患者体内得到计划设计阶段所规定的靶区照射剂量及相应的剂量分布。

在治疗摆位的过程中可能会产生两类误差：随机误差和系统误差。随机误差会导致剂量分布的变化，进而导致肿瘤局部控制率的下降或正常组织放射并发症的增加。患者体位和射野在摆位与照射过程中的偏移会造成一部分组织有 100%的机会在照射野之内，另一部分组织有 100%的机会在照射野之外，还有一部分组织可能在照射野之内，也可能在照射野之外。下面以声门上鳞癌照射野为例，估算上述效应对肿瘤局部控制率的影响。假设计划靶区（即照射野）的大小为 9cm×7cm，体位和照射野偏移的范围为 5mm，如图 11.2 所示。

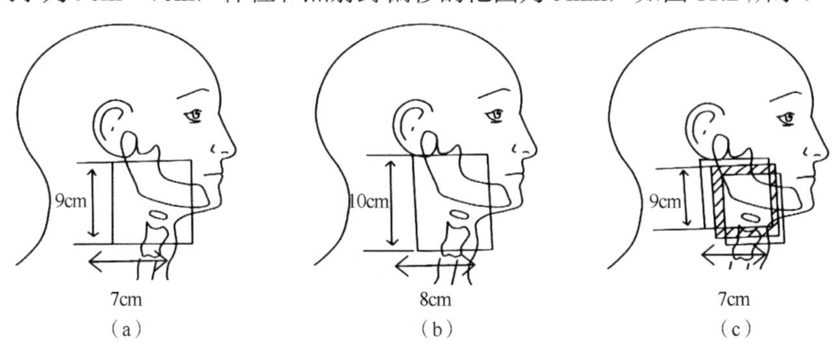

图 11.2　声门上鳞癌照射野布野方法

(a) 标准野：体位固定较好；(b) 扩大野：体位固定差，扩大野比标准野扩大$\left(\frac{10\times8-9\times7}{9\times7}\approx27\%\right)$；(c) 标准野：±5mm 体位固定偏差造成的剂量减小的区域对此有两种布野方法：①主管医生估计到这种影响，将照射野由 9cm×7cm 扩大到 10cm×8cm，这就意味着照射体积将增加 27%。按照正常组织耐受剂量体积变化的关系，可知因照射体积的增加而减少 3%的照射剂量。如果要保持正常组织的放射性损伤与标准照射野时相同，那么靶区剂量就应相应减少 3%。靶区剂量为 60Gy 时，肿瘤局部控制率将从 59%减少到 44%；74Gy 时，从 95%减少到 90%。②如果不扩大此照射野，即仍然用 9cm×7cm 的照射野，就意味着靶区边缘的剂量因体位移动和照射野偏移而减少，造成靶区边缘肿瘤病灶复发率增加（表 11.3）。同样，系统误差亦会导致靶区边缘剂量的不准确，进而导致照射野内复发率增加。

表 11.3 声门上鳞癌照射

	照射野大小/（cm×cm）	肿瘤局部控制率/%	
		60Gy 靶区剂量	74Gy 靶区剂量
标准射野	9×7	59	95
扩大射野	10×8	44	90
射野边缘剂量			
低 18%时	9×7	47	85
低 50%时	9×7	19	31

由以上分析可以看出，控制治疗摆位过程中的误差对保证肿瘤的局部控制率有着极其重要的意义。

11.1.4 治疗过程中质量保证的目的

放射治疗的根本目的就是经过周密计划而采取的一系列必要措施，以保证放射治疗的整个过程中的各个环节按照一定标准（以国际标准为准）准确安全地执行，最大限度地减少整个放射治疗过程中可能产生的各种误差，严格遵循临床剂量学的“四个原则”。给肿瘤区域很高的治疗剂量，而周围组织和器官接受的剂量却最少。它既可以通过提高肿瘤的治愈剂量和肿瘤的放射敏感性，也可以通过减少正常组织损伤的办法来提高放射治疗的治疗增益比。肿瘤致死剂量是指放射线使得绝大部分肿瘤细胞被破坏死亡，从而达到局部治愈肿瘤的放射线的剂量。

放疗过程的质量保证就是确保放射治疗的各个环节按照国际标准准确安全地执行，它通常包括两个方面：采取必要的措施；按一定标准度量和评价整个治疗过程中的服务质量和治疗效果。

11.2 MV 级治疗的质保措施

放疗专用设备除医用加速器外，还有模拟定位机、放疗专用 CT、放射治疗计划系统，以及剂量测量仪器等装置。放疗设备的保养和管理的目的是维护它们在初装验收时的性能特征。机械的、电器的、放射性的安全管理和精度管理都是很重要的。以下主要介绍与照射精度有关的质量保证。

11.2.1　加速器定期检测和保养

随着放射治疗技术的发展，我国已进入精准放疗时代。医用电子直线加速器作为放疗的主要设备，能否做好质量控制工作，使之可靠运行，是保证放疗精确实施的先决条件，是整个放疗流程质量保证的重要组成部分。

加速器 QA 的目的是确保机器的参数不明显偏离验收与测试时所获取的基准值。参考 AAPM TG-142 报告，加速器周期性 QA 的主要内容包括设备的安全性能、机械性能、射束性能、剂量稳定性、允许误差及测试的频率等。根据临床开展的治疗技术制订每日、每月及年度检测表格，分别见表 11.4～表 11.6。随着放疗技术的不断发展，测试的内容和参数的数量也随之增加，如机载影像系统（OBI，包括二维 X 射线成像及锥形束 CT）及呼吸门控等装置。特别是对于立体定向放射治疗（SRS/SBRT）的设备，需额外增加不同的测试项目和容差，AAPM 为此也发布了相关指南。周期性 QA 表格内的各项参数值都必须在容差范围内，这一点对于保证治疗机工作在精准的安全状态非常重要。

医用电子直线加速器质控项目的检测频度除遵循指南要求外，在设备发生故障进行维修后，还需进行额外的质控，范围应涵盖故障维修可能影响到的质控项目。例如更换加速管后，需对剂量系统进行质控（质控项目包括输出量、平坦度、对称性、能量等）。

表 11.4　医用电子直线加速器质量控制日检项目汇总

日检	性能要求		
检测项目	2D 或 3D CRT	IMRT 或 VMAT	SRS 或 SBRT
机械运动性能		≤2mm	
光距尺指示准确度		≤2mm	
激光灯定位准确度	≤2mm	≤1.5mm	≤1mm
钨门到位准确度		≤1mm	
多叶准直器到位准确度		≤1mm	
安全联锁			
门联锁		功能正常	
紧急开门		功能正常	
视听监控设备		功能正常	
出束状态指示灯		功能正常	
X 射线束剂量学性能			
X 射线束输出剂量稳定性		≤基准值±3%	
电子束剂量学性能			
电子束输出剂量稳定性		≤基准值±3%	
图像引导			
kV/MV 二维图像校位准确度	≤2mm	≤2mm	≤1mm
CBCT 图像校位准确度	≤2mm	≤2mm	≤1mm

表 11.5　医用电子直线加速器质量控制月检项目汇总

月检	性能要求		
检测项目	2D 或 3D CRT	IMRT 或 VMAT	SRS 或 SBRT
机械运动性能			
激光灯定位准确度	≤2mm	≤1.5mm	≤1mm
钨门到位准确度		≤1mm	
十字叉丝中心位置准确度		≤1mm	
托架附件到位准确度		≤2mm	
机架和准直器角度指示准确度		≤0.5°	
治疗床角度指示准确度		≤1°	
治疗床到位准确度	≤2mm	≤2mm	≤1mm
光野与辐射野一致性	≤2mm	≤2mm	≤1mm
多叶准直器到位准确度		≤1mm	
机架旋转同心度		≤基准值±1mm	
治疗床旋转同心度		≤基准值±1mm	
安全联锁			
防碰撞联锁功能		功能正常	
电子束限光筒联锁功能		功能正常	
立体定向配件联锁功能		功能正常	
楔形板、托架联锁功能		功能正常	
X 射线束剂量学性能			
X 射线束输出剂量稳定性		≤基准值±2%	
加速器通道 1 和通道 2 监测电离室稳定性		≤2%	
X 射线束各剂量率下的输出剂量稳定性		≤2%	
X 射线束离轴剂量曲线稳定性		≤基准值±2%	
X 射线束能量稳定性		≤基准值±2%	
楔形因子稳定性		≤基准值±2%	
电子束剂量学性能			
电子束输出剂量稳定性		≤基准值±2%	
电子束离轴剂量曲线稳定性		≤基准值±1%	
电子束能量稳定性		≤基准值±2%	
图像引导			
kV/MV 二维图像中心与 MV 辐射野中心一致性		≤1mm	
kV/MV 二维图像几何形变		≤1mm	
kV/MV 二维图像高对比度分辨率		与基准值一致	
kV/MV 二维图像低对比度分辨率		与基准值一致	
kV/MV 二维图像均匀性和噪声		与基准值一致	
kV CBCT 图像中心与 MV 辐射野等中心一致性		≤0.5mm	
CBCT 图像几何形变		≤1mm	
CBCT 图像高对比度分辨率		与基准值一致	
CBCT 图像低对比度分辨率		与基准值一致	
CBCT 图像 HU 值稳定性		与基准值一致	
CBCT 图像信噪比		与基准值一致	
CBCT 图像均匀性		与基准值一致	
EPID 沿 SDD 方向运动到最大范围时的到位精度		≤2mm	

表 11.6　医用电子直线加速器质量控制年检项目汇总

年检	性能要求		
检测项目	2D 或 3D CRT	IMRT 或 VMAT	SRS 或 SBRT
机械运动性能			
静态 IMRT 多叶准直器到位准确度	RMS≤1.5mm，且 95%的误差计数不应超过 1.5mm		
动态 IMRT 多叶准直器到位准确度	RMS≤1.5mm，且 95%的误差计数不应超过 1.5mm		
准直器旋转同心度	≤基准值±1mm		
机架旋转同心度	≤基准值±1mm		
X 射线束辐射野等中心与机械等中心一致性	≤基准值±2mm	≤基准值±2mm	≤基准值±1mm
治疗床旋转同心度	≤基准值±1mm		
治疗床床面负重下垂幅度和水平度	下垂幅度≤2mm；水平度≤0.5°		
安全联锁			
紧急开关功能	功能正常		
依照厂家检测指南完成其他安全联锁功能测试	功能正常		
X 射线束剂量学性能			
X 射线束能量稳定性	≤基准值±1%		
X 射线束射野平坦度稳定性	≤106%		
X 射线束射野对称性稳定性	≤103%		
X 射线束射野输出因子抽验	≤基准值±2%（3cm×3cm） ≤基准值±1%（其他射野）		
楔形角抽验	≤基准值±2%		
多叶准直器穿射因子	≤基准值±0.5%		
X 射线束 MU 线性	≤2%		
不同机架角度 X 射线束输出剂量稳定性	≤3%		
不同机架角度 X 射线束离轴剂量曲线稳定性	≤2%		
电子束剂量学性能			
电子束能量稳定性	≤基准值±2 mm		
电子束射野平坦度	≤106%		
电子束射野对称性	≤105%		
电子束射野输出因子抽验	≤基准值±2%		
电子束 MU 线性	≤2%		
图像引导			
kV X 射线束能量稳定性（可选项）	与基准值一致		
CBCT 成像剂量（可选项）	≤基准值±3%		
特殊照射技术			
全身照射/全身皮肤电子束照射功能检测	功能正常		
全身照射/全身皮肤电子束照射附件检测	功能正常		
全身照射/全身皮肤电子束照射输出量校准	≤2%		
全身照射/全身皮肤电子束照射能量和离轴剂量曲线稳定性	离轴剂量曲线与基准值偏差不应超过 1%， PDD 与基准值偏差不应超过 1mm		

11.2.2 螺旋断层放疗的质量控制

螺旋断层放疗系统（tomotherapy，TOMO），其外形如图 11.3 所示。将 6MV 加速器集成在 CT 机架里，是一种在 CT 图像引导下，以调强放疗为主的当代最先进的放射治疗设备之一。TOMO 的主要技术特点有：360° 全角照射概念，单次照射多达数万个子野数目，薄层照射概念，二元气动多叶光栅，实时 IGRT 图像引导，自适应计划等。

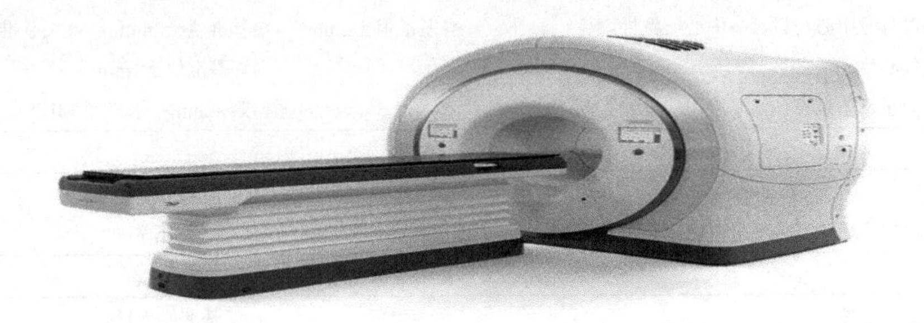

图 11.3　Radixact 放射治疗机

TOMO 的临床应用范围非常广泛，既可以用无创、无框架的立体定向方式精确治疗小到 0.6cm 左右的单个或多个颅内外的小肿瘤病灶，也能对 60cm 直径的横断面和 150cm 长的全身范围内的大肿瘤进行影像引导下的调强放疗（如全脑全脊髓和全身脊髓调强放疗）。其适应证几乎覆盖所有适合放射治疗的病例，特别是调强放疗的病症。TOMO 着重强调并解决了当代及今后精确放射治疗所关注的三大议题：①逆向调强 IMRT；②影像引导 IGRT；③自适应放疗 ART。TOMO 突破了传统放疗的诸多局限，将当代影像引导逆向调强技术（IG/IMRT）推进到一个新的境界。

作为目前世界最尖端的肿瘤放射治疗设备之一，应考虑其硬件设计的独特性及其对常规质量保证的高精度要求。TOMO 单元输出对机器运行温度敏感度高，故输出 QA 应确保在正常运行温度（如 40°）的±2°误差范围内执行。TOMO QA 的检测项目与技术总要求见表 11.7。

表 11.7　TOMO QA 的检测项目与技术总要求

序号	检测指标	日检	周检	月检	年检
1	静态输出剂量	√	√	√	√
2	旋转输出剂量	√	√	√	√
3	射线质（百分深度剂量，PDD）		√	√	√
4	射野横向截面剂量分布				√
5	射野纵向截面剂量分布			√	√
6	MLC 横向偏移				√
7	次级准直器 Y 轴方向偏移				√
8	治疗射野中心（准直器对称性）				√
9	绿激光指示虚拟等中心的准确性	√	√	√	√

续表

序号	检测指标		日检	周检	月检	年检
10	红激光指示准确性				√	√
11	治疗床移动准确性			√	√	√
12	治疗床的水平度				√	√
13	从虚拟等中心进床到治疗中心的沉降偏差				√	√
14	床移动和机架旋转同步性					√
15	MVCT*图像	空间分辨率			√	√
		低对比度分辨率			√	√
		图像均匀性			√	√
		图像噪声			√	√
		几何精度			√	√
		MVCT 值与线性			√	√
		成像剂量			√	√

*MVCT：兆伏计算机断层扫描。

11.2.3　射波刀的质控流程

射波刀主要由直线加速器和控制系统、机器人平台系统、靶区定位系统（TLS）、追踪系统、治疗床、控制系统、治疗计划系统、数据库系统组成[3]。

射波刀最大的特点在于机器人应用平台，安装在机器人手臂上的 MV 级加速器非常灵活，在整个全面全向空间内入射角度可以达到 3000 个，实现非共面、非等中心治疗；实现最好的均匀性和适形度，对正常组织的伤害最小；达到亚毫米级水平的定位精度和重复度，能够提高单次剂量，更有效地控制肿瘤。射波刀使用影像引导、追踪系统对患者的肿瘤位移进行实时追踪，除了三轴外还可以进行旋转、偏转和倾斜修正，实现六轴实时修正，做到如影随形的追踪照射。射波刀系统有 5 种追踪方式：颅骨追踪（6D skull）、脊柱追踪（Xsight spine）、金标追踪（fiducial）、同步呼吸追踪（synchrony）、肺部追踪（Xsight lung）[4]。

为减少使用射波刀进行放射治疗的风险，需要制订并实施 QA 测量，维护系统性能的稳定，保证系统长时间运行及安全地治疗输出。目前，射波刀的质控项目基本参照 AAPM TG135 协议制订、执行[5]。

每日 QA：安全联锁检查，系统状态检查，激光灯检查，X 射线球管预热，Linac 输出稳定性检查，自动质量保证测试。

激光检查是通过 Linac 激光对机器手臂指向精确度的快速验证，根据传感器读数计算强度值并与校准值进行比较，若在标准值的 80%以内，则通过。Linac 输出稳定性检查需每日执行将检查所得值与已确定的基线值进行比较，确保其位于容差范围内（＜2%）。每天执行自动质量保证（AQA）测试以检查机器臂和成像系统的稳定性，保证 AQA 测试与基准（baseline）比较的误差＜1mm。

每月 QA：治疗床位置检查，Linac 激光和辐射重合检查，影像系统检查，IRIS QA，端到端测试，射束参数检查，剂量输出验证。

射波刀激光灯进行 QA 时，在 SSD = 80cm 与 SSD = 160cm 位置分别进行胶片验证，输出剂量为 600MU，使用 Image J 胶片分析软件分析胶片灰度中心与标记的激光点位置的偏差，保证 SSD = 80，偏差＜1mm；SSD = 80，偏差＜2mm。影像系统检查是为了检查成像系统的机械定位，保证系统规范执行，验证等中心指示点处于校准的基准线位置±1 像素位置，确保等中心指示点在中心 1mm 范围内。IRIS QA 每月至少检查一个射野大小，以检查 IRIS 辐射射束场的重复性，并与原始扫描进行比较。端对端测试为验证射波刀在计划系统和计划输出的所有阶段的几何打靶精度，采用胶片验证，通过专用软件进行分析。每种追踪方式至少每月执行一次，要求精度为＜0.95mm。射束平坦度检查采用 SSD = 80cm，水下 5cm，固定准直器 4cm，选择半导体探头测量，射束平坦度范围为＜114%，射束对称性范围＜102%。射束能量测量体条件 SAD = 80cm，水下 10cm 与 20cm 的点剂量，半导体探头测量，获取 TPR/TPR10 的比值，要求在 0.62～0.67。绝对剂量测量时，SAD = 80cm，准直器 6cm，参考深度为 5cm 或 10cm，要求 1MU = 1cGy，不超过 2%。

季度 QA：TLS 跟踪和相应的治疗床移动测试。

为检查治疗床移动的距离与目标定位系统确定位移之间的符合度，进行 TLS 跟踪和相应的治疗床移动检查，要求误差＜2mm。

年度 QA：每日、每月、每季度执行趋势评估，以确定是否符合规范；对于端对端测试，重新扫描 CT 图像序列，制订新的计划并执行验证；验证并记录搭配射波刀使用的 CT 扫描仪的几何精度；重新收集部分或全部射束数据来抽查射束数据，验证 MultiPlan 系统中数据的稳定性。

11.3　定位装置的质量保证

11.3.1　模拟定位机的质量保证

模拟定位机是模拟放射治疗机（如医用加速器、钴-60 治疗机）治疗的几何条件而定出照射部位的放射治疗辅助设备，实际上是一台特殊的 X 射线机。模拟机的机架旋转、机头转动、限束器开闭、距离指示、照射野指示、治疗床各部分运动都与医用加速器、钴机一样，因此它能准确地模拟加速器、钴机的一切机械运动，并通过模拟定位机的 X 射线影像系统准确定出肿瘤的照射位置、照射面积、肿瘤深度、等中心位置等几何参数，以及机架旋转、机头旋转角度、源瘤距、源皮距、限束器开度、升床高度等机械参数，为治疗摆位提供了有力的依据，确保放射治疗的正确实施。因为加速器的 X 射线、电子线和钴-60 治疗机的 X 射线能量很高，对组织密度和人体组织原子序数的分辨率很低，因此不能对人体骨、肺、肌肉等不同解剖结构起到透视作用。由于普通 X 射线机不具备加速器的机械功能和几何参数，所以加速器和普通 X 射线机都不能代替模拟定位机。

模拟定位机主要由主机、支臂、机柜、诊断床、操作台、X 射线高频高压发生装置、X 射线球管影像增强系统、专用图像处理系统、多功能数字化工作站组成。模拟定位机在整个放射治疗计划设计过程中有着重要作用：①定位靶区及重要器官；②确定靶区（或危及器官）的运动范围；③确认治疗方案；④勾画射野和定位、摆位参考标记；⑤拍摄野定位片和证实片；⑥检查射野挡块的形状及位置。

模拟定位机的性能、试验方法、试验条件及精度见表 11.8。

表 11.8　模拟定位机的性能、试验方法、试验条件及精度

项目	试验条件、试验方法	精度
	射野尺寸表示	
X 射线照射野数值表示	测定金属丝构成的射野大小，其他同加速器	2（3）mm
	过主轴光照射野的边缘和射线照射边缘的最大距离	
	常规治疗距离	1（2）mm 或 0.5（1）%
	常规治疗距离的 1.5 倍	2（4）mm 或 1（2）%
	光射野和放射射野的中心最大距离	
	常规治疗距离	1（2）mm
	常规治疗距离 1.5 倍	2（4）mm
照野和半影	常规治疗距离的平均度	50（40）LX
照野束轴表示		
X 射线束轴表示	从常规治疗距离到±25cm 的范围	
	X 射线入射面	1（2）mm
	SAD = 100～300cm 射出面	2（4）mm
	（从常规治疗距离到+50cm 范围射出 X 射线束）	
等中心		
自等中心放射线束轴变位	自等中心放射线束轴的变位的最大偏差	1（2）mm
画像检出器表面距	SAD = 100 等中心距离的最大偏差	2mm
旋转角度		
旋转角度 0 点位置	旋转角度刻度 0 点表示和测量值的比较	
	机架旋转	1°（0.5°）
	照射野限定系统旋转	1°（0.5°）
	治疗床等中心旋转	1°（0.5°）
	治疗床板旋转	1°
	治疗床板横向倾斜	1°（0.5°）
	治疗床板纵向倾斜	1°（0.5°）
治疗床运动与等中心距离	等中心旋转轴和等中心的最大变位	1°（2）mm
床板旋转轴间距	等中心旋转和床板旋转轴间最大角度	0.5°

注：（）内为加速器数值。

11.3.2　CT 模拟机的质量保证

CT 模拟机不仅可以像诊断性 CT 机一样为治疗计划系统提供高质量的横断面 CT 影像资料，帮助临床医生精确勾画出肿瘤靶区及危险器官的轮廓，进而帮助计算机计划系统进行组织不均匀性校正，提高剂量计算的准确性；还能够借助复杂的计算机软件，将计划设计的照射野三维空间分布结果重叠在 CT 重建的患者解剖资料之上，在相应的激光定位系统的辅助下实现对治疗条件的虚拟模拟。现代的 CT 模拟机综合了部分影像系统、计划设计系统和传统 X 射线模拟机的功能，已经成为现代放射治疗技术不可分割的一部分。从肿瘤的定位、治疗计划的设计、剂量分布的计算，到治疗计划的模拟、实施，CT 模拟机的应用贯穿了放射治疗的全过程。

CT 模拟机主要由以下几个部分组成：①诊断性 CT 机；②治疗床；③计算机控制台；④模拟机中央工作站；⑤激光定位系统。

放疗定位用 CT 比诊断用 CT 要求有更高的性能和精度。CT 模拟机的 QA、QC 标准应当同时兼顾诊断性 CT、放射治疗的传统 X 射线模拟机和放疗计划系统及治疗设备的质控要求，其目的是保证模拟定位过程安全，精确设计和定位放射治疗的靶区及周围的重要器官，以及提供放疗计划剂量计算所需要的准确数据。AAPM 83 号报告建议至少每天验证水的 CT 值的准确性。每月和每次调整机器或更换主要部件后增加 3～5 种物质 CT 值的准确性。

CT 模拟机的性能和精度见表 11.9。

表 11.9 CT 模拟机的性能和精度

项目	试验方法、试验条件	精度
扫描层面位置精度	CT 诊断床上相距 40cm 贴上金属线进行 CT 扫描	1mm
机架角度	反复操作，机架倾斜 0° 时再返回测量垂直度	±0.5°
CT 床的水平度	CT 床平面的水平度的确认，以水平器来确认	±0.5°
再构成图像的水平度	对 CT 床进行 CT 扫描，从得到的图像测水平度	±0.5°
扫描面和 CT 床的垂直度	对于 CT 床有垂直的模型进行 CT 扫描，从得到的图像测量垂直度	±0.5°
CT 床前后移动	CT 床中心贴上金属丝摄取透过 X 射线图像	1mm 以下

有固定激光指示灯时，测定 CT 扫描面和激光束的平行度、垂直度和图像中心激光束的一致性。

有移动激光指示灯时，要进行治疗计划结果和激光指示精度的比较试验。

11.4 剂量测量仪器的质量保证

11.4.1 剂量仪

放疗剂量仪的校准是放射治疗质量保证最基本的组成部分。为确保放疗剂量测量的准确度，按国家计量法的规定，放射治疗剂量仪的检定与校准周期一般为一年。在我国现行计量量值传递体系中，放疗剂量仪的校准是基于 ^{60}Co γ 射线照射量标准，给出剂量仪的照射量校准因子 N_x。用于放疗剂量仪的主要设备包括 ^{60}Co γ 射线标准照射装置，二级标准照射量计 NPL2560 读数仪和 NPL2561 电离室，工作级校准剂量仪 NE2570 读数仪和 2571 电离室。二级标准剂量仪定期在国家计量院校准，同时每年参加 IAEA/WHO 组织的国际放疗剂量 TLD 核查比对，均取得满意的结果。

基准剂量仪的性能和精度见表 11.10。

表 11.10　基准剂量仪的性能和精度

项目	精度	项目	精度
分辨率	±0.2%	反应时间	＜1.5s
0 点漂移	≤10^{-15}或±0.2%	长时间稳定性	≤0.5%/年

11.4.2　三维水箱

三维水箱测量系统是由计算机控制的自动快速扫描系统，它主要由大水箱、精密步进电机、电离室、控制盒、计算机和相应的软件组成，能够在水不同深度测量射线的剂量分布，如 PDD、OAR、TMR 等，获取射线的半影、对称性、平坦度、最大剂量点深度等参数。因此，三维水箱在医院放疗设备的安装验收和计划采集物理数据时发挥重要作用。

三维水箱扫描范围要足够大，在装满水以后，各壁不得弯曲。其性能允许范围见表 11.11。

表 11.11　三维水箱试验方法、试验条件和精度要求

项目	试验方法、试验条件	精度
扫描位置设定	机械的位置设定和实际位置的差	±0.1mm 以内
剂量测量	剂量测定和标准测量值之差	±0.2%以内

11.5　治疗计划系统的质量保证

治疗计划系统的质量保证包括系统文档、用户培训、验收、常规质量保证和患者治疗计划的检查等内容。

11.5.1　系统文档和用户培训

系统文档和用户培训是系统 QA 的开始，通过阅读文档和接受培训，放疗计划设计人员能够熟练地完成患者的治疗计划设计，正确地输入治疗参数和理解系统的输出，并对系统的计算机硬件和操作系统有初步认识。系统文档大致包含以下几个方面：①系统说明；②用户指南；③数据格式文件说明；④通信文件的文本文件；⑤算法说明；⑥外围硬件设备；⑦用户配置数据说明和如何输入其数据；⑧测试范例。

配合系统文档，用户培训至少可在三个层面上进行：①厂商提供的培训课程；②用户单位内对所有计划系统人员的培训；③第三方软件商或者用户提供的特殊培训课程。

11.5.2　产生不确定的原因和误差允许限度

治疗计划系统（TPS）的不确定度和误差可能来自治疗计划过程诸多步骤中的任何一步。影响剂量准确性的因素，即造成剂量误差的因素主要有四个：①基本剂量学数据测量误差；②根据 CT、MRI 图像确定患者或测试模体几何尺寸时引入的误差；③剂量算法的局限性，因射线与物质相互作用的复杂性，系统采用的算法在模拟作用的过程中需要进行假设或近似，假设或近似成立条件的满足越低，误差就会越大；④硬件输入输出设备空间位置准确性，要求准确性＜1mm。剂量计算的准确度还与计算点的位置有关，在射野中心区域能达到的准确度要明显高于射野边缘区域，通常划分为四个区域：Ⅰ.射野中心部分的低剂量梯度区；Ⅱ.高剂量梯度区，如半影区、电子束的剂量跌落区；Ⅲ.剂量和剂量梯度均低的区域，如射野外、挡块遮挡区；Ⅳ.体表入射面的剂量建成区和出射面的剂量跌落区。剂量计算的准确性还与布野的复杂程度有关。因此，允许误差值应按区域、布野条件给出，在低剂量梯度区以剂量误差表示，在高剂量梯度区以位置误差表示。

11.5.3　QA 检测内容

合理的可接受误差可以表达为百分误差或距离误差，前者描述剂量分布的高剂量区，如照射体积内的误差；后者描述高剂量梯度区，如建成区或半影区的误差。可接受的不确定性的指标应该反映实际操作中达到这些水平的可能性大小。ICRU 42 号报告建议，外照射放疗剂量误差应＜2%/2mm，对腔内放疗在距离源 0.5cm 或更远处应＜3%。由于电子束算法还没有 X（γ）射线光子束完善，因此它的误差要求小于 X（γ）射线光子束。因腔内放射治疗距离短、剂量梯度大，所以测量和计算误差大（如放射源校准误差可达 7%～10%），因此对腔内放疗的剂量误差要求最宽松。

计划系统的验收包含光子束、电子束及腔内放疗等内容，验收标准见表 11.12。

表 11.12　计划系统 X（γ）射线光子束、电子束及腔内放疗验收标准

项目	试验方法、试验条件	X（γ）射线光子束	电子束
A 均匀模块（无挡块）	1. 射野中心轴（不包括建成区）	2%	2%
	2. 剂量高而剂量梯度低的区域	3%	4%
	3. 高剂量梯度（＞30%/cm）	4mm	4mm
	4. 剂量和剂量梯度均低的区域	3%	4%
B 一维不均匀性计算（不均匀性材料成片状的情况）	中心轴电子平衡区	3%	5%
C 综合因素（偏轴、表面弯曲、不均匀性、射线衰减器和电子失衡）	1. 剂量高而剂量梯度低的区域	4%	7%
	2. 高剂量梯度（＞30%/cm）	4mm	5mm
	3. 剂量和剂量梯度均低的区域	3%	5%
腔内放疗剂量计算验收标准			
A 单个点源	距源 0.5～5cm	5%	
B 单个点源	计算点位于源活性长度的 80%范围内，距源 0.5～5cm	5%	

11.6　患者计划剂量验证

根据不同的验证目的和项目，患者计划剂量验证的工具包括电离室单点验证胶片、二维和三维电离矩阵、电子射野影像系统（EPID）、蒙特卡罗（Monte Carlo）算法等。本节将根据 IMRT/VMAT 治疗前患者计划剂量验证的几种常规手段，讲解患者计划剂量验证的相关流程和注意事项。

11.6.1　点剂量验证

点剂量验证，也叫绝对点剂量验证，是验证计划系统在感兴趣点计算的剂量与射线照射在体模中的实际剂量是否相等及偏差的大小。目前绝对剂量验证点剂量测量的基准剂量仪是电离室。电离室法是由国际学术组织和国家技术监督部门确定的，是用于放射治疗吸收剂量校准和日常监测的主要方法。除了电离，还可以使用热释光剂量仪（TLD）和半导体探测器等。

绝对点剂量验证要借助模体完成，需要先将优化好的 IMRT/VMAT 计划拷贝到验证专用模体上，利用计划参数根据模体的几何形状进行重新计算，模体上的计划被称为模体计划（phantom plan），再通过电离室实测模体计划中某一感兴趣点的剂量与计划里计算的结果进行比较。

11.6.2　胶片验证

由于胶片的空间分辨率高，胶片测量方法是临床上用于调强放疗计划验证的常用方法。通过电离室、验证胶片、体模、胶片扫描仪及相应的胶片剂量分析软件结合使用，可测量模体内任意点、任意平面的剂量验证。胶片验证的缺点是：胶片需要显影、定影等化学处理及暗室操作；剂量精度容易受到多种因素的影响，如曝光、冲洗条件、胶片批次等；胶片不能重复使用，资源浪费大，且准备时间及后续的数据处理分析时间很长，费时费力。

验证胶片经调强治疗计划出束曝光后得到的是与所接收的剂量存在着很好线性关系的光密度值（OD），然后通过胶片的光密度-剂量特性曲线将光密度值转化为对应的剂量值，得到需要的剂量分布，再与对应的计划比对，从而验证患者计划是否合乎要求。

11.6.3　EPID 的剂量学验证

EPID 是一个二维的探测器阵列，其中的每一个阵列单元对射线的灵敏度会有差别。它采用液体电离室作为探测器，阵列单元之间灵敏度的差别达到 30%，这是由电极形状差别电极表面不均匀和液体层厚度不均匀等因素引起的。EPID 的软件一般具有去本底和修正灵敏度差别的功能，这是通过对系统进行校准完成的。

通过改变源到探测器的距离和（或）在两者之间加不等厚度的射线衰减材料，可以调整 EPID 的照射剂量，用带平衡帽的电离室在探测器平面内、射野中心轴上测量照射剂量的实际大小，从 EPID 图像文件中读取射野中心轴周围相当于电离室灵敏体积范围内的所有阵列单元的像素值，取它们的平均值，于是可以建立像素值与照射剂量的关系曲线，即 EPID 的剂量校准曲线。

需注意的是，在做剂量校准时，应保证探测器处于剂量建成深度，以 Portal Vision 为例，探测器前表面盖着 1mm 厚的钢板，相当于 10mm 组织替代材料，因此当 X 射线能量大于 4MV 时，需补加相应厚度组织替代材料。

11.6.4　IMRT 二维矩阵验证

二维电离室矩阵是将多个电离室排成二维矩阵，可以同时测量绝对剂量和平面相对剂量。绝对剂量验证是指 TPS 计算出的模体中感兴趣点的剂量是否和实际照射时相应点上的剂量测量值相一致；相对剂量验证是指 TPS 计算出的模体中某一平面上的剂量分布或强度是否和实际照射时相应平面上的剂量分布或强度的测量结果相一致。

二维电离室矩阵是一种快速的剂量测量系统，在 IT 计划剂量验证中有重要价值。用常规方法预先刻度剂量，测量时可同步得到绝对剂量与平面相对剂量，简化验证工作，提高验证效率。缺点是：由于固体水的影响，其在 IMRT 绝对剂量的测量不如单个电离室有优势；其方向性响应与结构影像限制了测量范围。

11.6.5　VMAT 计划的三维剂量验证

VMAT 技术需要同时控制机架旋转速度、剂量率和多叶光栅的精确走位，因此在设计和执行过程中涉及的不确定因素比较多。为了保证放疗的安全，在治疗前对 VMAT 计划进行剂量学验证尤其重要。QA 工具，包括胶片、MapCheck 等二维半导体阵列，MatriXX 等二维电离室阵列，以及 ArcCheck、COMPASS、PTW OCTAVIUS、Delta44 等三维剂量验证设备。

ArcCheck 属于半导体矩阵，该模体有 1386 个（0.8×0.8）mm^2 的探测器，探测器呈螺旋几何分布，矩阵的直径和长度均为 21.0cm，模体水等材料建成厚度为 33cm，探测器有效测量深度为 2.9cm，有效测量面积为 $64cm^2$，在中心（10×10）cm^2 范围内探测器密度为 221 个左右。

COMPASS 是利用 MatriXX 电离室矩阵挂在机头上旋转，测量加速器的出束剂量，进而通过计算推测患者的三维空间剂量分布，然后与计划的剂量进行三维分析比较。在使用前要先建模，将加速器数据准确导入，此验证方法存在软件算法（CCC）误差。

Delta4 在一个直径为 22cm、长为 40cm 圆柱形模体中放置了两个呈正交排布的半导体探测器阵列，共 1069 个探测器，每个探测器的敏感面积为 78mm，等中心周围（6×6）cm^2 探测器间距为 5mm，其他区域间距为 10mm。Delta4 测试结果受校正因子和温度的影响。但存在一些不足，在剂量归一时不能随意选择归一点；当等中心位于剂量梯度较大区域时，对剂量验证结果会产生较大的不利影响。

PTW OCTAVIUS 模体配合 729 维平行板电室探测器矩阵是将矩阵内嵌在模体中，二维矩阵有 729 个正立方通气电离组，矩阵深头为（300×420×22）mm^3，模体直径为 320mm，最大照射为（27×37）cm^2，分率为 0.1mGy，角度范围为±360°。二维探测器嵌在模体中，通过角度感应器随直线加速器的大机架旋转而旋转，二维矩阵平面也始终在与射线束垂直的面上测量，且在多平面内测量，然后重建体积剂量，从而得到实时的三维剂量。

11.7　放疗计划的实施与核对

放疗计划的实施主要由放疗技师完成，其中主要有患者体位的固定、放疗计划的实施及核对、放疗记录单的登记和确认等环节。

11.7.1　患者体位的固定

在放射治疗中，体位固定是非常重要的，每个环节的要求都很严格。从定位、拍片、医生勾画靶区、治疗计划设计、做铅模、蜡模、做体位固定器，直到每天摆位治疗等，都必须在同一体位要求下进行。即使有先进的治疗设备，完整的治疗计划和技术员严格准确的操作方法，灯光野和体表野的再次准确核对也都非常重要，而如果体位不准确，同样照射不到肿瘤，就达不到治疗目的，甚至前功尽弃。因此，对治疗体位的要求是十分严格的。采取什么样的体位比较合理且治疗效果较好，应考虑到以下几个方面：①根据患者病变和布野要求，为确保照射范围剂量分配合理，保证治疗效果，应采用最佳体位，如胸部肿瘤宜采用仰卧位；腹部盆腔肿瘤有时采用俯卧位，乳腺切线照射宜选用乳腺切线照射固定器固定体位，乳腺电子线照射时可采用斜卧位。②根据放疗设备的条件决定不同的治疗体位，有时病变治疗需要特定的体位，而治疗设备条件有限时，就只好改变体位，采用适合设备本身条件的体位治疗。③有些患者因健康状况及身体原因，不能按照常规体位进行放疗，只好根据不同情况来决定其治疗所需体位。④在保证治疗条件下，患者的体位要求尽可能舒适方便，容易重复，且简单易行。⑤按照医嘱要求，每日照射的体位及姿势必须一致。对其所用的楔形板、头枕等固定体位的辅助用品，型号必须统一，而且头枕、床垫、衣着薄厚也要求一致。⑥若患者自控能力较差，则需实施强制固定，以保证其治疗体位不变。⑦用激光定位灯摆位时，对体位的要求更加严格，其激光定位的中心线必须与体表、面罩及体模的“十”字线重合，当出现误差时，要以升床高度为准。⑧在治疗过程中，技术员必须随时仔细观察监视器中患者的体位是否有移动，如有移动或患者示意，要立即关机，进入治疗室核对摆位要求，待准确无误后再继续治疗。

11.7.2　放疗计划的实施及核对

肿瘤患者能否成功地接受放射治疗决定于放疗医生、物理工作者、放疗技术员的相互配合和共同努力。放疗计划的实施主要由放疗技师完成，是质量保证的重要环节。放射治疗摆位中各项质量保证指标的要求见表 11.13。

表 11.13　放射治疗摆位中各项质量保证指标的要求

	项目	允许精度	备注
1	体位		每日、次重复
2	射线质（能量）	100%	
3	SSD	±0.5cm	
4	SAD	±0.5cm	
5	限皮距（X 射线）	＞15cm	限光器到皮肤距离
6	灯光野与体表野（X 射线）	±0.2cm	上、下、左、右一方
7	铅挡块与体表野（E 射线）	±0.5cm	上、下、左、右一方
8	定位激光灯中心线	±0.1cm	水平与垂直
9	机头角	±0.1°	
10	机架角	±0.1°	
11	床转角	±0.5°	
12	床高度	±0.5cm	
13	照射时间	±0.01min	
14	机器跳数（MU）	±1cGy	
15	总 D_m	±0.01%	
16	楔形板	100%	方向、度数
17	填充物	100%	按医嘱要求包括起、停时间，物质及厚度
18	体位固定装置	100%	按医嘱要求器械、装置条件
19	铅挡块	6 个半值厚	全防护（防护要求）
20	铅挡块	100%	按医嘱需挡部位
21	医嘱更改执行	当日	
22	累积量计算	每日	自核查对
23	治疗单检查	每周	诸项

11.7.3　放疗记录单的填写

认真查看放射治疗单的各项内容，如患者姓名、性别、年龄、诊断、照射条件（射线能量、照射距离、射线性质、射野面积）、照射剂量、照射标志、照射方式、摆位要求（体位、填充物、固定器、挡板）、楔形板、医嘱要求及注意事项等。按照要求至少应有两位放疗技师同时进入治疗机室共同摆位。

对初次治疗的患者，要认真阅读其放射治疗单，注意核对医嘱、照射剂量等各项治疗条件；主管医生要跟随首次摆位，遇有疑问时，应立即请主管医生更正和说明，否则不可治疗；对患者及家属要交代放疗注意事项及下次治疗的时间。

认真填写放疗记录单，仔细确认患者姓名、射线质量、射线能量、照射范围、分割模式。按照等效方形野边长，换算出治疗机的跳数（MU），准确地按照治疗条件将控制台设置好，请患者进入治疗室，并简要说明放疗时应注意的事项，同时将治疗床降至最低，帮助患者上床，做好治疗准备。

认真执行放疗计划，摆位时要按照要求依次完成各项工作，尤其要注意患者的体位。

同时注意两野之间的重叠区、楔形滤过板的度数和放置方向、体位固定装置、重要器官的遮挡及需要放置的填充物。

摆位结束后，再次认真核对治疗距离和机架、机头、治疗床的转角角度；核对照射野面积、治疗体位的固定；必要时用室内激光灯及灯光野观察治疗靶区和灯光野是否正确。治疗完毕后扶患者下床，做好治疗下一个患者的准备。

11.7.4　放疗记录单的登记和确认

放疗记录单是执行放射治疗计划的主要依据，同时也是放射治疗工作中必不可少的资料，它从始至终记录着整个放射治疗的过程，如实地反映了患者放射治疗的全过程。从治疗记录上可以看到布野的情况、照射方式、照射能量、照射剂量、治疗时间等。要按照治疗记录单上医嘱的要求准确执行。这份治疗记录单对以后的病例分析是非常重要的，故要认真、清楚、正确地填写并严格保存。

目前有些医院将每个患者的治疗计划均输入计算机存储，用计算机控制并打印每天治疗计划的执行情况，这样就更准确无误并便于保存，所以需要了解放射治疗记录单上的名词、定义、要求和正确填写的方法等，只有这样才能全面理解放疗计划的制订，准确无误地按照放射治疗单上的要求更好地执行肿瘤放射治疗计划。

参 考 文 献

[1] 中华人民共和国国家标准. 2008. 医用电子加速器验收试验和周期检验规程，GB/T 19046-2013. IET/TR 60977：NEQ.

[2] Klein E E，Hanley J，Bayouth J，et al. American association of physicists in medicine. Task group 142 report：Quality assurance of medical acceleraters. Med Phys，2009，36（9）：4197-4212.

[3] 李玉，张素静，徐慧军，等. 最新全身肿瘤立体定向放射外科系统——第 4 代射波刀. 肿瘤学杂志，2012，18（10）：787-790.

[4] 胡斌，程军平. 全身肿瘤立体定向放射外科系统——第 5 代射波刀. 医疗装备，2016，29（3）：50-51.

[5] Dieterich S，Cavedon C，Chuang C，et al. Report of AAPM TG 135：quality assurance for robotic radiosurgery. Med.Phys.，2011，38（6）：2914-2936.

第 12 章　放射治疗的辐射防护与安全

电离辐射的生物学效应在本书第 6 章中有详细的描述，本章对其进行概述。由于存在已知的辐射暴露风险，国际各专家委员会，主要是国际放射防护委员会（ICRP）规定了可接受的辐射风险水平，并基于这些可接受的风险建议可接受的辐射剂量水平，且该建议已被大多数国家纳入自己国内立法中。为了解辐射防护的剂量限值和相关风险，有必要清楚其剂量学单位，本章对其做相应讲解。此外，由于存在已知的辐射风险，大多数国家都有相应的监管要求，以降低辐射工作人员、患者和公众因辐射而产生的风险，本章将对其进行相关介绍。

12.1　辐 射 效 应

图 12.1 详细介绍了个体在电离辐射照射下因吸收能量不同而引起的不同的辐射效应。因人体不同部位的辐射敏感度不同，特定部位的剂量限值也各异。任何事物都存在两面性，电离辐射的应用为人类带来巨大利益的同时，很快被发现高剂量辐射水平的照射会导致人体组织放射损伤，而该生物学效应是由人体吸收辐射剂量引起的。电离辐射在人体内会引起电离（带电粒子）和激发，或形成自由基而产生化学改变，最终造成生物学变化或辐射损伤。个体在电离辐射的照射下产生的效应可分为两类；一类是不存在具体剂量阈值的随机性辐射效应，这些效应的产生具有随机性，在很低的辐射剂量条件下也可能发生；另一类是存在具体剂量阈值的确定性效应，且其反应严重程度随着剂量超过该效应发生阈值的增大而增加。

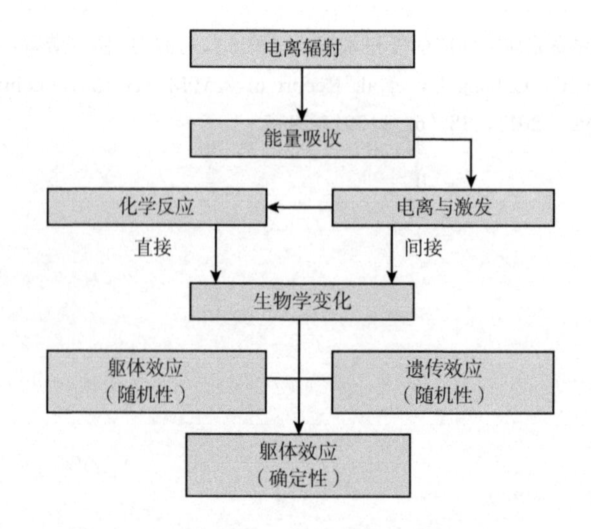

图 12.1　吸收能量不同而引起的不同的辐射效应

12.1.1　随机性遗传效应

随机性遗传效应在受照射的个体没有具体体现，而是发生于受照射个体的后代或未来后代身上，如后代中出现两只眼睛颜色各异或肢体变短或缺失。世界上约每 200 位新生儿中就有 1 位存在遗传缺陷，但导致人类基因缺陷的原因有很多，辐射只是其中因素之一。因此，我们只能从统计学上表示辐射存在造成任何缺陷的可能，且这种可能性与辐射剂量有关，随剂量增加而增加。据 ICRP 60 估算，1mSv 的辐射剂量造成的严重间接影响的风险为 1/75 000，即约 375mSv 的辐射剂量将使自然发生的遗传缺陷概率翻倍。

12.1.2　随机性躯体效应

随机性躯体效应在受照个体中以诱发癌症的形式表达。约 1/4 的人口可能罹患癌症，但诱发癌症的缘由多种多样，辐射只是其中因素之一，且辐射引起的可能性随剂量增加而增加。ICRP 60 估算，辐射剂量为 1mSv 时，由辐射引起的癌症风险为 1/13 000，这说明低剂量引起的额外癌症风险非常小，且实际上在群体中难以察觉风险。个体在高剂量受射后，也很难确定辐射是否为导致罹患癌症的直接原因。然而，若使用统计学方法可检测到较高剂量照射存在额外癌症风险，但对低剂量的癌症风险进行评估时，存在重大科学不确定性。2000 年，联合国原子辐射效应科学委员会（UNSCEAR）建议，对于可以直接评估癌症风险的急性剂量，癌症风险的不确定性可能为两倍（高或低），而极低的剂量与低的剂量率的照射，癌症风险的不确定性也可能为两倍（高或低）。

12.1.3　确定性躯体效应

确定性躯体效应又称为确定性效应，在受照者身上主要表现为急性放射反应，如辐射灼伤、脱发、不育、呕吐和腹泻等。确定性效应只有在接受剂量水平超过该效应的阈值剂量时才会发生，并且反应的严重性会随着超过阈值剂量的增加而增加。在临床应用中，接受放射治疗的患者可能会出现确定性躯体效应，且受照射面积与剂量水平决定反应的轻重。不同部位的剂量阈值归纳见表 12.1。不同类型射线的辐射权重因子见表 12.2。

表 12.1　不同部位的剂量阈值归纳

阈值剂量/Gy	照射区	效应
＞0.15	睾丸	暂时不育
＞0.5	眼睛	白内障
＞2.0	皮肤	烧伤
＞2.5	生殖腺	永久不育
＞20	中枢神经系统	数小时内死亡

表 12.2　不同类型射线的辐射权重因子

辐射类型与能量范围	辐射权重因子（W_R）	辐射类型与能量范围	辐射权重因子（W_R）
光子-所有能量范围	1	质子-能量＞2MeV	5
电子-所有能量范围	1	α 粒子	20

上述风险因素是根据五个主要信息来源的数据进行评估的：辐射早期效应、辐射事故的证据、第二次世界大战期间广岛和长崎原子弹爆炸所造成的影响、放射治疗的证据和动物实验的结果。这些信息来源提供了有关相对高剂量辐射影响的数据，通过对辐射工作人员职业暴露的低剂量水平的外推法，目前假设这些高剂量数据点的剂量与风险之间存在线性关系。但现在这一假设尚未得到证实，而且剂量与风险的关系可能不是线性的，这意味着我们使用线性响应模型可能高估或低估癌症的随机风险。

12.2　辐射防护的物理量及单位

上文中引用了当量剂量和吸收剂量两个物理量，它们的单位分别是希沃特（Sv）和戈瑞（Gy）。在讨论辐射防护相关知识时，还有两个量是相关的，即等效剂量与有效剂量，它们的单位是焦耳/千克（J/kg），专用名是希沃特（Sv），用以表示剂量的变化。

12.2.1　当量剂量

个体吸收的总能量并不是决定损伤程度的唯一因素，相同吸收剂量的不同类型的辐射可能会对人体组织造成不同程度的生物损伤。引入当量剂量是为了考虑有害生物效应对所吸收辐射类型的依赖性。因此，当量剂量是与电离辐射暴露有关的风险的量度，不同类型辐射风险可以在当量剂量方面进行直接比较。

当量剂量的单位为希沃特（Sv），对给定辐射类型的定义如下：

$$H = DW_R \tag{12.1}$$

其中，H 为当量剂量；D 为该辐射类型导致的组织或器官的平均吸收剂量；W_R 为该辐射类型的辐射权重因子。辐射加权因子是一个无量纲数，它取决于辐射能量沿其穿过组织的路径分布的方式。

线性能量传递（LET）指的是单位长度径迹上消耗的平均能量，单位为 keV/μm，水中测得的 LET 被视为等同于组织。高 LET（如质子和 α 粒子）的辐射比低 LET 的辐射（如 X 射线或 β 粒子）更有可能损伤组织中的小结构，如 DNA 分子。这是因为来自高 LET 辐射的能量被小体积的辐射所产生的致密电离所吸收。辐射加权因子与 LET 直接相关，辐射权重因子用于校正由于长期暴露于不同辐射而对组织造成的生物损伤的差异。

12.2.2　有效剂量

当量剂量解释了不同类型的辐射对特定组织类型或器官（表示为 T）的不同生物学效

应。然而，实际上常发现人体不同部位暴露于相同的辐射可能产生非常不同的结果。如果用单一类型的均匀辐射束照射整个身体，则身体的某些部分会比其他部分发生更大的反应。为将这种效应考虑在内，ICRP 已针对不同器官和组织给出组织加权因子，表示为 W_T，这些器官或组织对人体的整体有效生物损伤有最重要的影响。应该注意的是，身体上具有较高细胞更新率的区域比具有较低细胞更新率的区域对放射线更敏感，因此具有较大的权重因子。表 12.3 为基于标准体重（70kg）男性的组织加权因子 W_T 的值。实际上，女性的 W_T 值会有所不同，因为女性的乳房对辐射敏感性更高。因此，特定的有效剂量不应视为精确数值，而应仅是用于指示相对风险的数字。

表 12.3　标准体重男性的组织加权因子 W_T 的值

组织或身体部位	W_T	组织或身体部位	W_T
生殖腺	0.20	肝脏	0.05
骨髓	0.12	食管	0.05
结肠	0.12	甲状腺	0.05
肺	0.12	皮肤	0.01
胃	0.12	骨骼表面	0.01
膀胱	0.05	其余（肾上腺、脑、大肠、小肠、肾脏、肌肉、胰腺等）	0.05
乳房	0.05	合计	1.00

若要获得特定检查的有效剂量，需确定不同组织或身体部位的当量剂量，并将这些剂量乘以相关的组织权重因子，最后对组成部分求和。有效剂量的单位是希沃特（Sv），求法实例见表 12.4。

表 12.4　有效剂量的求法实例

器官	入射剂量/%	剂量/μGy	当量剂量	权重因子	组织加权剂量/μSv
生殖腺	0.2	1	1	0.2	0.2
乳房	2	10	10	0.05	0.5
红骨髓	1	5	5	0.12	0.6
肺	30	150	150	0.12	18
甲状腺	1	5	5	0.05	0.25
骨骼	1	5	5	0.01	0.05
心脏	10	50	50	0.025	1.25
胃	5	25	25	0.12	3
肝脏	10	50	50	0.05	2.5
有效剂量/μSv					26.35

12.3　辐射背景介绍

我们无论从事何种职业，都会受到环境中天然辐射源和人为辐射源的照射。在日常生活中，我们除非选择特定的生活方式，否则无法控制天然辐射源的照射水平。 例如，来自外太空的宇宙射线因穿透大气层而衰减，而所处地区的大气层越厚，辐射衰减量就越大，这就意味着居住在高海拔地区或乘坐高空飞行器的人将获得更大的宇宙射线辐射剂量。个体年平均总剂量为 2.6mSv，各辐射源占总剂量的比例如图 12.2 所示。

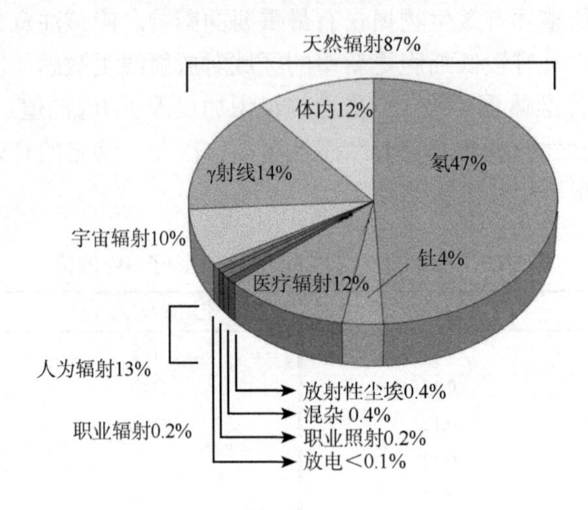

图 12.2　各辐射源占总剂量的比例

天然辐射的主要来源是放射性气体氡和钍，两者辐射量加起来占平均本底辐射剂量的 50%以上。因为这些气体产生于花岗岩中，所以氡的辐射强度在世界各地差别很大，花岗岩存量较多的地区辐射量较高[1]。此外，岩石破裂也会使气体更容易逸散到空气中，导致环境中的天然辐射处于较高水平。现在家庭房屋的建造趋势是更加密闭，这可能会将释放的放射性气体困于房屋内，从而导致居民天然辐射剂量增加。因此，新建住宅要注意通风排气，并可在地基中加入特殊的膜以减少放射性气体的摄入，旧住宅亦可通过加装抽风机和增加地下的通风改善居住环境。这些天然辐射每年给个体带来的平均剂量约为 2.3mSv。

此外，每年还有约 0.3mSv 辐射剂量为人工或人为来源，如核电站的排放物、医疗照射等。其中，诊断辐射为人为辐射剂量的主要来源，尽管个体单次辐射诊断剂量很小，但进行大量的 X 射线检查也会造成辐射超量。辐射诊断在某种程度上是一种可控制的照射，可通过降低患者单次检查剂量和缩减检查的次数等方式减少医疗辐射量。

12.4　辐射防护相关标准与法律法规

辐射防护最具权威的标准为国际放射防护委员会（ICRP）出版的建议书，其发展了基于辐射安全标准的辐射防护和安全原则。目前有关国际组织（如 IAEA、WHO 等）和世界各国制订辐射防护标准都是基于 ICRP 的建议，包括我国辐射防护的法律法规也是参照不同时期建议书修订而成的。从 ICRP 建议书与国内辐射防护的法律法规中可以找到这些标准与条例的详细内容。为使读者认识其意义，本节将简述基于 ICRP 建议书的辐射防护原则和国内辐射防护的法律法规。

12.4.1　辐射防护国际标准的历史

ICRP 的前身为 1928 年第二届国际放射学大会成立的“国际 X 射线与镭辐射防护委员会”，主要目的为推动放射防护科学的发展，是非官方国际学术权威团体。ICRP 自成立以来，关于辐射防护标准的建议书共发布了六次，第 1 号（1958 年建议书）、第 6 号（1964 年建议书）、第 9 号（1966 年建议书）、第 26 号（1977 年建议书）、第 60 号（1990 年建议书）和第 103 号（2007 年建议书）。

因辐射的剂量限值的概念需建立在辐射剂量量化测量的基础上，故直至 1931 年定义剂量单位伦琴（R）后，剂量限值标准体系才开始建立。1934 年，国际 X 射线与镭辐射防护委员会规定，接触辐射源人员每天受到的辐射剂量需低于 0.2R。1958 年，ICRP 建议，辐射工作者可接受的最大累积剂量为 0.05Gy，且规定低于 18 岁的个人不应从事辐射工作。若累积剂量低于 0.05Gy，则允许每人每年允许接受的辐射剂量上限为 0.12Gy。1977 年，ICRP 采用新的辐射防护概念——当量剂量（H），引入当量剂量是为了考虑有害生物效应对所吸收辐射类型的依赖性，可评估其总体风险。同年，ICRP 还指出，辐射防护标准应基于可接受的健康风险，而不是任意的剂量限制，且该风险是在与非辐射从业者所承担的风险相比较的基础上，即建立辐射防护标准风险指向理念。1977 年，ICRP 还强调公众任一年接受的辐射剂量不超过 5mSv，连续 5 年的平均剂量不超过 1mSv。

2007 年 ICRP 建议书根据最新的辐射生物学和物理学等相关学科信息，更新了当量剂量和有效剂量的组织加权因子，并更新了辐射危害。ICRP 继续沿用辐射防护三原则，即实践的正当性、防护的最优化和个人剂量限值，并阐明了这些原则如何适用于放射源和受照的个人。该建议由先前的基于实践和干预措施的防护，转向基于辐射暴露情形的处理。通过识别计划的、紧急的和现有的辐射暴露情形，将合理化和优化保护的基本原则应用于目前的所有情况。ICRP 还规定了在计划暴露情况下有效剂量和当量剂量的个人剂量限值，并强化了所有辐射暴露情形的保护优化原则，以及紧急和现有辐射暴露情况的剂量参考水平。

12.4.2　我国辐射防护的法律法规

我国辐射安全管理的法规体系分为 5 个层次：①国家法律，包括 2002 年《中华人民共和国环境影响评价法》、2003 年《中华人民共和国放射性污染防治法》、2014 年《中华人民共和国环境保护法》；②行政法规，包括 1988 年国务院令第 253 号《建设项目环境保护管理条例》、2005 年国务院令第 449 号《放射性同位素与射线装置安全和防护条例》；③部门规章，包括《城市放射性废物管理办法》《建设项目竣工环境保护验收管理办法》《广东省放射性废物管理办法》等；④标准与导则，包括《电离辐射防护与辐射源安全基本标准》（GB18871-2002）等；⑤技术文件，由于篇幅关系，本节只简述辐射防护的标准——《电离辐射防护与辐射源安全基本标准》，对于其他法规体系，读者可自行查阅。

其中，我国放射防护标准制定起步稍晚，1960 年实行的《放射性工作卫生防护暂行规定》及其配套标准，可视为我国第一代放射防护基本标准。1974 年试行的《放射防护规定》（GBJB-74）是第二代放射防护基本标准。1985 年实施的《放射卫生防护基本标准》（GB4792-84）与 1988 年实施的《辐射防护规定》（GB8703-88）是第三代放射防护基本标准。2002 年国家质量监督检验检疫总局批准发布《电离辐射防护与辐射源安全基本标准》（GB18871-2002），是第四代放射防护基本标准。迄今为止，《电离辐射防护与辐射源安全基本标准》从 2003 年 4 月 1 日正式实施至今已逾 17 年，相关领域有了许多新进展，特别是我国核科学技术与医学放射领域的迅猛发展，对电离辐射防护事业提出了新的更高需求，更加强烈凸显需要及时更新基本标准。

《电离辐射防护与辐射源安全基本标准》的制定原则如下。①实践的正当性。对于一项实践，只有在考虑了社会、经济和其他有关因素之后，其对受照个人或社会所带来的利益足以弥补其可能引起的辐射危害时，该实践才是正当的。②剂量限制和潜在照射危险限制。应对个人受到的正常照射加以限制，以保证除规定的特殊情况外，由来自各项获准实践的综合照射所致的个人总有效剂量和有关器官或组织的总当量剂量不超过限定的相应剂量限值，且不应将剂量限值应用于获准实践中的医疗照射。③防护与安全的最优化。对于来自一项实践中的任一特定源的照射，应使防护与安全最优化，使得在考虑了经济和社会因素之后，个人受照剂量的大小、受照射的人数及受照射的可能性均保持在可合理达到的尽量低水平。④剂量约束和潜在照射危险约束。除了医疗照射之外，对于一项实践中的任一特定的源，其剂量约束和潜在照射危险约束应不大于审管部门对这类源规定或认可的值，并不大于可能导致超过剂量限值和潜在照射危险限值的值。⑤明确责任，各负其责。尤其是从事涉及放射源的某种实践的法人应对有关防护与安全承担主要责任。⑥安全文化素养。培养和保持良好的安全文化素养，鼓励对防护与安全事宜采取深思、探究和虚心学习的态度并反对故步自封。⑦纵深防御。应对源运用与其潜在照射的大小和可能性相适应的多层防护与安全措施（即纵深防御），以确保当某一层次的防御措施失效时，可由下一层次的防御措施予以弥补或纠正。⑧应通过优质的运营管理和良好的工程实践、质量保证、人员培训与资格审查、全面的安全评价及持续不断的经验反馈来确保防护与安全。

《电离辐射防护与辐射源安全基本标准》的主要内容：①统一的新基本标准覆盖面广，系统性强；②与国际辐射防护国际标准接轨，又凸显中国特色，如采用 IBSS，并参照 ICRP 65、73 等建议书及其相关原则，结合中国实际，对 IBSS 有关内容进行修整与增删；③首次将“辐射源安全”与“电离辐射防护”并列，把“电离辐射防护”概念扩展为“防护与安全”，并将源的安全作为防护体系的重要组成部分；④放射防护技术要求与管理要求并重；⑤职业照射的控制有重要改变；⑥加强防护可控天然辐射照射；⑦突出强调医疗照射的防护，首次建立了放射诊断和核医学诊断的医疗照射指导水平，如接受 ^{131}I 治疗的患者，必须当体内的放射性活度降至 400 MBq 以下才允许出院；⑧完善干预防护体系，加强应急准备与相应措施。

12.4.3　辐射剂量限值

辐射工作者与公众的有效剂量限值基于以下假设：①没有任何辐射是合理的，除非有正当的正收益；②辐射剂量应确保在合理的尽可能低水平，并考虑到具体的经济实践要求；③无特定的个人或团体可受到高于剂量限值的风险；④若个人所受剂量低于最低剂量限值，可忽略其辐射风险，且不需更严格的管理控制。虽辐射收益必须大于风险已成为共识，但正收益的幅度方面还存在巨大的争议，且收益与风险意义的横向比较必须基于同样的条款限制[2]。

过去 40 年里，尽管不断有新的剂量学证据，但剂量限值基本上没有发生改变，如公众全身年有效剂量限值为 1mSv，职业照射全身年有效剂量限值为 50mSv，其中，辐射工作者且年龄为 18 岁以上的个人，5 年平均剂量不得超过每年 20mSv，对 18 岁以下的辐射工作者，全身剂量限制为每年 6mSv。从事电离辐射工作的具有生育能力的妇女受到进一步的剂量限制，即在任何连续的季度内，腹部的当量剂量不得超过 13mSv。若女性辐射工作者在发觉自己怀孕后，要通知用人单位，以便必要时改善其工作条件，且用人单位不得把怀孕作为拒绝女性工作人员继续工作的理由。女工所在的用人单位有责任改善怀孕女工涉及职业照射的工作条件，以保证为胚胎和胎儿提供与公众人员相同的防护水平。有研究表明，胎儿尤其是 8～15 周的胎儿受照后，最大的风险为智力发育迟缓，其剂量风险为 0.4/Sv，即所受剂量为 1Sv 可能会导致智力下降 30%。ICRP 建议，孕妇腹部于整个孕期所受剂量限值为 2mSv，即适用于辐射工作者的剂量限值不适用于怀孕情况未明的育龄女性。

表 12.5 总结了具体身体部位的当量剂量限值，但其中两件事需要注意：因人体不同器官的放射敏感性不同，所以人体的不同部位有不同的剂量限值，而且辐射照射往往不均匀。

表 12.5　具体身体部位的当量剂量限值

职业人员身体部位/项目	剂量/Sv	职业人员身体部位/项目	剂量/Sv
全身	0.05	皮肤、四肢	0.5
器官或组织（非眼球）	0.5	胚胎、怀孕期间的胎儿	0.005
晶状体	0.15	公众辐射限值	0.001

社会公众在医疗照射中正当性判断非常重要，且需要有更加详细的方法，依赖于医学专业团体来制定和实施。而职业照射和公众照射正当性判断应既考虑到放射源，也要考虑照射途径，且由政府和有关当局来制定和实施。对患者防护最优化原则应用中应考虑到患者既会获得利益又会造成危害，主要根据医学上的需要决定患者剂量，且目前对接受检查或放射治疗的患者没有剂量限值，只是要求他们的剂量必须尽可能低，所受任何剂量都必须依据患者合理的暴露风险。职业照射和公众照射相反，剂量约束占有重要地位。患者的防护最优化管理推荐使用诊断参考水平。对患者不推荐使用个人剂量限值，主要强调医疗程序的正当性和防护的最优化，而职业照射和公众照射必须遵守个人剂量限值。美国国家辐射防护与测量委员会（NCRP）建议，公众所受的辐射剂量每年不得超过 1mSv。

用人单位有义务向辐射工作者发放个人辐射剂量计，并持续记录其近 50 年累积剂量记录，目的是能够在未来几年内进行流行病学研究，并提供该工作者所受剂量的记录。如果该辐射工作者更换单位，可将数据传输给新的工作单位。值得注意的是，辐射工作者或患者实际或疑似过度暴露的调查报告也必须保存 50 年。针对辐射工作者工作中的突发情况，NCRP 建议：对于计划内的特殊照射，少数执行计划紧急任务的工作人员可以允许接受超过 50mSv 的剂量限值，但如果所受剂量超过 100mSv，必须进行灾后救援评估，证明行动的正当性。在正常的临床操作中，实际辐射监测显示，绝大多数医院工作人员每年从他们从事的工作中获得的辐射剂量低于 0.1mSv，远低于辐射剂量限值[3]。

12.5 防护措施

为减少或限制放射工作人员的辐射量，可采取一些单独的或常见的综合性保护措施，本节将对其做具体介绍。实际运用中，可通过减少个人所受的辐射剂量降低随机效应发生的概率，并消除确定性效应发生的风险。根据电离辐射的基本特性，外照射防护的基本方法可用三个词归纳，即时间、距离和屏蔽。

12.5.1 时间

人体所受辐射剂量的大小与放射源接触的时间成正比，接触的时间越短，摆脱辐射的速度越快，所受到的照射就越少。放射性工作人员应先使用假源进行反复练习，提高工作的熟悉程度，掌握操作技巧，尽量减少接触和靠近放射源的工作时间，是外照射防护的基本方法之一。

12.5.2 距离

距离防护依据的基本原理是平方反比定律。对于外照射，多数情况下辐射工作者在辐射场中的位置距离放射源较远，放射源基本可被视为点源。如果忽略电离辐射在空气中的吸收和散射，那么辐射强度随距放射源距离平方的反比而减弱。

对于大部分放射治疗设备，如直线加速器，由于放射源强度高，实际情况中该防护方法无法直接使用。对于直线加速器等高强度设备，通常采用距离防护的方法，即在进入治疗区域前设计迷路，利用射线的反射、折射和散射，增加它的实际行程，利用距离平方反比因子降低治疗室迷路口部位的辐射剂量。在设计正确的迷路后，仍需要在治疗室迷路口部位设置屏蔽门进行防护。

12.5.3 屏蔽

屏蔽是外照射防护的主要方法，特别是放射治疗中的防护问题，诸如放疗设备、机房设计等，均涉及利用屏蔽对辐射的吸收。在放射治疗中，由于所使用的放射源具有很高的强度，不可能靠缩短时间和增大距离既实施治疗又达到安全防护的要求，因此屏蔽就显得尤其重要。屏蔽设计应遵循的原则，即外照射防护的基本原则，应是尽量减少或避免电离辐射从外部对人体的照射，无论是职业照射工作人员或者广大公众，都应使之所接受的剂量低于有关法规确定的剂量限值，做到可合理达到的尽可能低的水平，即符合 ALARA 原则。

屏蔽设计中最主要的内容，是各类放射治疗机的机房的设计。放射治疗室的设计要兼顾辐射防护的要求和临床工作的便利。首先，需根据所要安装的特定类型的治疗机，确定治疗室的几何尺寸。治疗机的位置应使得从等中心位置到机架后部屏蔽墙的长度最小为 3.0～3.5m，机座外壳距墙应有 0.5m 的空间[4]。当治疗床在最大延伸位时，等中心到治疗床外端点的距离为 2.5～3.0m，这可保证治疗床有足够的旋转空间。同时还要考虑在治疗室内周边配置一定数量的辅件柜、挡铅架等，还需外延 0.5～1.0m。综合考虑，安装医用直线加速器的治疗室较为理想的几何面积为 7.5m×7.5m～8.0m×8.0m（不包括屏蔽部分）。

在屏蔽设计中还应为居留区域建立有效剂量的设计值，估算没有屏蔽时居留区域的辐射场。防护墙的设计应考虑或针对三种不同射线，即原射线、散射线和机头漏射线。应设置主副屏蔽墙，主屏蔽墙指可能受到原射线直接照射的治疗室墙和天花板部分。治疗机通常位于建筑物最底层，所以不考虑受原辐射、散射辐射和泄漏辐射照射的地板屏蔽。副屏蔽墙是所有未直接受原射线照射的治疗室墙、地板、天花板部分。这些屏蔽墙屏蔽治疗室的散射辐射和泄漏辐射。对控制区剂量限值为 0.4mSv/周，或 0.4mGy/周，非控制区为 0.02mSv/周，或 0.02mGy/周[5]。

屏蔽物需选择适合辐射类型的材料。若将高密度材料用作 β 粒子（电子）的初始衰减物，则由于韧致辐射将产生 X 射线。因此，应先用低密度材料（如有机玻璃）屏蔽 β 粒子，然后再用较高密度材料（如铅）进行外部屏蔽。在放射治疗的治疗室建筑中，一般用普通混凝土作为建筑材料，其有效原子系数约为 18，密度约为 2.35g/cm^3。其价格便宜，具有良好的结构性能，在工程中多用作固定防护屏蔽。有时为了减少屏蔽墙的厚度，使用重混凝土（密度为 3.2g/cm^3），即以重晶石或铁矿石代替普通混凝土中的卵石，从而提高其密度。铅是最常见的辐射屏蔽材料，密度约为 11.3g/cm^3[6]。通常以该材料的铅当量来表示其屏蔽能力。因此，铅当量构成了在给定的辐射能量下不同材料屏蔽能力的比较基础。浅层与深部 X 射线治疗机的治疗室由普通的水泥混凝土（2.35g/cm^3）或铅作屏蔽。这个能量范围的光子与物质的相互作用以光电效应占主导地位，使得铅的防护屏蔽效果非常好。兆伏级的治疗室常使用常规水泥混凝土作屏蔽，以减少建筑成本。对这个能量范围，光子射线与屏蔽物的相互作用以康普顿效应为主。

12.5.4 污染物

在使用气态或液态的未密封放射性材料时，需要考虑表面和使用该材料的环境受到污染的可能性。该辐射污染随后可能通过吸入、摄入，或通过皮肤和皮肤伤口吸收而进入体内。进入体内的污染物直接进行内照射，上述时间、距离、屏蔽防护直接失去效用，因为其不会缩短暴露时间和设置屏蔽，且已最小化放射源到组织的距离。因此，在使用未密封的放射源时，其他控制措施至关重要，如使用托盘、通风柜、手套箱等对污染源进行限制，确保使用污染源的环境通风良好，易于净化，并具有良好的基本卫生标准，如处理此类污染源时穿戴手套和防护服并事后洗手。这些简单的预防措施将有利于减少内照射发生的风险，但不能完全消除，还应使用辐射探测器进行适当的污染监测。

如果在设计区域时要使用未密封的（如液体）放射性核素，则需要确保地板和墙壁的构造和完成方式便于清除污染。去污通常是通过洗涤过程来实现的，偶尔使用腐蚀性溶液。因此，如果表面可以很容易地清洗而不会退化，并且不渗透到清洁溶液中，那么它们将适合使用。应注意确保工作台等之间的连接处是密封的。

总之，辐射室的设计需要考虑许多因素。它的墙壁和屏障必须将工作人员、候诊患者和公众所接受的辐射水平控制在最低水平。这可以通过正确使用屏蔽材料来实现。在任何涉及辐射的设计过程中，都应该咨询经过认证且经验丰富的辐射防护专家。

12.6 辐射水平的监测

辐射监测仪可用来监测场所和个人辐射。用于测量场所辐射水平的设备称作场地辐射测量仪，用于记录放射工作人员接受的当量剂量的设备称为个人剂量计。为了得到准确的数据，用于辐射防护测量的所有设备必须经过校准。辐射监测包括评估工作环境和人员的辐射水平；保证工作环境辐射安全；保存长期的监测记录，并形成规章制度[7]。

监测辐射水平的方法有许多种，每种仪器都有其自身的优缺点，现在对其中的一些加以说明。

电离室是用来测量放射治疗中或放射诊断中的辐射剂量。在参考照射条件下的剂量测定称为辐射束校准。根据不同的测量需要，电离室可以制成不同的形状和大小，但通常都具有以下特性。①电离室的基本结构是由外部导电室壁和中心收集电极组成，室壁内是充满气体的空腔。室壁和收集电极之间由高绝缘材料分隔开，这样可以使电离室在加上极化电压时的漏电流减小。②防护电极能够进一步减小电离室的漏电流。防护电极截断漏电流，并绕开收集电极，将漏电流导向地面。它还能确保电离室灵敏体积内的电场具有良好的均匀性，这样可以准确地收集电离电荷量。③使用自由空气电离室测量剂量时，必须对温度和气压进行修正。这是因为当周围环境的温度和气压发生改变时，电离室气腔内的空气质量也会随之改变。

辐射测量仪分为气体探测器和固体探测器（如闪烁体或半导体探测器）。气体探测器通常为圆柱形，有壁和中心电极，彼此绝缘；电离室的壁通常由组织等效材料制成，其他类型探测器的外壁为铜或黄铜。气体通常为非负电性气体，以避免电子吸附作用导致负离子形成增加，负离子将延长探测器的收集时间，从而限制气体探测器能够监测的最小剂量率。离子的迁移率比电子小 3 个量级，这种较慢的迁移率会造成电荷收集时间延长，因此气体探测器所充气体通常为惰性气体[8]。由于灵敏度高，基于盖革-米勒（GM）计数器的 γ 监测仪比电离室型探测器的体积更小。这是因为在 GM 计数器内，气体倍增沿整个阳极长度延伸。因为会发生连续放电，气体探测器工作电压不能超过 GM 区。由于大量的电荷倍增（9～10 个量级），GM 测量仪广泛应用于极低辐射水平的测量（如放射治疗室周围的公众区），特别适用于泄漏测试和放射性污染的探测。

12.6.1 个人剂量监测

个人监测是指测量放射工作人员接受的辐射剂量。定期在控制区工作或在监督区全职工作的人员应该佩戴个人剂量计，以获取监测他们的定期基础剂量。个人监测也用来验证工作场所辐射防护的实际效果。个人监测也在测量工作场所辐射水平的变化和获取意外照射事故的相关信息。辐射监测所用的仪器、仪表的质量必须可靠，在选购时就需考虑其技术指标能满足该类监测的要求。测量仪器必须定期校准，校准时所用的标准源应能追溯到国家标准。在开始测量前，应先检查仪器本底计数率和探测效率，并按照规定的工作程序进行操作。应保证测量数据记录、处理和复核等环节准确，且保证工作符合国家有关法规或标准。现有多种不同类型的个人辐射剂量计可用于评估个人在工作中所接受的剂量，下面将对个人辐射剂量计及其相对优点和缺点进行详细介绍。

直读式个人剂量计分为两类：①自读式袖珍剂量计[9]；②电子式个人剂量计（EPD）[10]。其广泛适用于提供任意时间的直接剂量读数；追踪每天活动所接受的剂量；特殊操作（如装源测量和放射事故或紧急情况处理）。它们通常有一个与电子显示器有关的辐射探测器，以便随时可以直接读出所受到的剂量。更先进的设备允许通过连接到计算机来查询剂量时间曲线，以帮助确定何时出现剂量峰值，并记录接收到的剂量。这种剂量计的优点在于当设备提供直接读数时，知道所接收的剂量没有延迟；缺点是它们相对昂贵，易受损坏，而且有些是能量依赖的，因此对相同的接受剂量会得到不同的读数。

胶片剂量计测量设备由胶片、放置胶片的固定器组成。胶片固定器由不同类型不同厚度的材料组成，如锡、铅、硬铝和不同厚度的塑料。特殊感光乳剂胶片被避光包装在盒子或有窗的固定盒中，并使用合适的过滤器，这种装置称为个人胶片剂量计。固定盒在胶片上产生不同的图案样式表示辐射的类型和能量。对 100keV 以上的光子，使用单个过滤器就足够，但对能量更低的光子必须使用多个过滤器系统。因为胶片是非组织等效材料，为了接近组织等效材料对射线的响应特性，必须使用过滤器系统使能量响应变平坦，尤其是对更低能量的光子。当照射整个胶片时，胶片变黑的程度与辐射量成一定的函数关系。因此，不同能量与不同辐射类型会在薄膜上产生不同的密度影。对于给定的辐射量，如果曝光量很小，胶片的黑度与曝光量大致成一定比例。使用过的胶片是用合适的校准胶片冲洗出来的，校准胶片曾暴露在一系列已知剂量的 γ 射线下，再使用未曝光的胶片来估算背景值和尘雾的影响。

不同的实验室采用了许多经验方法，从不同滤光片下测量的密度影推断出曝光量。胶片适用于测量光子（15keV～3MeV）和 β（E_{max}＞500keV）辐射的剂量[11]，若加上不同的滤光片，亦可用于测量中子辐射剂量。X 射线胶片为 X 射线工作人员的理想选择，因其 Hp（10）的剂量范围为 0.1mSv～10Sv，这也是组织 10 cm 处的穿透辐射剂量。由于采用了监测剂量的技术，胶片可以检测剂量计是否发生放射性污染。为扩大胶片所覆盖的曝光范围，胶片一侧涂有厚的感光乳剂，另一侧则涂有较薄的感光度较小的乳剂。在正常使用中，通过测量两种乳剂的密度，可估计剂量限值的百分之几的剂量。高剂量会使感光乳剂太黑而无法测量，但随后可以将其剥离，仅测量薄乳剂的密度即可测量高达 10Sv 的剂量值[12]。徽章前面有一个打开的窗口，可用来观察徽章标识号，若将其压在徽章上，可使数字在已显影的胶片上可见，且每个受剂量监控的人都有一个与他或她相关联的数字。因此，为保证剂量记录的正确性，只能佩戴发给你个人的徽章，而不能佩戴发给他人的徽章。

胶片剂量计的优缺点如下：①使用高感光度的卤化银薄膜，但吸收能量依赖于组织的吸收特性不相同；②装有一系列可以从支架上掉下来的过滤器；③区分 β、X、γ 射线和热中子；④提供个人剂量的永久记录，若对结果有任何疑问，可以重新读取；⑤光和热的不利影响表明已经接受了一定的辐射剂量；⑥保质期较短（月）；⑦需要暗室设备（显影药剂）；⑧评估期间需要大量人工处理；⑨没有洗衣机证明，胶片乳化液融化使剂量计无法读取；⑩密度影会在一段时间内褪色，故应在曝光后较短时间内（1 个月左右）处理；⑪剂量精度可至 0.2mSv。

热释光剂量盒由一套附加在塑料夹上的热释光探测元件和过滤器构成。最常用的热释光材料是 LiF：Ti，Mg，$CaSO_4$：Dy 和 CaF_2：Mn[13]。它能够记录它所受到的辐射剂量并存储这些信息。当被加热时，材料发出光，发出的光量与材料的辐射剂量成正比。该材料通常放置在一个容器中，使剂量计能够区分穿透性和非穿透性辐射，这是通过把一部分材料放在一个塑料圆顶下面，把另一部分放在一个薄薄的保护膜下面来实现的。不同的国家使用不同的剂量盒设计，包括热释光元件和过滤器。

热释光剂量计特点如下：①使用热致发光（TL）材料，可用作个人和环境剂量计。②电子在更高的能级下被升高、俘获，加热时能量以光的形式释放，发射的光与入射辐射成正比，且发出的光被转换成电信号。③基于锂（LiF：Mn）的 TLD 用于个人剂量测定，因与人体组织等效，而基于钙（CaF_2：Dy，$CaSO_4$：Dy）的 TLD 用于环境监测，因其高灵敏度。④需要读出仪器（读取器）。⑤与胶片一样，使用高原子序数热释光材料制作的剂量计为非组织等效，也需要使用过滤器使其与（等效）组织的能量响应相匹配。使用低原子序数热释光材料的剂量计不需要复杂的过滤器系统。⑥因为探测器本身的厚度和盒盖的厚度，目前用于 β 粒子监测的热释光剂量盒有相对较高的阈值（约 50keV）。⑦尺寸小（仅需毫克量的 TL 材料），可重复使用，精度低至 0.1mSv。⑧热释光信号也有衰退的现象，但远不如胶片的问题明显。

OSL 剂量计包含氧化铝（AL_2O_3：C）薄层。分析时，氧化铝被选定频率的激光激发，产生与辐射剂量成正比的荧光。这在原理上与在放射诊断中取代胶片的计算机放射照相成像板非常相似。光释光剂量计具有较高的灵敏度，比如 Luxel 系统可用于低至 10μSv 的测量，同时准确性为±10μSv。这种高灵敏度特别适用于低辐射环境中的个人监测。在 5keV～40MeV 的光子射野中，这种剂量计适用的剂量范围较宽，最高可以达到 10Sv。这类剂量计可重复分析几次，而灵敏度不会降低，使用期限长达一年。

12.6.2　辐射记录

除了上述个人剂量监测记录外，监管机构还需要保留许多其他记录。下面对其进行详细说明。

所有密封的辐射源必须每年进行一次泄漏测试，以验证辐射源外壳的完整性。此外，无论何时辐射源从其存储区域转移，都需要记录它们的去向。有关放射源丢失或损坏的报告也必须保存。英国 1993 年《放射性物质法》要求记录放射性物质的接收和处置，以及放射性核素的数量和类型。

设备安装后，应进行验收测试来验证该设备是否符合制造商提供的技术规格，并核实其是否符合 IEC 标准的安全规定。通常在验收过程完成之前，该设备属于供方。测试通常由制造商的代表执行，用户代表在场（有资格的放疗物理专家）并决定是否接受。辐射发生装置验收程序的第一次测试必须是对产生辐射机器房屋的治疗室周围的一个严格环境测量。设备验收后，在运行前需要进行放射源和射束校准及临床测试。这些阶段对患者的安全非常重要。在放射源开始用于临床前应进行独立的源校准审核。设备应按照技术文件运行，确保任何时候，在兼顾完成任务和辐射安全下令人满意地运行。尤其是制造商的操作手册及任何额外的程序，应符合质量保证系统并获得对辐射产生装置类型批准的国家或者国际机构认可。

每年都需要校准污染监测器、剂量计和剂量率计，并记录校准结果。这种设备的校准需要依据国家校准标准。测量设备经过校准后，就可以较为可靠地用于放射治疗机、诊断 X 射线设备等，以及用于污染和剂量率测量。放射治疗方面的测量是全面质量保证方案的一部分，每个放射治疗部门都必须实施该方案，以确保将不准确治疗的风险降至最低。

12.6.3　放射源的运输

关于放射源的运输，应该严格按照国家放射性物品安全运输规程进行操作，做到人不离车、车不离人，确保放射源不被盗、不丢失，杜绝放射源对人体意外辐射。下面将简单介绍放射源运输的相关流程。

放射源运输车辆到达源生产单位装源前，必须对每台装源容器再次进行全面检查，待检查容器性能正常后，方可移交放射源生产单位进入装源顺序。放射源生产单位装源完毕交接时，必须对每台装源容器各道蔽锁关闭及安全锁锁闭，妥善保管好专用钥匙，并将每个封盖螺丝及封堵拧紧。各项措施检查完毕后，将放射源容器搬上车放入容器箱内盖好，用锁锁定或用螺丝拧紧，且采用安全带将每个容器箱固定在车内框架上，同时做好设备安全检查记录。每次放射源运输完毕，应将装源运输容器的检验检查记录表和运输途中剂量监测记录表上报企业档案管理员存档，严禁不按规定记录或弄虚作假，防止放射源在运输过程中发生意外事故。在放射源运输途中出现车辆受损，应及时向当地公安及环保部门通报寻求支援保护，并采取紧急妥善措施，确保放射源的安全。放射源驾驶员和押运员每月定期对运输车辆、辐射剂量监测仪器和 GPS 装置进行检查，发现异常情况及时维修或更换，严禁车辆带病运输或监测仪器损坏造成剂量监测失控。放射源车辆运行时，首先启动 GPS 监控装置，接受危险品运输公司和企业的全程监控。

12.6.4 设备检查、调试和质量控制

在新设备用于临床之前，安装人员有责任对安装进行严格检查，以确保设备的所有安全关键部件都正常运行。检查报告应提交给用户，用户应在设备使用期间保存该报告作为参考。对设备进行重大升级或维修，可能影响辐射输出或其他安全关键因素，如信号源或X射线管的更换，应在此基础上再次进行关键检查。一旦安装人员进行了严格的检查，用户应进行足够数量的测试和测量，以建立质量控制基准，并确保设备在采购规格范围内运行。应检查设备的所有与安全有关的特性，包括与设备所在房间有关的特性。

医学物理师应负责设备的验收和测试。对于放射治疗设备，应检查其是否符合指南，即HSG 226和BS EN 60601的有关设备安全的规定。验收测试是为了保证达到采购订货包括的全部指标，且保证工作人员和患者不会受到辐射和电气危害。测试应在制造商代表在场的情况下执行。在满意地执行完验收测试后，由物理师签署一份文件，证明已满足这些条件。物理师接收了机器，该设备的最终支付将予执行，设备的所有权转移到医疗机构，保修期开始。验收测试可分成三个阶段：安全检查；机械检查；剂量学检测。

12.6.5 个人防护装备（PPE）

所有CT模拟定位机房、模拟机机房、治疗机房内都应提供一系列个人防护装备（铅围裙、手套、甲状腺防护罩和护眼用具）。不使用时，应妥善储存，以避免破坏其保护性能。例如，铅围裙绝不应折叠，而应挂在专用的大直径衣架或栏杆上，以防止压痕。所有个人防护装备应定期进行检查，并清除所有有缺陷的物品。防护服必须至少每年检查一次，以确保防护材料没有开裂。如果保护材料不是直接可见的，则必须通过射线照相或荧光检查来完成。应将检查结果记录下来，保护装置本身应可单独识别，例如用序列号加以识别。

12.6.6 电器和火灾隐患

即使是低压电气设备也有潜在的杀伤能力。放射治疗和X射线设备工作的电压范围从几伏特到几十万伏特，因此，这类设备不应在湿手或湿条件下操作。任何装置的所有主要部件都应使用连续的铜带或单芯导线明显地与地面连接，导线外覆绿色或黄色护套。设备的所有潜在电气危险区域都将被安置在固定面板后面或上锁的门后面的机柜中。这些设施必须始终保持安全，只有经过授权的人员在隔离电力供应后才能打开。此外，大型电容器可能存在，即使在电源切断后仍有可能保持其电量，在进行维护工作之前，需要采取特殊预防措施以安全卸除它们。

放射治疗设备和X射线设备由于使用高电压，会使着火的风险增加，且放射治疗设备机房的出入口通常只有一个。尽早探测到在这些房间里发生的火灾是很重要的，因此烟雾报警器等火灾探测设备是必不可少的。灭火器的类型应适合扑灭电气火灾，应避免使用水，因为这可能会导致触电危险。如果辐射区域发生火灾，应有整套程序及时向消防部门寻求

帮助，并应每年向消防部门提供放射性物质的位置清单。在发生火灾时，消防队如果看到辐射警告标志，将会先保证安全，直到确定危害的性质。

参 考 文 献

[1] Symonds P，Deehan C，Meredith C，et al. Walter and Miller's Textbook of Radiotherapy：Radiation Physics，Therapy and Oncology. Churchill Livingstone：Elsevier，2019.

[2] Rosen E M，Day R，Singh V K. New approaches to radiation protection. Font Oncol，2014，4：381.

[3] Kamran M Z，Ranjan A，Kaur N，et al. Radioprotective agents：Strategies and translational advances. Med Res Rev，2016，36：461-493.

[4] Baghani H R，Robatjazi M，Mahdavi S R，et al. Breast intraoperative electron radiotherapy：Image-based setup verification and in-vivo dosimetry. Phys Med，2019，60：37-43.

[5] Magrini S M，Pasinetti N，Belgioia L，et al. Applying radiation protection and safety in radiotherapy. Radiol Med，2019，124：777-782.

[6] Binjola A. Radiation Protection Practical Aspects：Practical Radiation Oncology. Berlin，Berlin：Springer，2020.

[7] Faby S，Wilkens J J. Assessment of secondary radiation and radiation protection in laser-driven proton therapy. Zeitschrift für Medizinische Physik，2015，25（2）：112-122.

[8] Shweikani R，Anjak O. Estimation of photoneutron intensities around radiotherapy linear accelerator 23MV photon beam. Applied Radiation and Isotopes，2015，99：168-171.

[9] Steven G S. Protection and measurement in radiation therapy. Health Physics，2015，108：224-241.

[10] Martin J E. Physics for Radiation Protection. Weinheim：Wiley，2006.

[11] Pawlicki T，Scanderbeg D，Starkschall G. Hendee's Radiation Therapy Physics. New York：Wiley Publication，2016.

[12] Abuzaid M M，Elshami W，Shawki M，et al. Assessment of compliance to radiation safety and protection at the radiology department. Int J Radiat Res，2019，17（3）：439-446.

[13] Shore R E，Beck H L，Boice J D，et al. Recent epidemiologic studies and the linear no-threshold model for radiation protection-considerations regarding NCRP commentary 27. Health Phys，2019，116（2）：235-246.